Bibliografische Information der Deutschen Nationalbibliothek:

Die Deutsche Nationalbibliothek verzeichnet diese Publikation in der Deutschen Nationalbibliografie; detaillierte bibliografische Daten sind im Internet über http://dnb.d-nb.de abrufbar.

Impressum:

Copyright © 2014 ScienceFactory

Ein Imprint der GRIN Verlags GmbH

Druck und Bindung: Books on Demand GmbH, Norderstedt, Germany

Coverbild: pixabay.com

Biologische Killer
Epidemien und Pandemien

Inhalt

Die Pest – Eine Krankheit, eine Geschichte ... 9

I. Einleitung ... 10

II. Die Pest und ihre Geschichte ... 11

III. Die große Pest im Mittelalter ... 22

IV. Schlussbetrachtung ... 30

V. Quellen- und Literaturverzeichnis ... 32

Das Krankheitsbild der „Spanischen Grippe" von 1918/19 als Motivation für die Entwicklung der Virologie ... 35

1. Einleitung ... 36

2. Die Influenza als Infektionskrankheit ... 37

3. Die Influenza von 1918/19 ... 42

4. Vergleich der Krankheitsbilder ... 47

5. Die Viruserforschung im 20. Jh. und die Suche nach dem Grippevirus von 1918 ... 49

6. Schlussbetrachtung ... 55

7. Literaturverzeichnis ... 57

8. Abkürzungsverzeichnis ... 60

Die Grippe – Epidemie trotz Impfung? ... 61

Kapitel 1: Einleitung ... 62

Kapitel 2: Influenza – Das Krankheitsbild ... 63

Kapitel 3: Epidemisches Verhalten des Grippevirus ... 66

Kapitel 4: Die Impfung und ihre Wirkung ... 68

Kapitel 5: Fazit und Schlussfolgerungen ... 70

LITERATURVERZEICHNIS ... 72

Die Geschichte des Ebolavirus **75**

1. Einleitung 76
2. Klinisches Erscheinungsbild 77
3. Geschichte des Ebolavirus 78
4. Ebolavirus als möglicher Verursacher anderer Pandemien der Vergangenheit 85
5. Die Suche nach dem Wirt 86
6. Filoviridae als Biowaffe 87
7. Schluss 87

Literaturverzeichnis 89

Ebola. Black death of the 21st century
Analysis of the Ebola epidemic 2014 .... **91**

Introduction 92
Globalization and Ebola 92
Ebola, Health and Health systems 94
Ebola and the work of organization 95
The way forward… 96
References 98

AIDS in Afrika und Pest in Europa – Krankheit als soziales Phänomen
Voraussetzungen für und Auswirkungen von Epidemien im historischen Vergleich **101**

1. Einleitung 102
2. Pest und AIDS – zwei Epidemien im Vergleich 103
3. Fazit 116
4. Anhang – Verzeichnis der wichtigen Pestereignisse 7000 v. Chr. bis heute 117

Verzeichnis der verwendeten Literatur: 123

Pandemie AIDS in Afrika: Ursachen, Bekämpfungsstrategie und Folgen von AIDS in Schwarzafrika **125**

1. Einleitung 126

2. Definitionen und Begriffsklärungen: 129

3. HIV/AIDS als multidimensionales Phänomen 134

4. Fallstudien 159

5. Ländervergleich: Südafrika und Uganda 217

6. Schlussbemerkung: 222

7. Abkürzungsverzeichnis: 226

8. Quellen- und Literaturverzeichnis 228

Informationen, Symptome und Maßnahmen zu EHEC und dem HUS-Syndrom
Enterohämorrhagische Escherichia coli und das hämolytisch-urämische Syndrom **235**

1. Einführung 236

2. Bisheriger Verlauf 237

3. Ursachen, Symptome und Maßnahmen 240

4. Fazit: Einschätzung der Lage 243

5. Literatur 244

Einzelbände **245**

Maxi Pötzsch:

Die Pest – Eine Krankheit, eine Geschichte
2010

I. Einleitung

„Es gibt, so scheint es, keine Hoffnung auf die ersehnte Rettung. Unzählige Leichenzüge seh' ich nur, wohin ich meine Augen wende, und sie verwirren meinen Blick. Die Kirchen hallen von Klagen wider und sind mit Totenbahren gefüllt. Ohne Rücksicht auf ihren Stand liegen die Vornehmen tot neben dem gemeinen Volk. Die Seele denkt an ihre letzte Stunde, und auch ich muß mit meinem Ende rechnen. [...] Schon wird die Erde knapp für die Gräber..."[1]

Eben jener Auszug einer zeitgenössischen Darstellung schildert die Hoffnungslosigkeit der Menschen, welche sich mit der großen Seuche von 1347 bis 1352 konfrontiert sahen. Heutzutage ist es jedoch umstritten, ob es sich bei dieser Seuche, dem sogenannten „Schwarzen Tod", wirklich ausschließlich um die Pest handelte. Jedoch ist die Forschungslage alles andere als eindeutig, auch unter den Wissenschaftlern besteht Uneinigkeit darüber, ob wirklich allein die Pest für den drastischen Bevölkerungsrückgang im 14. Jahrhundert verantwortlich war.[2]

Die Pest galt über Jahrhunderte hinweg als größte Seuche der Menschheitsgeschichte und wurde, mehr oder weniger, erst durch den HIV-Virus abgelöst. Noch heute wird ein großes Übel als „Pest" bezeichnet. Nicht umsonst steht das lateinische Wort „pestis" für Unglück, Seuche und Verderben. Die Bezeichnung „Schwarzer Tod" prägte die Krankheit im Laufe der Zeit selbst, da die braunen oder schwarzen Flecken, nach Simon de Corvino, auch das Gesicht der Infizierten schwärzlich erscheinen ließen.[3]

Der antike Autor Homer[4] schreibt in seinem Heldenepos „Ilias" bereits von einem Phänomen, das für die Menschen über Jahrhunderte unerklärlich blieb – überall wo Ratten in dichtbevölkerte Gebiete einwanderten, breitete sich der „Schwarze Tod" aus.

---

[1] Vgl. Bergdolt, Klaus: Der Schwarze Tod in Europa. Die große Pest und das Ende des Mittelalters, München ³1995, S.101.

[2] David Herlihy stellt fest, dass überlieferte Beschreibungen der Pest, eher zum Krankheitsbild von Tuberkulose und Fleckenfieber passen. Siehe Herlihy, David: Der Schwarze Tod und die Verwandlung Europas, Berlin 1998, S. 18 ff.

[3] Nach Vasold, Manfred: Pest, Not und schwere Plagen. Seuchen und Epidemien vom Mittelalter bis heute, München 1991, S. 74.

[4] Im achten Jahrhundert vor Christi Geburt.

In der Ersten großen Pestwelle[5] starben über 20 Millionen Menschen in nur fünf Jahren. Historiker werten diese einschneidendste demographische Katastrophe für den größten apokalyptischen Siegeszug der Pandemie[6], den die Menschheit je erlebt hat.

Im Folgenden sollen verschiedene Aspekte, die Pest betreffend, näher beleuchtet werden. Im Fokus der Aufmerksamkeit stehen dabei Beschreibungen der verschiedenen Übertagungswege, die vier Pestvorkommen im Allgemeinen, sowie die verheerenden politischen und demographischen Auswirkungen der Pestepidemien im Mittelalter. Zusätzlich muss jedoch immer bemerkt werden, dass es sich dabei lediglich um einen kurzen Überblick über den weit gefächerten Themenkomplex der Pest handelt.

II.　Die Pest und ihre Geschichte

II.1　Die Entdeckung

Die Pest ist eine hochgradig ansteckende, in Epidemien auftretende bakterielle Infektionskrankheit, die sowohl Nagetiere als auch Menschen befallen kann. Sie ist bereits seit der Antike bekannt und hat seitdem unzählige Todesopfer gefordert. Erreger der Erkrankung ist das Bakterium „Yersinia Pestis". Das Bakterium verdank seinen Namen dem Entdecker des Erregers: Alexandre Yersin.

Aufgrund des Pestausbruchs in Hongkong, entdeckte der Schweizer das Bakterium im Juni 1894. Zeitgleich konnte auch der japanische Arzt Shibasaburo Kitasato den Schlüsselpunkt in der Pestforschung nachweisen. Beide fanden den Erreger in den Leistenlymphknoten von Erkrankten.[7] Unter dem Mikroskop wurde beiden deutlich, dass es sich beim Pesterreger um ein *„unbewegliches, stäbchenförmiges und nur zwei Mikrometer kleines*

---

[5] 1347 bis 1352.

[6] Als Pandemie bezeichnet man eine Erkrankung, die auf einem ganzen Kontinent oder weltweit auftritt.

[7] Nach Jankrift, Kay Peter: Mit Gott und schwarzer Magie. Medizin im Mittelalter, Darmstadt 2005, S. 95.

Bakterium"[8] handelt. Dieses wurde jedoch bis 1971 zunächst als „Pasteurella pestis" bezeichnet.

Um Yersin und Kitasato entwickelte sich ein Prioritätenstreit. Kitasato entdeckte nur kurz vor Yersin den Erreger, Yersin war jedoch letztendlich derjenige, dem es gelang, das Bakterium in einer Reinkultur zu züchten. Somit wurden jegliche Rechte schließlich ihm zugesprochen. Dem Franzosen Paul Louis Simond ist es schließlich zu verdanken, dass der Übertragungsweg der Pest aufgedeckt werden konnte. Der Floh „Xenopsylla Cheopsis Roth" wurde 1898 durch Simond als *„Beginn der Infektionskette"*[9] diagnostiziert.

II.2 Das Pestbakterium und der Übertragungsweg

Neben dem sogenannten „Pestfloh"[10], dem Xenopsylla Cheopsis, welcher als häufigster Überträger fungiert, eignen sich noch weitere Arten als Infektherd. Die Frage, welche weiteren Floharten, neben dem Rattenfloh, an der Übertragung der Pest beteiligt sind, wurde seit den 50er-Jahren des 20. Jahrhunderts unter Naturwissenschaftlern und Medizinhistorikern kontrovers diskutiert. Mittlerweile ist Fakt, dass sich etwa dreißig Floharten als Überträger der Pestbakterien eignen,[11] darunter auch der Menschenfloh.[12] Flöhe sind Parasiten, die sich von außen an ihren Wirt heften, selber aber gelegentlich auch Parasiten in ihrem Inneren beherbergen und ihren Wirt mit diesem Parasiten infizieren können. Das Pestbakterium ist ein solcher Parasit.

Tatsächlich ist das Pestbakterium ein Kokkobazillus[13] aus der Gruppe der Pasteurellen. Selbst ohne tierischen Wirt kann das Bakterium mehrere Monate überleben. In vor Austrocknung geschützten Erdböden, in Staub, Kot oder auf Tierkadavern ist der Bazillus über Monate vermehrungsfähig und virulent. Auf Lebensmitteln bleibt er bis zu vier Wochen aktiv. Im Wasser kann er mehrere Tage bestehen bleiben.

---

[8] Vgl. Eberhard-Metzger, Claudia; Ries, Renate: Verkannt und heimtückisch. Die ungebrochene Macht der Seuchen, Basel 1996, S. 51 f.

[9] Vgl. Jankrift, Kay Peter: Mit Gott und schwarzer Magie. Medizin im Mittelalter, Darmstadt 2005, S. 96.

[10] Umgangssprachliche Bezeichnung für den Xenopsylla Cheopsis.

[11] Nach Eberhard-Metzger, Claudia; Ries, Renate: Verkannt und heimtückisch. Die ungebrochene Macht der Seuchen, Basel 1996, S. 52.

[12] Der Menschenfloh trägt den wissenschaftlichen Namen „Pulex irritans".

[13] Ein Kokkobazillus ist ein anaerober, unbeweglicher, gramnegativer Bazillentypus.

Der Entwicklung eines Rattenflohs bedarf es bei normalen klimatischen Bedingungen 20 bis 70 Tage. Der Höhepunkt der Flohentwicklung liegt, aufgrund der bevorzugten Temperaturen, die den Entwicklungsprozess bei 24 bis 27 °C positiv beeinflussen und auf 30 Tage verkürzen, im Spätsommer.

1906 entdeckte Charles Rothschild in einer Pionierstudie den Übertragungsmodus von Bakterium und Floh.[14] Wenn der Floh einen erkrankten Wirt sticht, so fand Rothschild heraus, werden Erreger in hoher Konzentration in seinen Proventriculus[15] gesaugt und verklumpen bzw. verstopfen eben diesen. Durch Sterben des infizierten Wirtes und gleichzeitigem Erkalten seines Körpers geht der wärmeliebende Floh auf das nächste Opfer über. Durch Verstopfen des Magendarmtraktes verspürt der Floh unstillbaren Hunger und sticht somit immer wieder seinen Wirt. Bei jedem Stich pumpt er dadurch jeweils große Mengen von Bakterien in die Bisswunde und dadurch in den Blutkreislauf seines Opfers.

Neben einem Flohstich oder einer Infektion durch Einreibung von infiziertem Kot in eine Hautverletzung, kann der Erreger auch durch eine Tröpfcheninfektion über den Weg des Nasen-Rachen-Raumes übertragen werden.[16] Dabei bedingt der Übertragungsweg die unterschiedlichen Formen der Pest, auf die im Folgenden eingegangen wird.

Als primäre Wirte der Flöhe dienen in erster Linie Nagetiere wie Ratten, wobei aus historischer Sicht zwischen zwei Arten von Ratten unterschieden werden muss: als bevorzugter Infektträger dient die schwarze Hausratte[17], neben der braunen oder grauen Wander- oder Feldratte.[18] *„Nur eine einzige Tierfamilie"*, so schreibt Georg Sticker, *„zeigt sich bei allen Arten der Pestbeteiligung (...) als Vorboten, als Warner, als Verbreiter, als Opfer der Pest."*[19] Aber auch Eichhörnchen und Kaninchen oder Hauskatzen konnten bereits als Wirt nachgewiesen werden.

---

[14] Nach Vasold, Manfred: Pest, Not und schwere Plagen. Seuchen und Epidemien vom Mittelalter bis heute, München 1991, S. 79.

[15] Das Proventriculus ist ein Ventil im Vormagen des Flohs.

[16] Nach Jankrift, Kay Peter: Mit Gott und schwarzer Magie. Medizin im Mittelalter, Darmstadt 2005, S. 96.

[17] Die Hausratte trägt den wissenschaftlichen Namen „Rattus rattus".

[18] Die Wanderratte trägt den wissenschaftlichen Namen „Rattus norvegicus".

[19] Vgl. Sticker, Georg: Abhandlungen aus der Seuchengeschichte und Seuchenlehre, Bd.1 Die Pest, Teil 2 Die Pest als Seuche und als Plage, Gießen 1910, S. 135.

Im Mittelalter spielte besonders die Hausratte eine große Rolle. „*Zur Zeit des Albertus Magnus*"[20], so meint Sticker, „*(...) war sie in ganz Deutschland als wahres Haustier heimisch.*"[21] Die Hausratte lebte im Mittelalter quasi in einer Wohngemeinschaft mit dem Menschen. Als sesshaftes Tier ließ sie sich, vor dem Zeitalter der Pestizide und Insektizide, nur schwer verjagen und ungemein schlecht bekämpfen. Für gewöhnlich fand man sie direkt unter dem Dach, wo ihre beliebte Temperaturkonstante von 38°C herrschte und die Menschen des Mittelalters ihre Nahrungsmittel aufbewahrten. Bei einer Körperlänge von 16 bis 22 Zentimetern (der Schwanz ist in der Regel jedoch etwas länger), ist die Hausratte auch heute noch das ganze Jahr über geschlechtsaktiv. Bei der geringen Tragzeit von nur 24 Tagen wirft ein Weibchen in der Regel acht Junge.[22]

Man geht davon aus, dass allein die Hausratte bedeutungstragend für die Pest und die Menschen im Mittelalter war, da die Existenz der Wanderratte zwar bereits 1553 vom Naturforscher Conrad Gesner in einem Tierbuch skizziert wurde, geschichtlich belegte Erstbeobachtungen jedoch erst aus dem 18. Jahrhundert vorliegen.[23]

Vor Entdeckung des Bakteriums war die Frage nach einem spezifischen Pestkeim immer wieder aufgeworfen und erörtert. Nach Sticker waren zum Ersten Pariset und Lagasquie Vertreter der Ansicht, dass „*das Pestgift ein Schmutz ist, der unter bestimmten Voraussetzungen an verschiedenen Orten der Erde entstehen und sich immer wieder neu bilden kann, aus unreinlicher Lebensweise und engem Zusammenleben, aus stinkenden Misthaufen, aus verwesenden Menschen- und Tierleichen.*"[24] Als Vertreter der zweiten Ansicht ist Heinrich Häser zu nennen. Er meint, dass die Pest „*durch Umwandlung und die Weiterentwicklung bösartiger Fieber entstehen. Pestartige und typhöse Fieber waren die Vorgänger und Erzeuger der wahren Pest.*"[25] Creighton

---

[20] Albertus Magnus lebte im zwölften Jahrhundert nach Christi Geburt.

[21] Vgl. Sticker, Georg: Abhandlungen aus der Seuchengeschichte und Seuchenlehre, Bd.1 Die Pest, Teil 2 Die Pest als Seuche und als Plage, Gießen 1910, S. 144.

[22] Eine Hausratte wirft zwischen sechs und zwölf Junge. In Ausnahmefällen können es auch zwanzig sein.

[23] Nach Vasold, Manfred: Pest, Not und schwere Plagen. Seuchen und Epidemien vom Mittelalter bis heute, München 1991, S. 76f.

[24] Vgl. Sticker, Georg: Abhandlungen aus der Seuchengeschichte und Seuchenlehre, Bd.1 Die Pest, Teil 2 Die Pest als Seuche und als Plage, Gießen 1910, S. 34.

[25] Vgl. ebd. S. 35.

vereint beide Vorreiter und formuliert so den dritten Aspekt für das Entstehen der Pest: Die Pest sei „*als ein Bodengift aus verfaulten Leichen"*[26] entstanden.

II.3 Das Krankheitsbild

Die Inkubationszeit bei Pesterkrankten ist enorm kurz. Zwischen Ansteckung und ersten Symptomen liegen, abhängig von der Pestart, 48 Stunden bis zehn Tage.

Das Yersiniabakterium ist so gefährlich, weil es das menschliche Abwehrsystem komplett entwaffnet. Aus diesem Grund zählen Fieberschübe, Benommenheit, Schüttelfrost und Kopfschmerzen zu den ersten Auffälligkeiten.[27]

II.3.1 Beulenpest

Die Beulenpest[28] ist die am häufigsten auftretende Form der Pest. Mehr als neunzig Prozent aller Fälle verlaufen auf diese Art.[29]

Von der Bissstelle des Flohs aus wandert der Bazillus in die nächstgelegenen Lymphknoten. In den Lymphen pflanzt sich der Erreger fort. An der primären Infektionsstelle lässt sich jedoch keine entzündliche Veränderung nachweisen.[30] Der Mittelwert der Inkubationszeit bei einer Beulenpest liegt bei sechs Tagen. Von scheinbar völligem Gesundheitszustand kommt es anfangs zu einem Fieberanstieg von bis zu 40°C. Die Symptome reichen von Kopf- und Gliederschmerzen über Schwäche- und Schwindelgefühl bis hin zu Nasenbluten, Übelkeit, Erbrechen und Verstopfung. Viele Betroffene klagen auch über ein Druckgefühl über dem Herzen. Meist folgen dem noch Bewusstseinsstörungen. Danach verfärben sich die Lymphknoten der Infizierten bläulich und schwellen an. Diese werden dann als Pestbeulen oder auch Bubonen bezeichnet. Diesem Symptom verdankt diese Form der Pest ihren Namen.

Die Pestbeulen gelten als ziemlich schmerzhaft und können innerhalb von zwei Tagen auf Walnuss- bis Faustgröße anschwellen. Sie sind meist in der

---

[26] Vgl. ebd. S. 35.
[27] Nach Eberhard-Metzger, Claudia; Ries, Renate: Verkannt und heimtückisch. Die ungebrochene Macht der Seuchen, Basel 1996, S. 52f.
[28] Die Beulenpest wird auch als Bubonenpest bezeichnet.
[29] Nach Eberhard-Metzger, Claudia; Ries, Renate: Verkannt und heimtückisch. Die ungebrochene Macht der Seuchen, Basel 1996, S. 52.
[30] Nach Werfing, Johann: Der Ursprung der Pestilenz. Zur Ätiologie der Pest im liomographischen Diskurs der frühen Neuzeit, Wien 1998, S. 9.

Leistengegend zu finden, selten aber auch in Achselhöhle, Kniekehle und Ellenbeuge oder am Hals.[31]

Musehold unterscheidet zwischen zwei verschiedenen Arten der Bubonen: primäre Burbonen sind ausschließlich diejenigen, *„welche entstanden sind: durch Einführung des Pesterregers von der Eingangspforte aus bis in die befallenen Lymphdrüsen lediglich auf dem Wege der Lymphbahnen."*[32] Als sekundäre, oder auch metastatische Bubonen, werden solche bezeichnet, die, *„nach Uebergang der Pesterreger vom primären Affect aus in die Blutbahn an allen Stellen des Körpers, an denen es überhaupt Lymphdrüsen giebt, entstehen können (...)".*[33]

Pestbeulen können aufbrechen oder eine Bindegewebeentzündung verursachen. Im schlimmsten Fall können die Geschwüre auch zerfallen, nachdem sie eitrig eingeschmolzen sind.

Bei fünfzig bis neunzig Prozent der unbehandelten Fälle gelangt der Erreger von den Lymphknoten in den Blutkreislauf und verursacht dort, zwischen dem vierten und sechsten Krankheitstag, eine zum Tode führende Sepsis[34].[35]

II.3.2 Lungenpest

Bei der Lungenpest tritt abermals eine Differenzierung auf.

Die primäre Lungenpest ist hochgradig ansteckend, da sie durch direkte Tröpfcheninfektion übertragen wird. Bei einer Inkubationszeit von nur wenigen Stunden bis hin zu drei Tagen, setzen anfangs Symptome wie Schüttelfrost und steiler Fieberanstieg ein. Kurz darauf kommt es zu Tachypnoe[36], Cyanose[37] und Dyspnoe[38]. Verbunden mit diesen Anzeichen setzen zunehmend ein heftiger

---

[31] Ebd., S. 9.
[32] Vgl. Musehold, Dr. P.: Die Pest und ihre Bekämpfung, Berlin 1901, S. 112-113.
[33] Ebd., S. 113.
[34] Sepsis ist die fachsprachliche Bezeichnung für eine Blutvergiftung.
[35] Nach Eberhard-Metzger, Claudia; Ries, Renate: Verkannt und heimtückisch. Die ungebrochene Macht der Seuchen, Basel 1996, S. 52.
[36] Tachypnoe ist die wissenschaftliche Bezeichnung für eine überhöhte Atemfrequenz bei erhöhtem Sauerstoffbedarf. Sie tritt auf, wenn es zu einer Störung der Atemregulation kommt, weil eine verminderte Sauerstoffaufnahme aus der Atemluft vorliegt.
[37] Cyanose ist der medizinische Fachbegriff für eine violett/bläuliche Färbung der Haut. Bei der Lungenpest färben sich speziell die Lippen der Infizierten in dieser Farbe.
[38] Dyspnoe ist der fachsprachliche Ausdruck für Atemnot.

Hustenreiz sowie ein bedrohliches Absacken des Kreislaufes ein. Gegen Ende der Krankheitsentwicklung wird ein schwarz-blutiger Auswurf mit schleimig-schaumiger Konsistenz, unter enormen Schmerzen, abgehustet.[39] Daraus entwickelt sich letztendlich ein Lungenödem, was zum Kreislaufversagen und nach zwei bis fünf Tagen zum Tod führt.

Durch die Beulenpest können die Pestbakterien in die Blutzirkulation geraten und so viele Organe befallen. Dadurch entsteht die zweite Form der Lungenpest: die sekundäre Lungenpest.[40] Es handelt sich hierbei also um eine Mutationsform der Pest. Der Krankheitsverlauf ähnelt dem der primären Lungenpest.

Beide Formen verlaufen wesentlich heftiger und schmerzhafter als die Beulenpest. Ebenfalls tritt bei beiden Arten der infektiöse Bluthusten erst gegen Ende auf. Bei der Lungenpest liegt die Sterblichkeitsrate geradezu bei hundert Prozent.[41]

II.3.3 Pestsepsis

Von einer primären Pestsepsis spricht man, wenn die Erreger nicht nur ins Blut gelangen, sondern *„wenn das Blut selbst eine Vermehrungsstätte für den Pesterreger geworden ist."*[42] Eine mögliche Ursache dafür ist zum Beispiel das Platzen der bei der Beulenpest auftretenden Pestbeulen.

Durch Verteilen der Bakterien durch den Blutstrom in den gesamten Körper werden so gut wie alle Organe befallen. Nach Symptomen wie Fieber, Schüttelfrost, Kopfschmerzen und Unwohlsein kommt es innerhalb von Kürze zu großflächigen Haut- und Organblutungen. Die Sterblichkeit einer Pestsepsis liegt bei 98 Prozent und tritt spätestens 36 Stunden nach Infizierung ein.[43]

Nach Musehold ist jedoch *„die Fähigkeit des Pesterregers, im Blute des Menschen zu wuchern, (...) eine ziemlich beschränkte. Eine primäre Septicämie*

---

[39] Nach Werfing, Johann: Der Ursprung der Pestilenz. Zur Ätiologie der Pest im liomographischen Diskurs der frühen Neuzeit, Wien 1998.
[40] Nach Eberhard-Metzger, Claudia: Seuchen, München 1996, S. 19.
[41] Ebd., S.19.
[42] Vgl. Musehold, Dr. P.: Die Pest und ihre Bekämpfung, Berlin 1901, S. 149.
[43] Nach Werfing, Johann: Der Ursprung der Pestilenz. Zur Ätiologie der Pest im liomographischen Diskurs der frühen Neuzeit, Wien 1998, S. 10.

in Folge [einer] Einführung von Pesterregern unmittelbar ins Blut giebt es beim Menschen kaum."[44]

II.3.4 Abortive Pest[45]

Die Abortive Pest ist die harmloseste Form der Pest, mit einer milden Verlaufsform. Ohne Vorhandensein von toxischen Allgemeinerscheinungen treten lediglich Symptome wie leichtes Fieber und geringes Anschwellen der Lymphknoten auf.[46]

Nach überstandener Infektion bilden sich Antikörper, die eine lange Immunität gegen alle Formen der Pest versprechen.

II.4 Pestepidemien im geschichtlichen Überblick[47]

Allein durch die Bibel lassen sich die sogenannten „vorchristlichen Seuchen"[48] zusammenfassen.

Die ersten und ältesten Aufzeichnungen über ein Auftreten der Pest sind im Alten Testament zu finden und belaufen sich auf die Zeit 1320 vor Christi Geburt.[49] Ägypten wurde zu jener Zeit von zehn Plagen heimgesucht – die sechste war die Pest. Auch wenn diese nicht namentlich erwähnt wird, ist dort doch die Rede von einer Krankheit, die in Beulenform über ganz Ägypten hereinbricht. Somit verweisen nicht nur die Symptome, sondern auch ein Massensterben durch eine infektiöse Krankheit auf die Pest. Sticker stellt diese Erwähnung sogar an den Beginn seiner *„Jahrbücher der Pest"*.[50]

1060 v. Chr. spricht man, ebenfalls laut Altem Testament, von der „Pest der Philister". Sticker hat kaum Zweifel, *„daß es sich um die wirkliche Beulenpest*

---

[44] Vgl. Musehold, Dr. P.: Die Pest und ihre Bekämpfung, Berlin 1901, S.149.
[45] Die Abortive Pest ist auch als „Pestis minor" bekannt.
[46] Nach Werfing, Johann: Der Ursprung der Pestilenz. Zur Ätiologie der Pest im liomographischen Diskurs der frühen Neuzeit, Wien 1998, S. 10.
[47] Übernommen nach ebd., S.12.
[48] Bezeichnung nach G. Sticker.
[49] Nach Sticker, Georg: Abhandlungen aus der Seuchengeschichte und Seuchenlehre, Bd.1 Die Pest, Teil 1 Die Geschichte der Pest, Gießen 1908, S. 17.
[50] Vgl. ebd., S. 17ff.

gehandelt hat".[51] Gott strafte demzufolge die Philister mit Beulen. Zusätzlich wird in gleichem Zusammenhang auch von einer Mäuseplage gesprochen.

Sticker spricht noch von sechs weiteren vorchristlichen Pestvorkommen:[52] 1000 v. Chr. ist von der „Pest in Palästina" die Rede; 700 v. Chr. wütete sie abermals in Ägypten; die „Pest bei Hippokrates" wird auf 460-377 v. Chr. datiert; 300 v. Chr. herrschte die „Pest an der Levante"; die „Pest in Nordafrika" 125 v. Chr. und als letzte führt Sticker die „Pest in Lybien" 50 v. Chr. an.

Zu Beginn der nachchristlichen Zeit erwähnt Sticker von 503 bis 540 Pestvorkommen zum Beispiel in Marseille, in Konstantinopel oder in Rom.[53]

Nicht die erste, aber mit Sicherheit die größte Seuchenkatastrophe der frühmittelalterlichen Geschichte, ist die *„Justinianische Pest"*.[54] Sticker setzt sie zeitlich auf 532-595 fest.[55] Ihren Namen verdankt sie dem byzantinischen Kaiser Justinian, der sich damals in seinem fünften Regierungsjahr befand. Sie hatte ihren Ursprung in Ägypten, zog ostwärts weiter entlang der Häfen der Levante und erreichte, laut Aufzeichnungen, im Frühjahr 542 Konstantinopel. Bis zum Winter 543 wanderte die Seuche im Osten bis Aserbaidschan, im Westen über Nordafrika bis nach Spanien. In Reims und Trier ließen unzählige Menschen ihr Leben. Am Lauf der Flüsse und, durch die Schifffahrt mobil geworden, bedeckte sie bald ganz Westeuropa. 544 erklärte Justinian die Pest fälschlicherweise für ausgelöscht. So trat sie weiterhin konstant epidemisch auf.[56]

„Von den insgesamt dreizehn Seuchenschüben, die vom 6. bis zum 8. Jahrhundert erfolgten, hatte der letzte von 740 bis 750 die verheerendsten Auswirkungen."[57]

---

[51] Nach Sticker, Georg: Abhandlungen aus der Seuchengeschichte und Seuchenlehre, Bd.1 Die Pest, Teil 1 Die Geschichte der Pest, Gießen 1908, S. 17.
[52] Ebd., S. 18-23.
[53] Ebd., S. 24.
[54] Vgl. Jankrift, Kay Peter: Mit Gott und schwarzer Magie. Medizin im Mittelalter, Darmstadt 2005, S. 96.
[55] Nach Sticker, Georg: Abhandlungen aus der Seuchengeschichte und Seuchenlehre, Bd.1 Die Pest, Teil 1 Die Geschichte der Pest, Gießen 1908, S. 24.
[56] Nach Jankrift, Kay Peter: Mit Gott und schwarzer Magie. Medizin im Mittelalter, Darmstadt 2005, S. 96-99.
[57] Vgl. Vasold, Manfred: Pest, Not und schwere Plagen. Seuchen und Epidemien vom Mittelalter bis heute, München 1991, S. 27f.

Über ein halbes Jahrtausend fiel in Europa kein Mensch der Pest zum Opfer.[58] Dafür sollte die Seuche das gesamte Abendland im 14. Jahrhundert jedoch härter treffen als jemals zuvor.[59]

Seit dem 14. Jahrhundert hatte sich der „Schwarze Tod" nicht nur in Europa, sondern mittlerweile in der ganzen Welt eingenistet. Er löste immer wieder Panik aus, *„legte den Handel lahm und entvölkerte ganze Landstriche, ehe [die Pest] zu Beginn des 18. Jahrhunderts ihren Rückzug (...) antrat."*[60]

Das letzte Mal suchte sie 1720 Marseille heim und hinterließ einen enormen demographischen Einschnitt.[61]

Doch auch in der Neuzeit bleibt die Pest bestehen. 1906 trat sie abermals in Djiddah[62] auf. 1910-1911 verteilte sie sich von der Mandschurei aus über die Hauptverkehrswege, innerhalb von sieben Monaten über 2.700 Kilometer, und kostete 60.000 Menschen das Leben. 1937/38 wurde der „Schwarze Tod" in Bolivien und 1946 in Algerien registriert.

Von 1919 bis 1928 fielen der Pest noch 170 300 Menschen zum Opfer. In den Jahren von 1939 bis 1948 konnte diese Zahl bereits auf 2.800 Todesfälle eingedämmt werden. In den 50er Jahren handelte es sich nur noch um ungefähr 10.000 Pestopfer. Die Weltgesundheitsbehörde meldete in dem Zeitraum von 1980 bis 1986 insgesamt 4.522 Krankheitsfälle aus 17 Ländern der Erde, von denen 431 tödlich endeten.[63]

II.5 Die Pest heute

Schon im Jahr 1897 wurde der erste Impfstoff gegen die Pest entwickelt. Die Behandlung mit lebenden, aber abgeschwächten Bakterien ist allerdings sehr umstritten. Das eingesetzte Antibiotikum versichert jedoch lediglich eine Immunität von drei bis sechs Monaten. Es schützt ausschließlich gegen die Beulenpest, nicht aber gegen die weitaus infektiösere Lungenpest. Eberhard-Metzger und Ries äußern allerdings Bedenken aufgrund der schlechten

---

[58] Zumindest ist dies historisch nicht belegt.
[59] Dazu siehe mehr in Punkt III.
[60] Vgl. Werfing, Johann: Der Ursprung der Pestilenz. Zur Ätiologie der Pest im liomographischen Diskurs der frühen Neuzeit, Wien 1998, S. 21.
[61] Ebd., S. 21.
[62] Djiddah liegt in Saudi-Arrabien.
[63] Alle Jahres- und Todesangaben nach Werfing, Johann: Der Ursprung der Pestilenz. Zur Ätiologie der Pest im liomographischen Diskurs der frühen Neuzeit, Wien 1998, S. 26f.

Verträglichkeit der Schutzimpfungen.[64] Wegen der gravierenden Nebenwirkungen wird die Impfung auch nur als Reservemedikament eingesetzt. Behandelt werden deshalb nur Risikogruppen wie Versuchslabormitarbeiter, Bauern, Landarbeiter oder Jäger, die in gefährdeten Regionen arbeiten.

Fälschlicherweise gilt die Pest in der Öffentlichkeit heute mittlerweile als besiegt. Diesen Optimismus kann die Weltgesundheitsorganisation[65] jedoch nicht teilen. Allein von 1979 bis 1992 wurden der WHO 1.451 Todesfälle aus 21 Ländern gemeldet.[66]

Als letzte Pestwelle „größerer Art" gilt die im Oktober 1994 im indischen Surat aufgetretene. Von 6.344 vermuteten Fällen wurden 234 als Pest diagnostiziert, von denen 56 tödlich endeten. Erschwerend kommt hierbei hinzu, dass es sich bei dieser Pestwelle um einen mittlerweile mutierten Erreger des Yersinia-Bakteriums handelte.[67]

Nach 50 Jahren, kam es 2003 in Algerien erneut zum Auftreten der Pest. Im Februar 2005 konnte die Organisation „Ärzte ohne Grenzen" ein Ausbreiten der Lungenpest im nordwestlichen Kongo verhindern.[68] Einige Provinzen im Kongo melden jedoch, laut WHO, bis zu 1000 Pesttote jährlich.[69] 2008 fielen in Madagaskar 18 Menschen der Pest zum Opfer, in Uganda wurden 12 Fälle gemeldet, von denen drei tödlich endeten.

Der letzte Vorfall wurde im August 2009 im Nordwesten Chinas registriert.

---

[64] Nach Eberhard-Metzger, Claudia; Ries, Renate: Verkannt und heimtückisch. Die ungebrochene Macht der Seuchen, Basel 1996, S. 53.
[65] Im Folgenden „WHO" genannt.
[66] Nach http://www.who.int/en/
[67] Ebd.
[68] Ebd. (dabei kamen 61 Menschen ums Leben)
[69] Am 14.Juni 2006 wurden der WHO letztlich 100 Tote, die durch die Pest starben, gemeldet.

III. Die große Pest im Mittelalter

Die schwerste aller Pandemien beherrschte Europa von 1347 bis 1352 und wird von etlichen Autoren als die „Katastrophe des Mittelalters / des 14. Jahrhunderts" getitelt.[70]

„[Sie] bildete den infernalischen Auftakt in einer langen Reihe verheerender Pestepidemien und erschütterte das Ordnungsgefüge der spätmittelalterlichen Gesellschaft in allen Lebensbereichen bis auf ihre Grundfesten."[71]

Sie kostete rund einem Drittel der damals 75 Millionen europäischen Einwohner das Leben.[72] Heute ist bekannt, dass es dem Pestbakterium gelang, sich innerhalb von nur drei Monaten über 300 km auszubreiten.

III.1 Herkunft und Verbreitung

Wissenschaftlichen Untersuchungen zufolge brach die Seuche am Balchaschsee in der Wüstensteppe Ostkasachstans aus. Archäologen fanden dort in christlichen Katakomben Hinweise auf ein plötzliches Massensterben um das Jahr 1340. Die Pest wird auf mehreren Grabinschriften als Todesursache angeführt.[73]

Von dort aus gelang die Seuche in den Folgejahren im Osten Richtung China und im Westen Richtung Südrussland. Für das Jahr 1346 sind für diese Regionen zwei Pestausbrüche historisch belegbar: die am Wolgadelta liegenden Karawanenstationen Astrachan und Sarai. Beide lagen an einer Seidenhandelstrasse, auf der der kostbare Stoff nach Europa transportiert wurde.[74] Die Seuche wanderte somit weiter in westlicher Richtung auf die Halbinsel Krim. Dort traf die Seuche 1347 erstmals auf die europäische Bevölkerung.[75]

---

[70] Nach Eberhard-Metzger, Claudia: Seuchen, München 1996, S.11. ; auch nach Bergdolt, Klaus: Die Pest. Geschichte des Schwarzen Todes, München 2006, S.41.

[71] Vgl. Jankrift, Kay Peter: Mit Gott und schwarzer Magie. Medizin im Mittelalter, Darmstadt 2005, S.99.

[72] Nach Eberhard-Metzger, Claudia: Seuchen, München 1996, S.11.

[73] Nach Eberhard-Metzger, Claudia; Ries, Renate: Verkannt und heimtückisch. Die ungebrochene Macht der Seuchen, Basel 1996, S.42.

[74] Ebd.

[75] Nach Eberhard-Metzger, Claudia: Seuchen, München 1996, S.11f.

Die reiche genuesische Handelsstadt Kaffa[76], am Schwarzen Meer gelegen, wurde in jener Zeit von den Tartaren[77] belagert. Im Frühjahr 1347 wurden die Tartaren-Truppen um Djam Bek von der Pest heimgesucht. Da sich die Truppenstärke in so geringer Zeit dezimierte, entschloss sich Djam Bek, die Belagerung zu beenden. Bevor er aber das Feld räumte, entschied er sich, einige Pestleichen über die Stadtmauer zu schleudern, um die Christen zu verpesten.[78] Der Augenzeuge Gabriele de Mussis, ein Notar und Jurist aus Piacenza, der seit kurzem in Kaffa lebte, schilderte diesen Vorgang in seinem Bericht „Über die Krankheit oder Seuche, die im Jahre des Herrn 1348 auftrat": *„Zu diesem Zeitpunkt befiel die Seuche die Tartaren. Ihr ganzes Heer geriet in Panik, und täglich starben Tausende. (...) Als die nunmehr von Kampf und Pest geschwächten Tartaren bestürzt und völlig verblüfft zur Kenntnis nehmen mussten, dass ihre Zahl immer kleiner wurde, und erkannten, dass sie ohne Hoffnung auf Rettung vor dem Tod ausgeliefert waren, banden sie die Leichen auf Wurfmaschinen und ließen sie in die Stadt Caffa hineinkatapultieren, damit dort alle an der unerträglichen Pest zugrunde gehen sollten. Man sah, wie sich die Leichen, die sie auf diese Weise hineingeworfen hatten, zu Bergen türmten. Die Christen konnten sie nämlich weder wegschaffen noch vor ihnen fliehen."*[79]

Eberhard-Metzger und Ries verweisen jedoch darauf, dass der Infektionsweg in die Stadt Kaffa, heute unter Historikern als sehr umstritten gilt. Mittlerweile stellte sich heraus, dass sich der „Zeitzeuge" de Mussis zu besagter Zeit nicht in der Stadt aufhielt. Heute wird die Theorie, dass die Pest bereits zuvor in die Stadt gelang und sich die Bewohner infizierten, für glaubwürdiger gehalten, da sich unzählige Ratten auf beiden Seiten der Stadtmauer tummelten, die vermutlich pestverseuchte Flöhe in ihrem Pelz trugen.[80]

Für Historiker liegt der Grund für die Verbreitung der größten Pestwelle in den Handelsgewohnheiten des 14. Jahrhunderts. Murmeltierfelle galten als begehrtes Exportmittel und spielten dabei eine der entscheidendsten Rollen. Sie starben

---

[76] Heute Feodossija.
[77] „Tartaren" ist eine, seit dem Mittelalter überlieferte, Bezeichnung für verschiedene Völker oder Bevölkerungsgruppen. Speziell in Europa wurden die brandschatzenden und plündernden Horden des Dschingis Khan als „Tartaren" bezeichnet.
[78] Nach Eberhard-Metzger, Claudia; Ries, Renate: Verkannt und heimtückisch. Die ungebrochene Macht der Seuchen, Basel 1996, S.42f.
[79] Vgl. nach Gabriele de Mussis. In: Jankrift, Kay Peter: Mit Gott und schwarzer Magie. Medizin im Mittelalter, Darmstadt 2005, S.99-100.
[80] Nach Eberhard-Metzger, Claudia; Ries, Renate: Verkannt und heimtückisch. Die ungebrochene Macht der Seuchen, Basel 1996, S.43.

aufgrund einer heftigen Epidemie sehr rasch. Die Felle der toten Tiere wurden eingesammelt und mit Hilfe mehrerer Zwischenhändler in den Westen verkauft. Die riesigen Rattenpopulationen auf den Handelsschiffen boten den pestverseuchten Fellen der Murmeltiere beste Vermehrungsmöglichkeiten. Da Kaffa als eine der bedeutendsten Handelsstädte am Schwarzen Meer galt, brachten die Handelsschiffe die Seuche von hier aus nach ganz Europa.[81]

Eberhard-Metzger und Ries wissen von zwölf pestverseuchten Galeeren, aus Kaffa kommend, zu berichten, denen an unzähligen Häfen auf Sizilien das Anlegen untersagt wurde – so verpesteten sie auf ihrer Fahrt von Hafen zu Hafen ganz Sizilien.[82]

Am 1. November 1348[83] wurden die Geisterschiffe vor Marseille gesichtet und verbreiteten auch dort zügig Tod und Leid. Von da aus zog die Seuche rasch in die Provence, wo sie 50 bis 70 Prozent der Bevölkerung vernichtete. Währenddessen transportierten bereits infizierte Handelsschiffe die Pest weiter in ganz Europa.

Am 1. Januar 1349 wurde die Pest in Pisa gemeldet, am 25. Januar dann in Venedig. Täglich ließen bis zu 600 Menschen ihr Leben. *„Von diesen Häfen aus wurde ganz Kontinentaleuropa verseucht, von Sevilla bis Bergen, von Chester bis Moskau."*[84]

III.2 Umgang und Leben mit der Pest

Die extrem hohe Sterblichkeitsrate sowie der rasche Verlauf der Krankheit brachten Angst und Schrecken über die Menschen des 14. Jahrhunderts. *„Alle dachten, das Ende der Welt sei gekommen"*[85], schreibt ein Chronist aus Siena.

Diese Angst machten sich Gruppen eigenartiger Männer zu Nutzen. Bereits ab dem Frühjahr 1349, als die Nachrichten der ersten Pesttoten in Mitteleuropa

---

[81] Nach Eberhard-Metzger, Claudia: Seuchen, München 1996, S.12.
[82] Nach Eberhard-Metzger, Claudia; Ries, Renate: Verkannt und heimtückisch. Die ungebrochene Macht der Seuchen, Basel 1996, S.43f.
[83] Ebd.
[84] Vgl. Eberhard-Metzger, Claudia: Seuchen, München 1996, S.13.
[85] Vgl. nach Agnolo di Turas. In: Eberhard-Metzger, Claudia; Ries, Renate: Verkannt und heimtückisch. Die ungebrochene Macht der Seuchen, Basel 1996, S.45.

eintrafen, tauchten die sogenannten Geißler[86] auf. Durch ihr Treiben und ihr Aussehen erweckten sie schnell Aufmerksamkeit in der Bevölkerung.

Nach Graus war der Ausgangspunkt der Geißlerbewegung im deutschsprachigen Raum zu suchen. Die südlichen deutschen Reichsgebiete wurden jedenfalls als Erstes von den Bewegungen erfasst, um sich dann von dort aus weiter auszubreiten. Der genaue Ausgangspunkt lässt sich bis heute jedoch nicht bestimmen.[87] Sie – wobei es sich ausschließlich um Männer handelte, da Frauen für das Ritual als „verunreinigend" galten – zogen jeweils für 33 ½ Tage mit besonderen Hüten mit Aufdruck eines roten Kreuzes, eigenen Fahnen, Kerzen und Glockengeläut, paarweise geordnet durchs Land und geißelten sich halbnackt, unter einem strengen Ritual, selbst, um Buße zu tun und von Sünden zu befreien.[88] Sie betraten die Städte, auf die sie während ihrer Reise stießen, erst, nachdem sie eine Erlaubnis der Stadtobrigkeit erbeten und erhalten hatten oder eingeladen wurden.[89] Historiker sind sich heute jedoch sicher, dass erst die Geißler die Pest in manche Städte brachten, denn sie zogen von einigen bereits verseuchten Städten in noch uninfizierte Städte und trugen somit teilweise Flöhe in ihrer Kleidung mit oder waren selbst bereits erkrankt. So wurden sie vielerorts vertrieben oder auch als Ketzer gehandelt.

Überall wo die Pest wütete, suchte man nach Schuldigen. Diese wurden schnell gefunden – Juden. Wie bereits die Geißler ihren Ursprung im deutschsprachigen Raum fanden, so verbreitete sich auch „*das Gerücht, die Juden hätten die Brunnen vergiftet. Sie seien schuld am Wüten des Schwarzen Todes.*"[90] von hier aus. Ihnen wurde durch Giftmischerei und Brunnenvergiftung die Schuld am Ausbruch der Epidemie zugesprochen. Vor allem im Norden Frankreichs, aber hauptsächlich im deutschen Reichsgebiet, kam es aufgrund dessen zu den blutigsten und weitreichendsten Judenpogromen des Mittelalters, die erst durch den Holocaust durch Adolf Hitler im 20. Jahrhundert an Ausmaß und Brutalität übertroffen wurden. Dies führte in vielen Teilen Europas zu einem Aussterben der jüdischen Gemeinden. Die kirchliche und weltliche Macht verlor angesichts der Hilflosigkeit, mit der sie der Pandemie begegnete, rapide an Autorität.

---

[86] Auch Flagellanten genannt.
[87] Nach Graus, František: Pest – Geissler – Judenmorde. Das 14. Jahrhundert als Krisenzeit, Göttingen ³1994, S.38ff.
[88] Ebd., S.38.
[89] Ebd., S.39.
[90] Vgl. Jankrift, Kay Peter: Mit Gott und schwarzer Magie. Medizin im Mittelalter, Darmstadt 2005, S.101.

„*Papst Clemens VI. hatte bereits am 26. September 1348 verboten, Zwangstaufen an Juden vorzunehmen, diese zu ermorden und ihnen ihre Habe zu rauben. Der Text der päpstlichen Bulle betonte, dass die Seuchensterblichkeit unter den Juden ebenso hoch sei wie unter den Christen. Dennoch blieb die Wirkung der Bulle begrenzt.*"[91] So beschrieb auch der Dichter Boccaccio in seinem Dekameron: „*Während dieser Zeit des Elends und der Trauer war die ehrwürdige Macht der göttlichen und menschlichen Gesetze in unserer Vaterstadt fast völlig gebrochen und aufgelöst, da ihre Hüter und Vollstrecker gleich den übrigen Menschen entweder tot oder krank oder von ihren Untergebenen im Stich gelassen waren, so daß keiner seinen Dienst mehr versehen konnte und es jedem freistand, zu tun und zu lassen, was ihm gefiel.*"[92] Historiker betonen heute aber zusätzlich, wie bereits Graus in seiner Studie zu Pest, Geißlerbewegung und Judenmord,[93] dass die Hetzen auf die jüdische Bevölkerung bereits stattfanden, noch bevor die Pest eine Stadt überhaupt erreichte.

„*Je maßloser die Pest wütete, desto verzweifelter suchten die Menschen nach Mitteln und Wegen, dem unfaßbaren Schrecken Einhalt zu gebieten.*"[94] So beschreibt Eberhard-Metzger die katastrophale medizinische Lage im 14. Jahrhundert. Da an den meisten mittelalterlichen Universitäten die medizinischen Lehren von der Kirche festgelegt wurden und es keine Möglichkeit zur Forschung gab, machten die meisten Ärzte die Gestirne für die hereinbrechende Seuche verantwortlich[95] und „*verließen sich in ihrem Kampf gegen den Schwarzen Tod auf antike Fachautoritäten wie Hippokrates, Galen und einige spätantike Autoren (...)*".[96]

Es entstanden viele fragwürdige Rituale zur Bekämpfung der Pest, wie zum Beispiel das Aufdrücken gedörrter Kröten auf die Pestbeulen oder auch das Auflegen lebender gerupfter Hähne. Das Aufstechen der Bubonen stellte sich schnell als völlig unproduktiv heraus. Neben Opfergaben und strengen

---

[91] Ebd.
[92] Vgl. Boccaccio, Giovanni: Das Dekameron. Erster bis Fünfter Tag (deutsche Übersetzung), Berlin und Weimar [7]1975, S.18.
[93] Vgl. Graus, František: Pest – Geissler – Judenmorde. Das 14. Jahrhundert als Krisenzeit, Göttingen [3]1994.
[94] Vgl. Eberhard-Metzger, Claudia: Seuchen, München 1996, S.13.
[95] Nach Vasold, Manfred: Pest, Not und schwere Plagen. Seuchen und Epidemien vom Mittelalter bis heute, München 1991, S.88.
[96] Vgl. Bergdolt, Klaus: Der Schwarze Tod in Europa. Die große Pest und das Ende des Mittelalters, München [3]1995, S.21.

Pestgelübden[97] war der sogenannte Aderlass die am häufigsten angewandte Methode zur Behandlung der Pest. Beim Aderlass wurde die den geschwollen Drüsen am nahestehendste Ader „geschlagen" und das herausströmende Blut wurde in einem Gefäß aufgefangen und weggeschüttet.[98] Vasold verweist darauf, dass diese *„eher schädliche als nützliche"* Methode durch das verunreinigte Blut ihr Übriges zur Verbreitung der Seuche beigetragen hat.[99] Ein ebenfalls weit verbreitetes Mittel zur Pestbekämpfung war die Reinigung der „verpesteten Luft". Durch Entzünden von Feuern, in denen wohlriechende und auch weniger angenehme Stoffe verbrannt wurden, hoffte man auf Besserung. Diese Methode konnte durchaus wirksam sein, so Vasold, denn Ratten lassen sich mit Kampfer und Schwefel vertreiben.[100]

In Genua entwickelte man bereits 1348 ein Konzept, das die Ansteckung eindämmen sollte: die Quarantäne. Jegliches Fremde wurde 40 Tage lang abgesondert, zum Beispiel Reisende, die Obdach suchten, Schiffe und auch Waren.[101] Orte in Italien und Frankreich folgten zügig diesem Beispiel.

Doch als letzter, aber auch beliebtester Ausweg galt die von Martin Luther später für völlig legitim erklärte Flucht. Zumindest für die, die es sich leisten konnten. Dabei wurden kranke Angehörige zurückgelassen – Hab und Gut wurde jedoch mitgenommen. Dies führte durch das Einnisten des „Pestflohs" in Kleidung wiederum zur weiteren Verbreitung der Seuche.

III.3 Theorien über die mittelalterliche Pest

Bereits im Mittelalter, aber vor allem in der Neuzeit, entstanden etliche Theorien und Erklärungen für das immense Wüten der Pest sowie für den drastischen Bevölkerungsrückgang.

Von religiösen Mutmaßungen, wie zum Beispiel, dass *„das Urvertrauen in Gott"* verschwand und somit *„den von ihm geplanten Lauf der Geschichte"* beeinflusste, sodass *„der Mensch (...) nun sein Schicksal selbst in die Hand*

---

[97] Nach Eberhard-Metzger, Claudia; Ries, Renate: Verkannt und heimtückisch. Die ungebrochene Macht der Seuchen, Basel 1996, S.46f.
[98] Das Blut wurde hauptsächlich in fließenden Gewässern entsorgt.
[99] Vgl. Vasold, Manfred: Pest, Not und schwere Plagen. Seuchen und Epidemien vom Mittelalter bis heute, München 1991, S.89.
[100] Ebd., S.90.
[101] Nach Eberhard-Metzger, Claudia: Seuchen, München 1996, S.13f.

[nahm]",[102] wich man schnell zurück. Auch die Korrumpierung der Luft durch Miasmen[103], wobei man annahm, dass krankheitserregende Stoffe in der Luft durch den Atem und die Poren der Haut in den Körper gelangten und ihn somit infizierten, wurde ab dem 17. Jahrhundert verworfen.[104]

Seit der neuzeitlichen Forschung wurden eher plausiblere Theorien aufgegriffen. So geht Herlihy zum Beispiel von einer „Kleinen Eiszeit" aus, die die Bevölkerung, auch ohne Einwirken der Pest, im Mittelalter[105] ohnehin bereits dezimierte. Im Hochmittelalter[106] herrschte ein „Klimaoptimum", das lange und warme Sommer sowie milde Winter mit sich brachte. Dadurch kam es zu einem starken Zuwachs der Nahrungsmittelproduktion und zu Nahrungsmittelüberschüssen in der Landwirtschaft. Das beeinflusste ein starkes Ansteigen der Bevölkerungszahlen zunehmend positiv. Herlihy führt das Beispiel Englands *„[b]ased on the Domesday survey"*[107] an, wobei die Bevölkerungszahlen von 1086 mit 1,1 Millionen Einwohnern mit den Zahlen des Hochmittelalters mit 3,7-7 Millionen Einwohnern verglichen werden. Ab 1200 vollzog sich dann ein klimatischer Umschwung, der kurze verregnete Sommer und lange, extrem kalte Winter mit sich zog. Durch die Verkürzung der Vegetationsperioden und das Vorrücken der Alpengletscher in ehemals fruchtbares Ackerland wurden Weide- und Anbauflächen zerstört. Durch starke Regenfälle und Überschwemmungen erlagen sowohl Ernten als auch Infrastruktur dem Klima. Dadurch bedingt erfolgte ein starker Einbruch der Bevölkerungszahlen zwischen 1348 und dem beginnenden 15. Jahrhundert, was sich erst ab 1460/70 mit steigenden Bevölkerungszahlen wieder änderte.[108]

Die „Kleine Eiszeit" bedingte jedoch auch eine weitere Theorie – die Agrarkrise. Die Agrardepressions-Theorie basiert auf den Annahmen des Briten

---

[102] Vgl. Bergdolt, Klaus: Die Pest. Geschichte des Schwarzen Todes, München 2006, S.50.
[103] Das Wort Miasma kommt aus dem Griechischen und bedeutet so viel wie „Verunreinigung", „übler Dunst" oder auch, „sich mit etwas angesteckt haben".
[104] Werfing, Johann: Der Ursprung der Pestilenz. Zur Ätiologie der Pest im liomographischen Diskurs der frühen Neuzeit, Wien 1998, S.100f.
[105] Bezogen auf den Zeitraum 1347 bis 1352.
[106] Zu datieren auf 750 bis 1200.
[107] Vgl. Herlihy, David: Outline of Population Developments in the Middle Ages; In: Herrmann, Bernd; Sprandel, Rolf (Hrsg.): Determinanten der Bevölkerungsentwicklung im Mittelalter, Weinheim 1987, S.11.
[108] Nach Herlihy, David: Outline of Population Developments in the Middle Ages; In: Herrmann, Bernd; Sprandel, Rolf (Hrsg.): Determinanten der Bevölkerungsentwicklung im Mittelalter, Weinheim 1987, S.10ff.

Thomas Malthus[109] und geht von vier Prämissen aus, die zur Agrarkrise führten. Zu Beginn spricht er von einer „Stockung der Bevölkerungszunahme", dann von einer „Abnahme der ländlichen Siedlungen", was zu einem „Leistungsabfall der landwirtschaftlichen Erzeugung" führt, woraus sich der „Rückgang der Preise für Agrarprodukte" ergibt.[110] Die Agrarkrise geht von klimatischen Entwicklungen aus, die von sozialen Problemen verstärkt werden.

Aufgrund des Klimaoptimums, was den sprunghaften Anstieg der europäischen Bevölkerung im 11./12. und 13. Jahrhundert positiv beeinflusste, kam es bis 1250 zu einer Knappheit der landwirtschaftlich nutzbaren Flächen, was zu einem Absinken der Produktionsüberschüsse führte, bei jedoch weiterhin hoher Geburtenrate. Zusätzlich wechselten die Anbaumethoden zu einer Monokultur und einer Abkehr von der Weidewirtschaft. Resultierend daraus, fehlten Proteinquellen und die Äcker wurden ausgelaugt. Dann kam es zu dem bereits erörterten Klimaumschwung, wodurch es zu gravierenden Ernteausfällen kam und die Ernährungssituation sich immer mehr verschärfte. Alles führte zu einer erheblichen Teuerung der landwirtschaftlichen Erzeugnisse.[111] Gleichzeitig vollzog sich eine Rückkehr zum alten Feudalsystem. Einige wenige Familien konzentrierten die Mehrheit des Landes unter ihrer Herrschaft, wodurch es zu einer Abnahme von freien Bauern kam. Bauern konnten nicht mehr durch Naturalien oder Barzahlungen ihre Arbeitskraft ersetzen, sondern wurden, angesichts der steigenden Getreidepreise, zunehmend auf dem Grundbesitz ihrer Feudalherren eingesetzt. Dies geschah eben genau zu jener Zeit, in der die Bauern ihre eigenen Felder hätten bestellen müssen. Durch den Wegfall der Ernährungsgrundlage kam es zu Hungerkrisen, die zu massiver Landflucht führten.

Genau diese Landflucht bedingte einen weiteren Faktor für den Bevölkerungsrückgang im Mittelalter: Wüstungen.[112]

---

[109] Thomas Robert Malthus (geb.1766; gest.1834) war ein britischer Ökonom und zählte zu den Vetretern der klassischen Nationalökonomie.

[110] Nach Herlihy, David: Outline of Population Developments in the Middle Ages; In: Herrmann, Bernd; Sprandel, Rolf (Hrsg.): Determinanten der Bevölkerungsentwicklung im Mittelalter, Weinheim 1987, S.14f.

[111] Der Getreidepreis stieg von 1150 bis 1250 um bis zu 70 %.

[112] Nach Herlihy, David: Outline of Population Developments in the Middle Ages; In: Herrmann, Bernd; Sprandel, Rolf (Hrsg.): Determinanten der Bevölkerungsentwicklung im Mittelalter, Weinheim 1987, S.14f.

„Mögliche Ursachen der Wüstungen des 14. Jh.: klimatische und biologische Faktoren (rückläufige landwirtschaftliche Erträge und periodische Hungerskrisen), anthropologische Veränderungen (Verschlechterung der Seuchenresistenz und endemisches Auftreten der Seuchen), ökonomische Widrigkeiten (Stadt-Land-Gefälle) und soziale Motive."[113] Durch diese Wüstungen kam es zur Aneignung teilweise bereits infizierter Kleidung oder auch Eigentums Erkrankter, wodurch die Pest immer weiter getragen wurde.

Eine der weitverbreitetsten Theorien ist allerdings, dass es neben der Pest im Mittelalter bereits andere Krankheiten gab. Durch die bereits angesprochene desaströse medizinische Lage im 14. Jahrhundert konnten Krankheiten weder voneinander unterschieden werden noch richtig behandelt werden, um nicht tödlich zu enden. Erschwerend kam noch hinzu, dass die hygienische Grundlage Infektionen meistens noch zusätzlich begünstigte. Neben Krankheiten wie Trachom und Malaria gab es auch Krankheiten, die leicht mit der Pest zu verwechseln waren. Tuberkulose zum Beispiel war ebenfalls eine Infektionskrankheit, die per Tröpfcheninfektion übertragen wurde und zu Hustenanfällen mit gelb-grünem Auswurf und Hitzewallungen führte, ähnlich wie bei einer Pesterkrankung. Auch Lepra, was ebenfalls per Tröpfcheninfektion übertragen wurde, jedoch langen Kontakt mit Infizierten bedurfte, ähnelte durch absterbende Nerven und Venenverstopfung dem „Schwarzen Tod". Bis heute kann deswegen nicht eindeutig davon ausgegangen werden, dass es sich bei den Massen an Toten im Mittelalter wirklich ausschließlich um Pestopfer handelte.

IV. Schlussbetrachtung

„Unsere medizinischen Kenntnisse über die Pest verdanken wir in Erster Linie [der] Pandemie, die zwischen 1894 und 1920 weite Teile Ostasiens berührte und Millionen von Menschen in den Tod riß."[114] Doch endgültige Kenntnis wird man wohl nie erlangen. Durch Boccaccios Dekameron ist zwar ein geringfügiger Einblick in das Leben und Leiden der Menschen zur Zeit der größten Pestwelle möglich, jedoch immer noch schwer nachvollziehbar. Die

---

[113] Vgl. Dirlmeier, Ulf; Fouquet, Gerhard; Fuhrmann, Bernd: Europa im Spätmittelalter 1215-1378 (Oldenbourg Grundriss der Geschichte, Bd. 8), München 2003, S.270.

[114] Vasold, Manfred: Pest, Not und schwere Plagen. Seuchen und Epidemien vom Mittelalter bis heute, München 1991, S.71.

Hilflosigkeit, mit der die Menschen dem „Schwarzen Tod" gegenüber treten mussten, lässt sich leider nicht rekonstruieren.

"Auf heutige Verhältnisse übertragen, müßte man ihr Wüten mit einem weltweiten Atomkrieg vergleichen."[115], zitieren Eberhard-Metzger und Ries die französischen Medizinhistoriker Jacques Ruffié und Jean-Charles Sournia. Aufgrund dessen steigt gerade heute, zu Zeiten der steigenden Kriegsvorkommnisse und Streben nach Weltmachtstellung, die Angst vor biologischen Waffen. Mögliche biologische Kriegsführung, durch gezielten Einsatz von Pesterregern, hätte vermutlich apokalyptische Ausmaße.

Einem kleinen Floh ist es zu verdanken, die Menschheit in Angst und Schrecken zu versetzen und ihre Grundfesten zu erschüttern. Dieser kleine Floh, der es heute noch immer möglich macht, zu Zeiten der modernsten Technik, Wissenschaft und Forschung, an die Oberfläche zu drängen und Menschen ohne jegliche Hoffnung auf Heilung zu Tausenden in den Tod zu reißen.

Die Pest wurde immer wieder fälschlicherweise für ausgelöscht erklärt und kehrte doch immer wieder zurück – heute auch teils in mutierter Form, was die Behandlung erschwert und die Forschung an ihre Grenzen treibt. Die Forschung, die über 150 Jahre brauchte, um allein den Erreger dingfest zu machen.[116]

Es liegt vermutlich in der Natur des Menschen, Kontrolle besitzen zu wollen. Aber Krankheiten wie AIDS, Krebs und eben auch die Pest zeigen der Menschheit, wie fehlbar und machtlos sie angesichts von Seuchen sein kann. Noch heute ist der Erreger aktiv, lässt sich nicht lokalisieren, nicht eindämmen, nicht kontrollieren und vor allem nicht ausrotten. Dem „Schwarzen Tod" wird somit, verhängnisvollerweise, nicht die nötige Ehrfurcht entgegen gebracht, mit der man ihm gegenüber treten sollte.

Das letzte Pestopfer ließ vor kaum einem Jahr sein Leben. Noch immer sollte man also mit Respekt vor dem Erreger leben. Und vor dem kleinen Floh, der mit bloßem Auge kaum sichtbar ist, aber Millionen Menschen das Leben kosten kann.

---

[115] Vgl. Eberhard-Metzger, Claudia; Ries, Renate: Verkannt und heimtückisch. Die ungebrochene Macht der Seuchen, Basel 1996, S.43.

[116] Nach ebd. S.51.

V. Quellen- und Literaturverzeichnis

Quellen

Boccaccio, Giovanni: Das Dekameron. Erster bis Fünfter Tag (deutsche Übersetzung), Berlin und Weimar 71975.

Boccaccio, Giovanni: Das Dekameron. Sechster bis Zehnter Tag (deutsche Übersetzung), Berlin und Weimar 71975.

Literatur

Bergdolt, Klaus: Der Schwarze Tod in Europa. Die große Pest und das Ende des Mittelalters, München 31995.

Bergdolt, Klaus: Die Pest. Geschichte des Schwarzen Todes, München 2006.

Dirlmeier, Ulf; Fouquet, Gerhard; Fuhrmann, Bernd: Europa im Spätmittelalter 1215-1378 (Oldenbourg Grundriss der Geschichte, Bd. 8), München 2003.

Eberhard-Metzger, Claudia; Ries, Renate: Verkannt und heimtückisch. Die ungebrochene Macht der Seuchen, Basel 1996.

Eberhard-Metzger, Claudia: Seuchen, München 1996.

Graus, František: Pest – Geissler – Judenmorde. Das 14. Jahrhundert als Krisenzeit, Göttingen 31994.

Herlihy, David: Der Schwarze Tod und die Verwandlung Europas, Berlin 1998.

Herlihy, David: Outline of Population Developments in the Middle Ages; In: Herrmann, Bernd; Sprandel, Rolf (Hrsg.): Determinanten der Bevölkerungsentwicklung im Mittelalter, Weinheim 1987, S. 1-23.

Jankrift, Kay Peter: Mit Gott und schwarzer Magie. Medizin im Mittelalter, Darmstadt 2005.

MacNeill, William H.: Seuchen machen Geschichte. Geisseln der Völker (aus d. Amerik. übertr. von Joachim Frhr. Von Richthofen), München 1978.

Musehold, Dr. P.: Die Pest und ihre Bekämpfung, Berlin 1901.

Sticker, Georg: Abhandlungen aus der Seuchengeschichte und Seuchenlehre, Bd.1 Die Pest, Teil 1 Die Geschichte der Pest, Gießen 1908.

Sticker, Georg: Abhandlungen aus der Seuchengeschichte und Seuchenlehre, Bd.1 Die Pest, Teil 2 Die Pest als Seuche und als Plage, Gießen 1910.

Vasold, Manfred: Pest, Not und schwere Plagen. Seuchen und Epidemien vom Mittelalter bis heute, München 1991.

Werfing, Johann: Der Ursprung der Pestilenz. Zur Ätiologie der Pest im liomographischen Diskurs der frühen Neuzeit, Wien 1998.

Wilderotter, Hans (Hrsg.): Das große Sterben. Seuchen machen Geschichte, Dresden 1996.

Internet

http://www.medizinpopulaer.at/archiv/medizin-vorsorge/details/article/die-pest-heute.html (eingesehen am 19.07.2010 um 20.39Uhr)

http://www.who.int/en/ (eingesehen am 20.07.2010 um 18.17Uhr)

Lotta Schmachtenberg:

Das Krankheitsbild der „Spanischen Grippe" von 1918/19 als Motivation für die Entwicklung der Virologie

2009

1. Einleitung

„Jedes Jahr ist ein Influenzajahr – sowohl auf der nördlichen als auch auf der südlichen Halbkugel der Erde."[117] So sagen es Georg Vogel und Werner Lange, Ärzte und Autoren von Ratgebern, die sich mit der Influenza auseinandersetzen. Sie sehen in der Influenza die am häufigsten unterschätzte Infektionskrankheit, die auch heute noch zu den als weltweit unausrottbaren Krankheiten gezählt wird.[118]

Trotz der jahrhundertelangen Bekanntheit der Influenza rückte sie erst Anfang des 20. Jh. in den Mittelpunkt des medizinischen Interesses. Grund dafür war zweifelsfrei die verheerende Pandemie, die 1918 ihren Anfang nahm. Ihr geographischer Ursprung ist bis heute unklar. Ein möglicher Ausgangspunkt war China, von wo aus sie sich in die USA und Europa ausbreitete. Ein anderer Ursprungsort könnte in den USA gelegen haben, von dort aus soll sie weiter nach Europa und Asien gezogen sein.[119] „Many more victims were stricken than were ever afflicted by plague, smallpox, or cholera. Those pestilences, all with a much higher risk of mortality, never had nearly so many victims, and therefore killed substantially fewer than the 1918 influenza epidemic."[120] Weltweit starben zwischen 20 und 50 Millionen Menschen an einer Krankheit, die der Influenza so ähnlich schien, deren Krankheitsbild aber von einer vorher nie da gewesenen Heftigkeit charakterisiert war. Die Krankheit trat zudem in mehreren Wellen auf, wovon die erste in einer ihr sehr untypischen Zeit ihren Höhepunkt hatte: Im Juli des Jahres 1918.

Diese Arbeit beschäftigt sich zunächst mit der Darstellung der Influenza als Infektionskrankheit. Anfangs wird die Virologie der Influenza und ihre Besonderheit zur Mutation erklärt. Daran anschließend der Weg der Übertragung und die Infektion der Zelle. Es folgt die Darstellung des Krankheitsbildes, wie es heute in der medizinischen Literatur erklärt wird. Ein wichtiger Teil des Krankheitsverlaufes ist die Wirkung der Influenza in Kombination mit anderen Erkrankungen. Hierbei kommt es oft zu Komplikationen, auf die ebenfalls eingegangen wird. Abschließend werden hier

---

[117] Vogel, Georg/Lange, Werner, Influenza – neue diagnostische und therapeutische Chancen, Stuttgart 2000, S.1.

[118] Vgl. ebd., S. VII.

[119] Vgl. Hsieh, Yu-Chia, Influenza Pandemics: Past, Present and Future, in: Formosan Medical Association H. 1 (2006), S. 1-6, hier S. 3.

[120] Walters, John H., Influenza 1918: The contemporary perspective, in: Bulletin of the New York Academy of Medicine H. 9 (1978), S. 855-864, hier S. 860.

die heutigen Therapiemöglichkeiten erläutert. Vor diesem Hintergrund wird anschließend das Krankheitsbild der Influenzapandemie von 1918/19 aufgezeigt und analysiert. Nach einem kurzen Blick auf die besonderen Merkmale, wird das Krankheitsbild mit Hilfe zeitgenössischer Quellen dargestellt. Insbesondere die Komplikationen, die mit der damaligen Influenzapandemie einhergingen, sind hier von Interesse. Erläutert werden auch Maßnahmen und Möglichkeiten, die in der Therapie zur Verfügung standen und zum Einsatz kamen. Mit Hilfe der Darstellung der Unterschiede in den Krankheitsbildern, wie wir sie heute kennen und wie es sich 1918/19 zugetragen hat, soll anschließend die Aggressivität des damals wütenden Virus deutlich gemacht werden.

Die Ohnmacht angesichts der getätigten Erklärungen, den Erreger dieser Krankheit zu bestimmen, soll in das letzte zu behandelnde Thema einführen: die Geschichte des Versuches, den Virus von 1918/19 über Jahrzehnte lang aufzuspüren, zu erforschen und vor allem zu entschlüsseln. Die ersten Versuche Anfang der 50er Jahre des 20. Jahrhunderts blieben erfolglos. Es mussten erst viele Jahre vergehen, bis auch die Technik und die molekularpathologischen Verfahren ihren Fortschritt machen konnten, um den Erreger zu dekodieren.

2. Die Influenza als Infektionskrankheit

2.1 Virologie

Influenza ist eine akute respiratorische, d.h. die Atemwege betreffende Infektionskrankheit. Sie wurde und wird im allgemeinen Sprachgebrauch auch als Erkältung, Grippe, grippaler Infekt oder Virusgrippe bezeichnet, wobei in der Medizin deutlich zwischen diesen Begriffen unterschieden wird.[121] Influenza tritt weltweit gehäuft in der kalten Jahreszeit auf. Verursacher bzw. Erreger ist ein Virus, der selten sporadisch, häufiger epidemisch auftritt.[122]

Influenzaviren werden in drei Typen unterteilt: Typ A kommt bei Mensch und Tier vor und bringt häufig neue Subtypen und Varianten hervor. Diese können sich schnell ausbreiten und neue Epi- und Pandemien mit schweren Erkrankungen verursachen. Typ B kommt nur beim Mensch vor und hat nur

---

[121] Vgl. Witte, Wilfried, Erklärungsnotstand: Die Grippe-Epidemie 1918-1920 in Deutschland unter besonderer Berücksichtigung Badens, Herbolzheim 2006, S. 16f.
[122] Vgl. Hildebrandt, Helmut, Artikel „Grippe", in: Pschyrembel. Klinisches Wörterbuch, Berlin 1998, S. 605.

einen einzigen Subtyp. Dieser kann jedoch relativ häufig neue Varianten hervorbringen, die kleinere Epidemien verursachen können. Typ C bewirkt beim Menschen allenfalls harmlose Erkrankungen.[123]

Jeder neu isolierte Influenza-A-Virus erhält nach internationaler Übereinkunft, i. d. R. vom nationalen Referenzzentrum oder vom isolierenden Laboratorium, eine Bezeichnung, aus der Typ, bei Tieren die Spezies, Fundort, laufende Nummer der Isolierung und das Jahr hervorgehen. Dabei werden die A-Viren nach den antigenetischen Eigenschaften der Oberflächenantigene Hämagglutinin und Neuraminidase in Subtypen unterteilt.[124] Derzeit sind 16 Hämagglutinin- (H1 bis H16) und 9 Neuraminidase-Typen (N1 bis N9) nachweisbar. Hämagglutinin ist ein Protein, welches die Adsorption des Viruspartikels an Rezeptoren der Wirtszelle im Zuge der Infektion vermittelt. Es ist in der Lage, an fast alle Arten von Körperzellen zu binden, ist aber weitestgehend auf die Epithelzellen, also die obersten Zellschichten des Respirationstraktes beschränkt, weil hier das zur Hämagglutinin-Spaltung benötigte Enzym vorhanden ist. Neuraminidase hingegen ist ein Protein, das mit der Abspaltung von Säure, Rezeptoren an der Zelloberfläche zerstört und somit die Freisetzung neu gebildeter Viruspartikel fördert. Nur drei der Hämagglutinin- und drei der Neuraminidase-Subtypen sind bisher beim Menschen aufgetreten.[125] Dazu zählen H1, H2 und H3 sowie N1, N2 und N8.[126]

Die Besonderheit der Influenzaviren ist ihre Fähigkeit zur Veränderung ihrer Antigenstruktur. Dabei kommt es während der Vermehrung in den befallenen Wirtszellen zu spontanen Punktmutationen, vor allem im Hämagglutinin, sodass eine neue Variante des Virus entsteht. Dieser Mechanismus wird „antigenic drift" bezeichnet. Mit dem „antigenic shift" oder dem „Reassortment" wird der Gen-Austausch zwischen verschiedenen Influenza-Viren benannt. Dieser findet während der Virus-Vermehrung in einer Zelle statt, wenn sich ein Individuum mit zwei unterschiedlichen Virenstämmen infiziert hat. Es entsteht ein neuer

---

[123] Vgl. Lange, Werner/ Vogel, Georg E./Uphoff, Helmut, Influenza. Virologie, Epidemiologie, Klinik, Therapie und Prophylaxe. Wien 1999, S. 4.

[124] Vgl. ebd., S. 5.

[125] Vgl. Marre, Reinhard u.a., Klinische Infektiologie. Infektionskrankheiten erkennen und behandeln, München 2008, S. 764 ff.

[126] Vgl. Behrens, Doris, Influenza Report 2006, o.O., S. 29.

unbekannter Virus, der als Subtyp bezeichnet wird. Dieser ist in der Lage, Epi- und Pandemien auszulösen.[127]

2.2 Infektion und Übertragung

Influenzaviren werden über Tröpfcheninfektion übertragen. Beim Husten, Niesen, Sprechen oder Atmen gelangen mit Viren beladene Schleimtröpfchen in die Luft und durch das Einatmen auf die Schleimhäute des Gegenübers. Dabei reichen geringe Virusmengen für eine Infektion aus, die in erster Linie von bereits infizierten und erkrankten Menschen ausgeht. Bereits einen Tag vor dem Auftreten von Symptomen und bis zu fünf Tage nach dem Auftreten der Erkrankung werden infektionstüchtige Viren im Körper des Infizierten freigesetzt. Diese sind in der Außenwelt nur für kurze Zeit überlebensfähig. Die Inkubationszeit des Virus liegt bei weniger als einem bis maximal drei Tage.[128] Spätestens dann „stellt die infizierte Atemepithelzelle [...] die eigene Versorgung mit Nahrungssubstanzen ein. Ihr Stoffwechsel dient nur noch der Produktion von Viruspartikeln [...]. Die umfunktionierte Wirtszelle degeneriert dabei, wird nekrotisch und löst sich ab. [...] Durch den Zellverlust fällt die Selbstreinigungsfunktion der Atemwege [...], die für den Abtransport von Schmutzpartikeln, Krankheitserregern, Zelltrümmern usw. verantwortlich ist, ganz oder teilweise aus."[129] Die Viren könne sich dann über den ganzen Atemtrakt ausbreiten, indem sie entweder von der infizierten direkt in eine nicht infizierte Zelle übergehen, durch die Atmung über Aerosole in andere Bereiche des Atemtraktes gelangen oder mit dem auf den Zellen befindlichen Schleim befördert werden. Als Folge dieser Ausbreitung werden die Bronchien, die tiefere Luftröhre und die Lunge infiziert.

2.3 Krankheitsbild

Der Infizierte wird aus vollem Wohlbefinden heraus plötzlich krank. Eintretende Symptome sind neben Unwohlsein, Appetitlosigkeit, Abgeschlagenheit und Kopfschmerzen, schnell hohes Fieber, Schüttelfrost, Muskel- und Gliederschmerzen, Kreislaufschwäche bis hin zu Übelkeit mit Erbrechen und Durchfällen. „Der Patient ist und fühlt sich verschnupft, verheult und richtig krank. [...] Um die Augen ist das Gesicht aufgedunsen. Die Haut bietet ein

---

[127] Vgl. Lange, Werner, Influenza: Risikogruppen und Impfstrategien, in: Die gelben Hefte H. 1 1997, S. 15.
[128] Vgl. Marre, Klinische Infektiologie, S. 767.
[129] Vogel, Influenza, S. 7 f.

lilarotes Kolorit, Lippen und Schleimhäute sind zyanotisch verfärbt."[130] Ähnlich beschreibt es schon Höring 1948: „[...] wir können auch heute noch daran festhalten, daß das einzige einigermaßen sichere Organsymptom der Grippehals ist mit seiner dunkelroten, zuweilen fast enanthemartigen Pharyngitis [Entzündung im Rachenbereich] mit Einschluss des weichen Gaumens (Grippegaumen), dazu oft Konjunktivitis und überhaupt Gesichtsrötung, ferner die Grippezunge und die „Seitenstrang-Angina" [...]."[131] Verläuft die Krankheit unkompliziert, bessert sich das Fieber spätestens nach einer Woche, die anderen Symptome verschwinden rasch. Die allgemeinen Beschwerden dauern i. d. R. sechs bis zehn Tage. Allerdings kann auch noch nach Wochen der Erkrankung eine allgemeine Schwäche zurück bleiben, die sich besonders bei körperlicher Anstrengung äußert. Besonders gefährdet für eine Infektion mit Influenza sind ältere Menschen und Kinder. Kinder einerseits, da sie durch den häufigen Kontakt mit vielen anderen Kindern in Schule und Kindergarten, den Erregern häufiger ausgesetzt sind und diesen somit in ihre Familien tragen können. Ältere Menschen andererseits, da sie durch ihren Aufenthalt in Pflegeheimen dem Erreger ebenfalls ausgesetzt sind und sich nicht durch Zurückziehen oder Vermeidung von Menschenansammlungen schützen können.

2.4 Komplikationen

Häufig kommt es im Zuge der Erkrankung mit Influenza zu Komplikationen. Besonders Patienten mit chronischen Krankheiten sind gefährdet, da die Influenza „[...] viele gerade noch kompensierte Organ- und Stoffwechselerkrankungen zur Dekompensation bringen [kann]."[132] Das bedeutet, dass der durch die Infektion mit Influenzaviren geschwächte Körper die vorherige Erkrankung nicht mehr bewältigen kann. Besonders gefährdet sind in diesem Zusammenhang Patienten mit chronischen Herz- und Lungenkrankheiten wie Herzrhythmusstörungen, Herzmuskelentzündungen, Asthma, Bronchitis und Tuberkulose. Des Weiteren auch Patienten mit chronischer Niereninsuffizienz, Diabetes und Durchblutungsstörungen. Diese Komplikationen sind der Grund für die influenzaassoziierten Todesfälle, die mit der Übersterblichkeit gemessen werden. Dabei sind beispielsweise 10.000 bis 20.000 zusätzliche Todesfälle in den Wintermonaten in Deutschland nicht unüblich. Neben den Komplikationen gibt es im Zusammenspiel mit einer

---

[130] Lange, Influenza, S. 65 f.
[131] Höring, Felix O., Grippe und grippeartige Krankheiten, Stuttgart 1948. S. 30 f.
[132] Vogel, Influenza, S. 13.

Influenzainfektion noch eine andere, besonders für die Medizin wichtige Erscheinung. Nach Auffassung von Lange trägt die durch die Viren verursachte Zellzerstörung im Atemtrakt dazu bei, dass sich Bakterien schnell und ungehindert ansiedeln und vermehren können. Im Gegenzug dazu seien die vorhandenen Bakterien bei der Ausbreitung von Viren hilfreich.[133] Dieses Phänomen wird als Superinfektion, oft auch als Sekundärinfektion, bezeichnet: Bei der bereits bestehenden Infektion mit Influenzaviren kommt es zu einer erneuten Infektion, die durch den gleichen oder einen anderen Erreger verursacht wird. Häufig werden diese Superinfektionen durch Bakterien ausgelöst, die der Körper aufgrund seines durch die Influenzaviren geschwächten Immunsystems nicht mehr bekämpfen kann. Dieses sind vorwiegend Streptokokken, Haemophilus influenzae und Staphylococcus aureus. Die häufigste Komplikation, die in diesem Sinne auftritt, ist die viral-bakterielle Pneumonie.[134] Daneben kann es aber auch zu Enzephalitis und bleibenden Schäden am Herz-Kreislaufsystem kommen.[135]

2.5 Therapie

Zur Therapie der Influenza empfiehlt Höring Bettruhe und bei intaktem Kreislauf Schwitzkuren. Des Weiteren Wadenwickel, gute Durchlüftung des Krankenzimmers sowie Nasen- und Mundpflege.[136] In medizinischer Literatur werden heutzutage neben der strengen Schonung und Arbeitsruhe vor allem symptomatische Behandlungen der Beschwerden empfohlen. Daneben gibt es die antivirale Behandlung, für die Neuraminidase-Inhibitoren zur Verfügung stehen. Sie verhindern, dass sich vermehrte Viren im Körper verteilen, da durch ihn das Ausschwärmen der Viren aus den befallenen Zellen unterbunden wird. Besteht eine zusätzliche bakterielle Infektion, werden Antibiotika empfohlen.[137]

Bei der Infektion mit einem Influenza-A-Virus bildet das Immunsystem des Menschen lebenslang Antikörper gegen ihn, wird also immun. Aber Influenzaviren weisen die oben erwähnten Eigenschaften des „antigenic drift" bzw. „antigenic shift" auf. Hierdurch verändert sich ein Virus von Jahr zu Jahr in seinen Varianten und Subtypen. Dadurch ist die gebildete Immunität eines Menschen schnell wirkungslos. Die wirksamste Form der Influenzavorbeugung

---

[133] Vgl. Lange, Influenza, S. 70 f.
[134] Vgl. ebd. S. 71.
[135] Vgl. Behrens, Influenza Report, S. 172 f.
[136] Vgl. Höring, Grippe, S. 39.
[137] Vgl. Vogel, Influenza, S. 82 ff.

ist die Schutzimpfung, die eine Effektivität von etwa 70-80% hat. Wegen der Wandelbarkeit des Influenzavirus ist eine jährliche Impfung empfohlen, da auch der Impfstoff der Wandelbarkeit des Virus jährlich angepasst wird.[138] Da die Übertragung der Influenza vor allem über die Tröpfchenausscheidung erfolgt, sollte man zur Vorsorge während der Influenzasaison große Menschenansammlungen meiden.

3. Die Influenza von 1918/19

3.1 Besonderen Merkmale

Beim Auftreten der Influenza im Frühsommer des Jahres 1918 war nicht von Anfang an klar, um welche Krankheit es sich handelte. Dass es die Influenza war, wurde zwar angenommen, aber dagegen sprachen drei Gründe: Der Pfeiffersche Influenzabazillus, der gemeinhin als Erreger der Influenza galt, wurde nur selten im Sputum der Erkrankten gefunden. Das Ausbreiten der Krankheit in der trocken-heißen Zeit widersprach der Natur der Influenza und in den Lungen der Erkrankten wurden pathologisch-anatomische Veränderungen gefunden, wie sie vorher noch nie im Zusammenhang mit der Influenza, geschweige denn im Zusammenhang mit einer Lungenentzündung, gesichtet wurden.[139] „Der klinische Verlauf der schweren Erkrankungen war so ungewöhnlich, dass Beobachter zweifelten, ob es sich um Influenza handelte. 1918 waren die Symptome so ungewöhnlich, dass die Erkrankung anfangs als Denguefieber, Cholera oder Typhus fehldiagnostiziert wurde.[140] Von „gewissen Eigentümlichkeiten"[141] und „eigenartigen Komplikationen"[142] der Epidemie war die Rede.

---

[138] Vgl. ebd., S.96 f.

[139] Vgl. Hirschbruch, Ueber die ansteckende Lungenentzündung (Spanische Krankheit), in: DMW Bd. 44 (1918), S. 935-937, hier S. 935.

[140] Behrens, Influenza Report, S. 13.

[141] Vgl. Schmorl, G., Pathologisch-anatomische Beobachtungen bei der jetzt herrschenden Influenzaepidemie, in: DMW Bd. 44 (1918), S. 937-938, hier S. 938.

[142] Vgl. Schottmüller, N.N., Zur Aetiologie der Influenza, in: DMW Bd. 45 (1919), S. 795-796, hier S. 795.

„Menschen brachen plötzlich auf der Straße zusammen. Die Krankheit zeigte derart schlimme Symptome, dass Zweifel aufkamen, ob es sich tatsächlich um die Grippe handelte."[143]

3.2 Krankheitsbild

Aber nach sorgfältigen Untersuchungen des Krankheitsbildes wurde die Existenz der Influenza von ärztlicher Seite her bestätigt.[144] Denn die mit Influenza infizierten Patienten litten an starken Kopf- und Gliederschmerzen, bekamen plötzlich hohes Fieber. Trockener Husten wurde begleitet von kirschroter Färbung des geschwollenen Rachenraumes. Diese Verfärbung hielt sich oft bis in die Rekonvaleszenz hinein. Dazu kamen bläschen- und herpesartige Ausschläge am Gaumen. In Folge einer Angina schloss „sich ein Katarrh des Kehlkopfes und der Luftföhre an, der sich dann weiter auf die Bronchien fortpflanzt[e]."[145] Der erst trockene Husten wurde rasselnder, es entstand schleimiger bis eitriger Auswurf. „Die Symptome der Kranken wiesen eindeutig auf eine heftig verlaufende Form der Grippe hin."[146] Bei diesen ungewöhnlich intensiven Symptomen handelte es sich meistens um Lungenentzündungen. In Marburg z.B. wurden im Zeitraum vom 1. Juli 1917 bis zum 1. Juli 1918 17 Lungenentzündungen beobachtet, von denen zwei Patienten starben. Bis zum 22. Juli waren noch einmal 13 an einer Lungenentzündung Erkrankte zur Beobachtung in der Klinik, von ihnen verstarben fünf.[147] Nach dem pathologisch-anatomischen Befund zeigten diese „ähnlich dem Meningitisfall, pseudomembranöse oder hämorrhagische Tracheitis, Bronchitis, hämorrhagische, eitrige bronchopneumonische Herde in den verschiedensten Teilen der Lunge, zum Teil mit beginnender Abszeßbildung. [...] Die nicht verstorbenen Patienten geben durchweg das Bild katharrhalischer Pneumonie, zum Teil ausgedehnte, konfluierende Herde, sodaß schließlich doch ganze Lappen befallen sind, teils blutiger, großenteils rein eitriger, reichlicher Auswurf"[148] wird als Begleiterscheinung beschrieben.

---

[143] Vasold, Grippe, Pest und Cholera. Eine Geschichte der Seuchen in Europa, Stuttgart 2008, S. 255.

[144] Vgl. Bergmann, G., Die spanische Krankheit ist Influenza vera, in: DMW Bd. 44 (1918), S. 933-935, hier S. 934.

[145] Dörbeck, Franz, Die Influenzapandemie des Jahres 1918, in: DMW Bd. 45 (1919), S. 716-718, hier S. 716.

[146] Vasold, Grippe, Pest und Cholera, S. 255.

[147] Vgl. Bergmann, Spanische Krankheit, S. 934.

[148] Ebd.

3.3 Komplikationen

Es schien, als bliebe kein Organ, kein Gewebe von der Influenzainfektion verschont.

Die schon während der ersten Welle im Juli beobachteten Komplikationen häuften sich im Verlauf der zweiten Welle, die im Oktober 1918 ihren Höhepunkt erreichte. Es wurde festgestellt: „Die Grippe wurde bösartig."[149] Sie nahm nicht nur an Ausbreitung stark zu, auch die Anzahl der schweren und tödlich verlaufenden Krankheitsfälle wurde größer.[150] Schienen sich die Erkrankten schon auf dem Wege der Besserung zu befinden, „begann meist plötzlich nach einem bis drei fieberfreien Tagen ein neuer Temperaturanstieg, meist unter Schüttelfrost, mit bedeutender Störung des Allgemeinbefindens. Hierzu gesellten sich Schmerzen in der Brust oder Seitenstiche, heftige Hustenanfälle, und binnen kurzer Zeit waren alle Anzeichen einer Lungenerkrankung da."[151] Die Lungenentzündungen der Verstorbenen unterschieden sich aber von dem sonst bekannten Krankheitsbild einer Pneumonie. Etwa 30% der Fälle zeigten Besonderheiten auf, die allgemein hin noch nicht beobachtet worden waren. Eiteransammlungen „waren wohl in der Hälfte der Pneumoniefälle die Ursache des tödlichen Ausgangs, [...] infolge [eines] Durchbruchs des Eiters in die Lunge."[152]

Bei weiteren Komplikationen standen die schweren Veränderungen der Luftwege im Vordergrund. Geschwürbildung am Kehlkopf und in der Luftröhre ging der Bildung von Abszessen voran. Geschwollene Lymphdrüsen waren zum Teil mit der Halsmuskulatur verklebt.[153] Daneben werden eitrige Meningitis, starkes Nasenbluten, blutige Enzephalitis, Brustfellentzündung, u.v.m. genannt. Man berichtete sogar von ausgedehnten Blutungen in der sich wachsartig veränderten Hals- und Bauchmuskulatur,[154] sowie von Todesfällen durch Verlust der Reflexe und durch epileptische Krämpfe. Man war sich auch sicher, dass die Influenza „eine in der Verheilung begriffene Lungentuberkulose oder

---

[149] Witte, Erklärungsnotstand, S. 100.
[150] Vgl. ebd.
[151] Dörbeck, Influenzapandemie, S. 717.
[152] Ebd.
[153] Vgl. ebd.
[154] Vgl. Schmorl, Pathologie, S. 937.

irgendwo im Körper schlummernde Tuberkulose zum Aufflackern bringen"[155] und den Patient dadurch töten konnte. Zusammenfassend kann man sagen, dass die Menschen damals erstickt und innerlich verblutet oder an einem septischen Schock und dem daraus resultierenden Multiorganversagen gestorben sind.[156]

Wenn man sich in der Frage des Erregers nicht sicher war, so war man dennoch davon überzeugt, dass die während der pathologischen Untersuchungen gefundenen Bakterien zur Heftigkeit dieses Krankheitsbildes beitrugen. Die Kennzeichen zu Beginn des Krankheitsverlaufes wurden der Wirkung des eigentlichen unbekannten Erregers zugeschrieben. Aber man war der Ansicht, dass der weitere Verlauf der Krankheit auf der Grundlage von anderen Bakterien seine Erscheinungsform bekam. Sehr häufig wurden Strepto-, Staphylo- und Pneumokokken in Auswurf und Organen gefunden.[157] Ihnen wurde in der Funktion von Sekundärerregern ein entscheidender Anteil am Zustandekommen der verschiedenartigen klinischen und anatomischen Veränderungen zugesprochen. Die „hypothetischen Influenzaerreger [wurden verglichen] mit Pionieren, die den Angriff der Hauptkräfte nur vorbereiten, [...] mit einer Pfeilspitze, die die Wundes schlägt, die der Sekundärerreger, das Gift, zu einer tödlichen machen kann. [...] Eine Eigenart der primären Influenzainfektion [ist], dass sie einen Sammel- und Tummelplatz für all das Bakteriengesindel abgibt, dass sich überall herumtreibt, das aber nirgends so die Herrschaft erlangt wie bei der Influenza."[158]

Der vermeintliche Erreger der Influenza, der Pfeiffersche Bazillus, wurde zwar im Körper der verstorbenen und überlebenden Infizierten gefunden, jedoch betrug dieser Anteil nur etwa 50%.

Besonders auffällig war die Altersverteilung der an Influenza gestorbenen Erkrankten. Es waren überwiegend junge und kräftige Individuen, die der Influenza erlegen sind. Es wurde beobachtet, dass „gerade die kräftigsten Menschen die schwersten Pneumonien hatten, und dass die schwersten Pneumoniker schon nach zwei bis drei Tagen starben."[159] Für mögliche

---

[155] Koopmann, Hans, die pathologische Anatomie der Influenza 1918/19, o.O. o.J., S 319-344, hier S. 321.
[156] Vgl. Witte, Erklärungsnotstand, S. 281.
[157] Vgl. Dörbeck, Influenzapandemie, S. 744.
[158] Koopmann, Pathologische Anatomie, S. 325.
[159] Hirschbruch, Lungenentzündung, S. 936.

Ursachen dieser Beobachtungen sind mehrere Erklärungsansätze in der Literatur zu finden.

Zum einen wurde angenommen, dass gerade „jugendliche, kräftige Menschen durch ihre Tätigkeit, etwa durch den Militärdienst während des Krieges oder durch vermehrten Dienst junger, arbeitsfähiger Frauen während des Krieges, schon der Infektionsmöglichkeit mehr ausgesetzt waren."[160] Eine andere Ansicht war, dass die Körper der jungen und kräftigen Menschen infolge der Infektion besonders vitale Abwehrreaktionen erzeugten und ihre Körper durch die freiwerdenden Endotoxine überschwemmt wurden, sodass sie an ihrer eigenen Immunabwehr starben. Eine Möglichkeit, dass gerade die ältere Generation die Influenzapandemie einigermaßen gut überstand, ist, dass sie durch früher überstandene Grippeepidemien bereits zu einem gewissen Grade immunisiert waren.[161] Infolgedessen verschonte der äußerst virulente Virus von 1918 Menschen, die älter als 40 Jahre alt waren, zu einem Großteil.[162] Insgesamt gesehen waren 99% der Influenzaopfer jünger als 65 Jahre, im Kontrast zu den Opferzahlen von 1957, wo es nur 36%, und 1968, wo es 48% waren.[163] Der Virus hatte eine Letalität von rund 2,5% und war damit „fünfundzwanzigmal tödlicher als eine gewöhnliche Grippe."[164]

3.4 Therapie – Maßnahmen und Möglichkeiten

Zu der Frage nach den damaligen Therapiemöglichkeiten steht wohl als Antwort die Hilflosigkeit der Ärzte und des Pflegepersonals an erster Stelle. Die Therapie gegen Influenza im eigentlichen Sinne gab es nicht. Es wurde mehr oder weniger konzeptlos versucht, mit verschiedenen Chemikalien und therapeutischen Maßnahmen das Leiden der Patienten zu lindern und zu bekämpfen.[165] „Die Therapeuten haben alle irgendwie geeigneten und leider auch ungeeigneten Mittel durchprobiert und durchstudiert, «um es am Ende gehen zu lassen, wie's Gott gefällt». Alle Antipyretika: Chinin, Salizylsäure,

---

[160] Koopmann, Pathologische Anatomie, S. 320.

[161] Vgl. Vasold, Grippe, Pest und Cholera, S. 255 und 267.

[162] Vgl. Taubenberger, Jeffery K./Morens, David M, 1918 Influenza: the mother of all pandemics, in: Emerging infectious diseases H. 1 (2006), S. 5-20, hier S. 19.

[163] Vgl. Reid, Ann H./Taubenberger, Jeffery k., The origin of the 1918 pandemic influenza virus: a continuing enigma, in: Journal of General Virology, H. 84 (2003), S. 2285-2291, hier S. 2286.

[164] Kolata, Gina, Influenza. Die Jagd nach dem Virus. Frankfurt am Main 2001, S. 16.

[165] Vgl. Witte, Wilfried, Die Grippe von 1918-20 in der medizinischen Debatte, in: Berichte zur Wissenschaftsgeschichte Bd. 29 (2006), S. 5-20, hier S. 10.

Antipyrin, Phenacetin, die Derivate, Kombinationen und Modifikationen dieser Mittel kamen zur Anwendung. Manche von ihnen verschaffen dem Kranken vorübergehende Erleichterung, Heilung ist natürlich von keinem zu erwarten. [...] Der Aderlaß kam bei der Pneumonie zur Anwendung, eventuell mit nachfolgender Injektion der Ringerschen Lösung. [...] Das Wichtigste ist doch, dass die fiebernden Kranken von Anfang an Bettruhe haben und sie auch nach der Endfieberung ein paar Tage einhalten, bis die Gefahr eines Rückfalls vorbei ist. Die verschiedenen Krankheitsäußerungen erfordern symptomatische Behandlung."[166] An anderer Stelle wird zitiert: „Was die Behandlung der Influenza angeht, so ist nach dieser Richtung im Verlaufe der Epidemie wohl so ziemlich alles versucht worden, was in dem Heilschatze der älteren, neueren und neuesten Medizin überhaupt in Fragen kommen konnte. Ein sicher wirkendes spezifisches Mittel ist leider nicht gefunden worden."[167] So war die Pflege der Familienangehörigen und des Pflegepersonals mitunter die wichtigste Hilfe für die Erkrankten. Man kann der Medizin also nicht den Vorwurf der Tatenlosigkeit machen, sie war einfach nur hilflos.

Viele Grippepatienten, die die Pandemie überlebten, litten noch jahrelang an ihren Folgen. Neben der oft monatelang andauernden Schwäche, gab es eine Reihe von Folgeerkrankungen bzw. nicht abheilend wollenden Erkrankungen, die sich an die Influenzainfektion anschlossen. Hier werden neben Herzmuskelerkrankungen, Herzneurosen, toxischen Schäden durch Darmblutungen und vergrößerter Leber und Milz auch psychische Störungen genannt.[168]

4. Vergleich der Krankheitsbilder

Die drastischen Darstellungen der damals in Verbindung mit der Influenza gekommenen Ärzte und Pathologen zeigen die Hilflosigkeit, die angesichts des Grauens herrschte. Zahlreiche penibel durchgeführte Obduktionsberichte zeugen davon, wie sehr die Grippeopfer die Menschen überraschten.

Man kann feststellen, dass sich der Übertragungsweg der Influenza im Verlauf der Jahre eigentlich nicht geändert hat. Aber sicherlich standen 1918 mehr oder

---

[166] Dörbeck, Influenzapandemie, S.745.
[167] Bogusat, H., Die Influenza-Epidemie 1918/19 im Deutschen Reich, in: Arbeiten aus dem Reichsgesundheitsamt, Berlin 1923, S. 445. Zit. Nach: Witte, Erklärungsnotstand, S. 122.
[168] Vgl. ebd, S. 217.

bessere Voraussetzungen einer Infektion zur Verfügung, insbesondere in Militärlagern oder bei öffentlichen Versammlungen.

Der heute beschriebene plötzliche Krankheitsbeginn einer Influenza mit typischer Symptomatik findet sich auch in den Beschreibungen der Ärzte und sonstigen Beobachter von 1918. Auch die vollständige Genesung nach dem Abklingen der Beschwerden war damals keine Seltenheit, denn es sind lange nicht alle der Influenza erlegen, die sich mit ihr infiziert hatten. In einigen Fällen bleibt heute noch eine lang andauernde Schwäche zurück, die ebenfalls 1918 schon zum Krankheitsgeschehen zählte. Auffällig ist die Vielzahl von influenzaassoziierten Komplikationen. Während solche Komplikationen heute i.d.R. möglich sind, gehören sie aber lange nicht zu typischen Begleiterscheinungen. Vor allem bei schneller und spezifischer Behandlung ist nicht mit schweren Komplikationen zu rechnen. Dieses Bild sah aber 1918 ganz anders aus. Viele der Erkrankten starben schon einige Tage nach der Infektion, obwohl sie weder alt waren noch an einer chronischen Krankheit litten. Die Ursache hierfür lag wohl in der von den Ärzten vermuteten Sekundärinfektion mit Bakterien. Diese kann zwar auch bei einer heutigen Infektion eintreten, aber die Heftigkeit des weiteren Krankheitsverlaufes würde wohl weniger schlimm ausfallen. Auffällig ist auch die Vielzahl der Erscheinungen, die bei den Obduktionen beobachtet wurden. Nahezu jedes Organ wurde damals in irgendeiner Weise beschädigt oder verändert. Häufig ist von inneren Blutungen (Hämorrhagien) die Rede, die überall im Körper mal mehr, mal weniger auftraten. Für diese Erscheinungen muss der Virus aggressiv genug gewesen sein, um den Bakterien die besten Voraussetzungen zur Ansiedlung und Vermehrung bereitet zu haben. Die Körper bzw. die Abwehrfunktion der Erkrankten waren nicht in der Lage, den Bakterien auch nur das Geringste entgegenzusetzen. So schlugen auch die Therapieanwendungen der Medizin fehl, den Patienten in irgendeiner Art zu helfen, ihn zu heilen oder ggf. nur die Schmerzen zu lindern. Die Isolation der Erkrankten wäre wohl die beste Maßnahme gewesen, um andere Menschen vor einer Ansteckung zu schützen. Dies war aber einerseits aufgrund der beengten Wohnverhältnisse und andererseits aufgrund der überfüllten Pflegeeinrichtungen nicht möglich. Heute gibt es i.d.R. die Möglichkeit, zumindest in Industriestaaten, einem Grippepatienten die ihm gebührende Ruhe durch Isolation zu ermöglichen und somit auch andere Menschen vor einer Ansteckung zu bewahren.

Die anfängliche Unsicherheit in Bezug auf den Erreger der Influenza wurde durch das Auftreten der Krankheit in einer für sie untypischen Jahreszeit verstärkt. Auch dies ist ein Hinweis darauf, dass der Virus sehr aggressiv oder zumindest ungewöhnlich stark war.

5. Die Viruserforschung im 20. Jh. und die Suche nach dem Grippevirus von 1918

5.1 Die verzweifelte Suche nach dem Erreger der Influenza um 1918

„The field of virology can be said to have been born in 1892, the same year in which Pfeiffer published his claim for B. influenzae as the cause of influenza."[169] Schon bei der Influenzaepidemie 1889/90 soll der von Richard Friedrich Johannes Pfeiffer entdeckte, sogenannte „Pfeiffersche Influenzabazillus" oder „Haemophilus influenzae" der Erreger gewesen sein. Anfangs glaubte man auch, dass dieses Bakterium für die Influenzapandemie 1918/19 verantwortlich sei. Während der ersten Grippewelle wurden die Patienten von Medizinern auf das Bakterium untersucht. Allerdings wurden die Bakterien fast nie in den Atmungsorganen gefunden.

Bei einer Sitzung des Reichsgesundheitsrates im Juli 1918 sagte Richard Pfeiffer selbst über die Bedeutung des Influenzabazillus „daß das ursächliche Verhältnis dieses Bazillus zu der Krankheit wissenschaftlich noch nicht ganz habe festgestellt werden können, denn es fehle immer noch der Beweis, dass der Bazillus die Influenza zu erregen imstande sei. [...] Da der Bazillus bei der jetzigen Epidemie verhältnismäßig selten gefunden werde, so sei nicht von der Hand zu weisen, dass er nur als Begleiter eines selbst bei der stärksten Vergrößerung jenseits der Sichtbarkeit stehenden Erregers in Frage komme."[170]

Dieses Bild änderte sich bei Untersuchungen an Infizierten der zweiten Welle nur unwesentlich. Hier wurde der Bazillus bei einem Teil der Erkrankten gefunden, allerdings lange nicht bei allen.[171] Selter formulierte es 1918 wie folgt: „Die jetzige Epidemie muß die Entscheidung bringen, ob wir die

---

[169] Taubenberger, Jeffery K., Hultin, Johan V., Morens, David M., Discovery and characterization of the 1918 pandemic influenza virus in historical context, in: Antivir Ther. H. 12 (2007), S. 581-591, hier S. 583.

[170] Witte, Erklärungsnotstand, S. 111.

[171] Vgl. Kolata, Influenza, S. 84 f.

Influenzabazillen als die Erreger der Influenza anerkennen oder ob wir ihnen nur die Rolle von Begleitbakterien zuschreiben sollen."[172]

Es wurden Versuche durchgeführt, in denen der Hals- und Rachenabstrich sowie nasaler Auswurf durch feine Siebe filtriert wurden. Die gröberen Bakterien blieben zurück. Aber man konnte den Erreger trotzdem nicht finden. Nach und nach kam man unter der Ärzteschaft zu der Anschauung, dass es sich um einen unbekannten Erreger aus der Gruppe der filtrierbaren und unsichtbaren Viren handeln musste. Man wusste, dass es so etwas wie einen Virus gab, gesehen hatte ihn aber noch niemand, auch weil das Elektronenmikroskop noch nicht erfunden worden war.[173]

Des Weiteren wurden Experimente durchgeführt, in denen die Übertragung der Krankheit getestet wurde. Neben dem direkten Übertragen der Sekrete von Erkrankten auf die Schleimhäute von Gesunden, wurde auch „infiziertes" Blut unter die Haut von Freiwilligen gespritzt. Vielerorts wurde der Erreger gesucht, auch unter Zuhilfenahme von Tierversuchen an Affen, Hasen und Meerschweinchen, aber keiner konnte den überzeugenden Beweis liefern.[174]

Bei einer Grippewelle im Winter 1928/29 in Deutschland, wurde festgestellt, „daß die 1928/29 gehäuft auftretenden und sehr kontagiösen Erkältungskrankheiten mit der Grippe von 1918/19 eine sehr große Ähnlichkeit hatten; daß andererseits aber die Ätiologie in jeder Weise unklar ist. Bakteriologisch handelte es sich sicher nicht um Influenza."[175]

5.2 Die Entdeckung und Erforschung der Viren

Während einer Grippeepidemie in England 1933 gelang es schließlich, mit bakterienfreien Filtraten von Grippekranken, die Grippe auf Frettchen zu übertragen. Die Grippeviren waren gefunden. Durch die Veröffentlichung hunderter Forschungsarbeiten in den 30er Jahren wurde die Influenza zur meist untersuchten und am besten ergründeten viralen Erkrankung dieser Zeit.[176]

---

[172] Selter, H., Zur Aetiologie der Influenza, in: DMW Bd. 44 (1918), S. 932-933, hier S. 932.
[173] Vgl. Kolata, Influenza, S. 40.
[174] Vgl. Kolata, Influenza, S. 75 ff.
[175] Külbs, F., Die Grippe im Winter 1928-1929, in: Klinische Wochenschrift H. 17 (1930), S. 791-793, hier S. 793.
[176] Vgl. Taubenberger, Characterization, S. 586.

In den folgenden Jahren wurden weitere Versuche mit den Viren unternommen, bei denen sich auch die Vermutungen zur Bildung der Antikörper und der Erlangung der Immunität bestätigen ließen.[177] 1941 wurde das Protein Hämagglutinin entdeckt, welches durch seine Eigenschaft, sich an rote Blutkörperchen zu heften und diese dadurch zu verklumpen, für den Nachweis von Viren noch an Bedeutung gewinnen sollte. Einige Jahre später wurden in den USA die ersten Impfungen gegen Influenza beim Menschen vorgenommen. Das Impfserum bestand aus in Hühnereiern gezüchteten und unschädlich gemachten Viren.

Die eigentliche Geschichte der Virologie als eigenständige Wissenschaft begann nach dem zweiten Weltkrieg. Die Influenzaviren waren die einzigen, die man bis in die 50er Jahre relativ einfach untersuchen konnte.[178] Allmählich wurde auch die Klassifikation für die Influenzaviren entwickelt: dieTypen A, B und C. Sowie die Einordnung als Orthomyxovirus, also als Schleimvirus, wovon die Influenzaviren den einzigen Stamm darstellen.[179]

5.3 Die verzweifelte Suche nach dem Erreger der Influenza von 1918 ab 1950

Erst 1951 kam die Frage nach dem tödlichen Virus von 1918 wieder auf. Der aus Schweden stammende Johan V. Hultin reiste mit seinem Team von Iowa nach Alaska in ein von Inuit bewohntes Fischerdorf, um dort exhumierten Grippeopfern von 1918 Gewebeproben aus den Lungen zu entnehmen. Wieder in Iowa, verflüssigte er das gefroren transportierte Lungengewebe und tötete mit Antibiotika die darin enthaltenen Bakterien ab. Diese Lösung spritzte er in angebrütete Hühnereier und hoffte, dass sich die Viren darin vermehrten. Aber es geschah nichts, die Viren waren tot.[180]

Während der nächsten Jahrzehnte gab es noch weitere Grippe-Pandemien, die die Angst vor solch wiederkehrenden Ausmaßen, wie sie 1918 herrschten, weiter schürten. 1957 erlagen der Asiatischen Grippe 100.000 Menschen, bei der Hongkong-Grippe 1968 kamen 700.000 Menschen ums Leben.[181] Die Massenpaniken wurden durch eine national ausgeweitete Impfaktion in den

---

[177] Kolata, Influenza, S. 95 ff.
[178] Vgl. Witte, Erklärungsnotstand, S. 22.
[179] Vgl. Hildebrandt, Grippe, S. 1163.
[180] Vgl. Kolata, Influenza, S. 112-145.
[181] Vgl. Witte, Medizinische Debatte, S. 13.

USA 1976 aus Angst vor Schweinegrippe weiter angeheizt. Der Virologe Edwin D. Kilbourne fand heraus, dass Influenzaviren in periodischer Regelmäßigkeit mutierten. „Das Virus der asiatischen Grippe von 1957 ähnelte angeblich einem Stamm, der sich 1889 über die ganze Welt verbreitet hatte. Das Virus der Hongkong-Grippe von 1968 glich dem Stamm, der 1898 eine Pandemie ausgelöst hatte. Es würde ihn daher nicht überraschen, so Kilbourne, wenn 1979 eine Grippe auftauchen würde, die jener von 1918 ähnlich war."[182] In den Zeitraum der Veröffentlichung dieser Äußerungen fiel auch das gehäufte Vorkommen von Influenza bei Schweinen, sowie eine Reihe Grippekranker in Fort Dix. Die Analyse von Rachenabstrichen machte deutlich, dass sich einige Männer mit dem Schweinevirus infiziert hatten, obwohl es in der Umgebung keine Schweine gab. Die Annahme, dass es sich hierbei um einen Schweinevirus handeln musste, der von Mensch zu Mensch übertragbar war, lag nahe. Aber diese Erkenntnis war neu, denn bisher war nur bekannt, dass ein Influenzavirus zwar vom Tier auf einen Menschen übertragbar war, nicht aber von Mensch zu Mensch. Die daraufhin gestartete Impfkampagne musste aufgrund auftretender Komplikationen abgebrochen werden.[183]

Im Jahr 1995 sollte es zu großen Fortschritten in der Suche nach dem Grippeerreger von 1918 kommen. Jeffery Taubenberger war 1961 in Deutschland geboren und leitete das Molekularpathologische Labor am Armed Forces Institute of Pathology (AFIP) in Washington. Und er suchte nach einer Forschungsaufgabe, die Laborteams auf der ganzen Welt begeistern sollten.[184] Seine Wahl fiel auf die Suche nach dem Virus von 1918. Durch seine Arbeitsstätte hatte Taubenberger die Möglichkeit, über Millionen von Gewebeproben zu verfügen, die seit über 80 Jahren kontinuierlich gesammelt und sorgsam verpackt in einem Lagerhaus untergebracht waren. Seit 1989 gab es zudem neue molekularpathologische Methoden, die es bereits möglich gemacht hatten, aus verwestem Delphingewebe einen Virus ausfindig zu machen.[185]

Im Gewebelager waren sechs Fälle vorhanden, die 1918 bereits kurz nach ihrer Infektion, aber spätestens eine Woche danach, an einer vermutlich virologisch verursachten Lungenentzündung gestorben waren. Am 19. März 1995 begann

---

[182] Kolata, Influenza, S. 161.
[183] Vgl. ebd., S. 153 ff.
[184] Vgl. ebd., S. 214-227.
[185] Vgl. ebd.

Ann Reid, eine Mitarbeiterin Taubenbergers, damit, das Gewebe dieser Fälle zu untersuchen. Aber der Virus von 1918 war darin nicht zu finden.[186] Mehrere Proben von späteren Grippeepidemien waren positiv, so fanden sie z.B. den Grippevirus von 1957, ebenfalls aus Gewebeproben aus dem AFIP-Lager. Mit der Gewissheit, dass sich 40 Jahre alte Genfragmente rekultivieren ließen, starteten sie einen neuen Versuch mit dem Virus von 1918. Diesmal stammte die Gewebeprobe von einem 21-jährigen Soldat, der sich während der zweiten Welle im September 1918 mit Influenza infiziert hatte. Sechs Tage nach seiner Einlieferung ins Militärkrankenhaus in Camp Jackson, South Carolina, war er an einer Lungenentzündung verstorben.[187] Während der linke Lungenflügel laut Obduktionsbericht eine bakterielle Sekundärinfektion aufwies, zeigte der rechte Lungenflügel nur vereinzelte Veränderungen. Dies wies auf eine primäre Influenzapneumonie hin. Das Experiment brachte die Bestätigung: In der Gewebeprobe waren Genfragmente der RNA des Influenzavirus von 1918 enthalten. „Sequence from 5 of the virus's 10 genes indicated that the strain was of the H1N1 subtype and different from any other sequenced influenza strain. All of the sequenced genes were more similar to those influenza strains infecting mammals than to those that infact birds."[188]

Im März 1997 wurde der Artikel über die Forschungen Taubenbergers in der Zeitschrift Science veröffentlicht, kurz bevor das H5N1-Virus in Hongkong einen Jungen das Leben kostete. Die Angst, H5N1 könne sich ebenso zu einem tödlichen Virus entwickeln, wie es der von 1918 getan hatte, wurde erneut in der Öffentlichkeit diskutiert. Die Frage, wie sich ein Vogelgrippevirus zu einem von Mensch zu Mensch übertragbaren Virus entwickeln könnte, sollte so schnell wie möglich beantwortet werden.

Johan V. Hultin setzte sich über 40 Jahre nach seinem Versuch, den Virus von 1918 zu finden, mit Taubenberger in Verbindung und schlug ihm vor, noch einmal nach Alaska zu reisen, um ihm Gewebe der im Permafrost begrabenen Inuit zu besorgen. Taubenberger willigte ein und erhielt im August 1997 Gewebeproben der Lunge einer an Influenza verstorbenen Frau. Diese enthielten ebenfalls das gesucht Virus-Gen. In weiteren Experimenten entschlüsselte das Team um Taubenberger aus diesen Genfragmenten die Hämagglutinin-Genfolge des Virus von 1918. Um die Herkunft dieses Virus herauszufinden, verglichen

---

[186] Vgl. ebd., S. 231 ff.
[187] Vgl. Reid, Ann H. u.a., Origin and evolution of the 1918 „Spanish" influenza virus hemagglutinin gene, in: PNAS H. 96 (1999), S. 1651-1656, hier S. 1651.
[188] Ebd.

sie es mit einem Vogel- und einem Schweinegrippevirus. Das Ergebnis war, dass das Virus von 1918 einem Vogelgrippevirus ähnelte, sich aber nicht direkt von einem Vogel auf den Menschen übertragen haben konnte. Das Virus musste sich also in den Jahren vor der großen Pandemie an einen Menschenvirus angepasst haben, und zwar entweder im Menschen oder im Schwein.[189]

Mit der Einordnung in die Kategorie der vogelgrippeähnlichen Viren ließ sich aber dennoch nicht erklären, warum das Virus von 1918 so tödlich gewesen war. Untersuchungen verschiedener Vogelgrippeviren zeigten, dass sich diese über Jahrzehnte kaum verändert hatten. Grund dafür ist, dass Vögel nur kurze Zeit überleben und damit auch die Immunität verloren geht. Somit ist der Virus nicht gezwungen, ständig zu mutieren.

Taubenberger verfolgte drei Thesen in Bezug auf die Letalität des Virus von 1918: Eine Veränderung des Hämagglutinin-Gen des Virus sollte es diesem möglich gemacht haben, auch Zellen außerhalb des Respirationstraktes zu befallen, die nicht das für die Hämagglutinin-Spaltung notwendige Enzym besaßen. Aber diese These wurde aufgrund der unveränderten Hämagglutinin-Genfolge verworfen. Eine weitere Möglichkeit war, dass eine Veränderung im Neuraminidase-Gen dem Virus dazu verhelfen sollte, sich außerhalb der Lunge zu vermehren. Aber auch hierfür wurde die Mutation des Neuraminidase-Gens nicht bestätigt. Seine dritte Erklärung war, dass das Virus von 1918 eine Neuheit war, die vorher noch nie jungen Menschen begegnet war und deswegen hätten sie auch keine Antikörper dagegen bilden können.[190] Nachweise dafür fehlen aber noch, da ältere Influenzaviren als 1918 bisher nur in konserviertem Vogelgewebe nachgewiesen wurden.

2003 wurde die vollständige Gen-Sequenz des Virus von 1918 rekonstruiert und als „select agent" dem Gesetz gegen den Bioterrorismus unterstellt. Tests mit dem rekonstruierten Virus zeigten, dass es anders als normale humane Influenzaviren in der Lage war, Mäuse zu töten und tiefer in die Lungen der Tiere einzudringen.[191] „Es befiel auch menschliche Lungenzellen, sogar jene entlang der Luftsäcke, die normalerweise nicht von Influenzaviren befallen werden. Dies könnte erklären, warum die Lungen der Grippepatienten von 1918 sich mit Flüssigkeit füllten, bis die Grippeopfer regelrecht ertranken. [...] Es

---

[189] Vgl. Kolata, Influenza, S. 330 f.
[190] Kolata, Influenza, S. 335 ff.
[191] Taubenberger, Characterization, S. 588.

handelte sich um ein Vogelvirus, das direkt auf den Menschen übergesprungen war."[192] Aber von welchem Vogel es stammt, ist weiterhin unklar.

Den kompletten Gen-Code des Influenzavirus H1N1 von 1918 zu rekonstruieren, dauerte neun Jahre. Wie viele Jahre es noch dauern wird, um Erklärungen für die Aggressivität dieses Virus festzustellen, ist unklar. Aber „identification of pre 1918 human influenza RNA samples would help us understand the timing of emergence of the 1918 virus. Surveillance and genomic sequencing of large numbers of animal influenza viruses will help us understand the genetic basis of host adaptation and the extent of the natural reservoir of influenza. Understanding influenza pandemics in general requires understanding the 1918 pandemic in all its historical, epidemiologic, and biologic aspects."[193] Wir dürfen also gespannt sein, was sich auf diesem Gebiet der Virologie in Zukunft noch entwickeln wird.

6. Schlussbetrachtung

Die Influenza als Infektionskrankheit ist heute eine im Allgemeinen gut heilbare Krankheit. Allerdings ist wegen möglicher Komplikationen bei bereits bestehenden Erkrankungen eine schnelle Behandlung nötig. Vor allem bei Risikopatienten empfiehlt sich eine jährliche Impfung, um nicht eventuelle andere chronische Krankheiten zu verschlimmern. Bei sorgfältiger Therapie stellt eine vollständige Genesung derzeit keine Ausnahme mehr dar.

In der damaligen Medizin gab es aber mehrere ungeklärte Zustände, denen die Menschen gegenüberstanden: Einerseits war es das Unwissen über den Erreger, da man aufgrund der technischen Entwicklung einfach noch nicht in der Lage war, Viren unter dem Mikroskop zu sehen. Andererseits war es die daraus resultierende Machtlosigkeit in den Möglichkeiten der Therapie. Ohne das Wissen um den Verursacher dieser Krankheit war man natürlich nicht in der Lage, diesen frühzeitig zu bekämpfen und die an ihm erkrankten Menschen dahingehend spezifisch zu behandeln. So kamen auch Behandlungsmethoden zur Anwendung, die eher gegenläufige Effekte auf die Genesung zur Folge hatten. Die sonst bekannte Krankheit der Grippe entwickelte sich zu einer

---

[192] Kolata, Influenza, S. 353.
[193] Taubenberger, Mother of Pandemics, S. 21.

Krankheit mit weit schlimmeren Ausmaßen als zunächst angenommen werden konnte.

In der medizinischen Entwicklung kann man feststellen, dass „die Bakteriologie in Deutschland [...] angesichts der Grippe 1918-20 eine Niederlage erlitten [hatte]."[194] Heute weiß man, dass der Pfeiffersche Bazillus in Funktion als Primärerreger bei Säuglingen für Meningitis, Pneumonie, Sepsis, Sinusitis und Otitis media und als Sekundärerreger für respiratorische Erkrankungen verantwortlich ist.[195]

Die langwierige Suche nach dem Erreger von 1918 macht deutlich, dass die Menschen damals gar nicht in der Lage gewesen sind, den Nachweis des Erregers zu erbringen. Es hat fast ein Jahrhundert gedauert, den Erreger der Grippeepidemie von 1918/19 zu finden, obwohl man wusste, dass es ein Grippevirus war. Es dauerte fast weitere 10 Jahre, die man brauchte, um die RNA-Struktur dieses Virus zu entschlüsseln. Trotz fortgeschrittener modernster molekularpathologischer Technik, kann man heute immer noch keine endgültigen Aussagen darüber machen, warum gerade dieser Virus so tödlich und extrem ansteckend gewesen ist. Der Grund der Aggressivität bleibt vorerst unklar.

Das internationale Überwachungsnetzwerk der WHO macht die Vorsicht der Staaten vor einer wiederkehrenden Influenzapandemie deutlich. Influenza ist heute eine meldepflichtige Krankheit. Es existieren nationale und internationale Pandemiepläne, um solche Zustände wie 1918 zu vermeiden und die Menschheit vor einer schnellen Ausbreitung zu schützen. Die Angst vor einer wiederkehrenden Pandemie ist präsent und wurde zuletzt bei der H5N1 Vogelgrippe nachvollziehbar.

Der Grippevirus im Allgemeinen ist immer noch nicht durch die Medizin beherrschbar. Die Impfstoffzusammensetzung gegen Grippe muss jährlich den grassierenden Influenzavarianten und -subtypen angepasst werden. Um den Grippevirus und all seine Eigenschaften zu verstehen, sind weitere Untersuchungen, auch von früheren Influenzaviren, geplant.

---

[194] Witte, Erklärungsnotstand, S. 316.
[195] Hildebrandt, Helmut, Artikel „Haemophilus influenzae" in: Pschyrembel. Klinisches Wörterbuch, Berlin 1998, S. 620.

7. Literaturverzeichnis

Monographien

Behrens, Doris, Influenza Report 2006, o.O.
[Behrens, Influenza Report]

Höring, Felix O., Grippe und grippeartige Krankheiten (Vorträge aus der praktischen Medizin, H. 23) Stuttgart 1948.
[Höring, Grippe]

Kolata, Gina, Influenza. Die Jagd nach dem Virus, Frankfurt am Main 2001.
[Kolata, Influenza]

Lange, Werner/ Vogel, Georg E./Uphoff, Helmut, Influenza. Virologie, Epidemiologie, Klinik, Therapie und Prophylaxe, Wien 1999.
[Lange, Influenza]

Marre, Reinhard u.a., Klinische Infektiologie. Infektionskrankheiten erkennen und behandeln, München 2008.
[Marre, Klinische Infektiologie]

Vasold, Manfred, Grippe, Pest und Cholera. Eine Geschichte der Seuchen in Europa, Stuttgart 2008.
[Vasold, Grippe, Pest und Cholera]

Vogel, Georg/Lange, Werner, Influenza – neue diagnostische und therapeutische Chancen, Stuttgart 2000.
[Vogel, Influenza]

Witte, Wilfried, Erklärungsnotstand: Die Grippe-Epidemie 1918-1920 in Deutschland unter besonderer Berücksichtigung Badens, Herbolzheim 2006.
[Witte, Erklärungsnotstand]

Zeitschriftenaufsätze

Bergmann, G., Die spanische Krankheit ist Influenza vera, in: DMW Bd. 44 (1918), S. 933- 935.
[Bergmann, Spanische Krankheit]

Dörbeck, Franz, Die Influenzapandemie des Jahres 1918, in: DMW Bd. 45 (1919), S.716-718 u. S. 743-745.
[Dörbeck, Influenzapandemie]

Hirschbruch, Ueber die ansteckende Lungenentzündung (Spanische Krankheit), in: DMW Bd. 44 (1918), S. 935-937.
[Hirschbruch, Lungenentzündung]

Hsieh, Yu-Chia u.a., Influenza Pandemics: Past, Present and Future, in: Formosan Medical Association H. 1 (2006), S. 1-6.

Koopmann, Hans, Die pathologische Anatomie der Influenza 1918/19, o.J., S. 319-344.
[Koopmann, Pathologische Anatomie]

Külbs, F., Die Grippe im Winter 1928-1929, in: Klinische Wochenschrift H. 17 (1930), S. 791-793.

Lange, Werner, Influenza: Risikogruppen und Impfstrategien, in: Die gelben Hefte H. 1 (1997), S. 15-24.

Reid, Ann H./Taubenberger, Jeffery k., The origin of the 1918 pandemic influenza virus: a continuing enigma, in: Journal of General Virology, H. 84 (2003), S. 2285-2291.

Reid, Ann H. u.a., Origin and evolution of the 1918 „Spanish" influenza virus hemagglutinin gene, in: PNAS H. 96 (1999) S. 1651-1656.

Schottmüller, N.N., Zur Aetiologie der Influenza, in: DMW Bd. 45 (1919), S. 795-796.

Schmorl, G., Pathologisch-anatomische Beobachtungen bei der jetzt herrschenden Influenzaepidemie, in: DMW Bd. 44 (1918), S. 937-938.
[Schmorl, Pathologie]

Selter, H., Zur Aetiologie der Influenza, in: DMW Bd. 44 (1918), S. 932-933.

Taubenberger, Jeffery K./Morens, David M, 1918 Influenza: the mother of all pandemics, in: Emerging infectious diseases H. 1 (2006), S. 15-22.
[Taubenberger, Mother of Pandemics]

Taubenberger, Jeffery K., Hultin, Johan V., Morens, David M., Discovery and characterization of the 1918 pandemic influenza virus in historical context, in: Antivir Ther. H. 12 (2007), S. 581-591.
[Taubenberger, Characterization]

Walters, John H., Influenza 1918: The contemporary perspective, in: Bulletin of the New York Academy of Medicine H. 9 (1978), S. 855-864.

Witte, Wilfried, Die Grippe von 1918-20 in der medizinischen Debatte, in: Berichte zur Wissenschaftsgeschichte Bd. 29 (2006), S. 5-20.
[Witte, Medizinische Debatte]

Wörterbücher

Hildebrandt, Helmut, Artikel „Grippe", in: Pschyrembel. Klinisches Wörterbuch, Berlin 1998, S.605.
[Hildebrandt, Grippe]

Hildebrandt, Helmut, Artikel „Haemophilus influenzae", in: Pschyrembel. Klinisches Wörterbuch, Berlin 1998, S. 620.

8. Abkürzungsverzeichnis

AFIP: Armed Forces Institute of Pathology DMW: Deutsche Medizinische Wochenschrift

PNAS: Proceedings of the National Academiy of Sciences of the United States of America

Lena Kölblin:

Die Grippe – Epidemie trotz Impfung?

2008

Kapitel 1: Einleitung

In der aktuellen Debatte taucht immer wieder die Thematik der Grippe und ihrer Folgen auf. Medien streuen Artikel mit Inhalten wie „Bräche eine Grippepandemie aus, sähe Braunschweig schnell aus wie in einem Katastrophenfilm" (Neue Braunschweiger vom 27.04.08). Doch ist all dies nur Panikmache oder ist an diesen Behauptungen ein wahrer Kern? Sind die ständigen Aufforderungen zur Vorsorge und Impfung lediglich ein neuer Kapitalansatz für die Pharmaindustrie oder befinden wir uns tatsächlich in einer Warnperiode? Nach Experten ist es nur noch eine Frage der Zeit, wann eine weltweite Pandemie ausbrechen wird; dass diese Vorhersage real ist, bezweifelt angeblich niemand mehr (vgl. neue Braunschweiger vom 27.04.08).

Doch was verbirgt sich hinter dem Phänomen „Grippe" überhaupt? Volkstümlich gesehen ist die Grippe eine „durch Viren erzeugte Krankheit, die mit Husten, Schnupfen, Fieber, Kopf- und Gliederschmerzen verbunden ist" (Büntig 1996, 473) oder schlicht „eine Infektionskrankheit" (Wissenschaftlicher Rat der Dudenredaktion 1996, 326), abstammend von dem französischen Nomen „la grippé". Zusammenfassend stellt die Grippe eine Krankheit durch Viren erzeugt dar, welche die von der Bevölkerung oft erlebten Begleiterscheinungen wie Schnupfen und Kopfschmerzen äußert.

All dies hat vermutlich ein Großteil der Menschheit schon einmal in der einen oder anderen Form erlebt. Wo jedoch fängt eine Grippe wirklich an? Eine normale Erkältung hat wahrscheinlich jeder bisher überlebt, jedoch wird bei dieser nicht solch ein Medienrummel veranstaltet. Sind Schlagzeilen wie „Stadt wappnet sich mit einem Pandemieplan gegen Folgen einer globalen Vogelgrippewelle" (Neue Braunschweiger vom 27.04.08) sprichwörtlich an den Haaren herbeigezogen? Und weswegen muss man sich jährlich neu impfen lassen? Bei anderen Krankheiten wie z.B. Tetanus ist die Zeit bis zur Auffrischung der Impfung doch wesentlich länger.

Wo besteht die tatsächliche Gefahr der Grippe bzw. gibt es überhaupt eine und welche Personengruppen sind besonders davon betroffen oder kann es jeden, egal welchen Alters und Geschlechts, treffen? Mit all diesen Fragen und ihren möglichen Antworten und Ansätzen werden sich die nächsten Kapitel beschäftigen und dabei natürlich auch auf Zukunftsausblicke und aktuelle Tat- und Forschungsbestände eingehen.

Kapitel 2: Influenza - Das Krankheitsbild

Fragen wie diese sollen einen Anreiz daran geben und Interesse wecken, auf was es bei der Grippe wirklich ankommt, wie sie wirklich verläuft, wer eigentlich davon besonders betroffen ist und natürlich wie man sich wirkungsvoll dagegen schützen kann. Um dieses wissenschaftlich ergründen zu können, muss zunächst einmal das Krankheitsbild der Influenza geklärt werden.

Definition

Die etymologische Nominaldefinition von Influenza stammt von dem lateinischen Verb „influere – unbemerkt eindringen, sich einschleichen" (Langenscheidt 2001, 644) ab und spiegelt die volkstümliche Meinung über die Krankheit wieder. Nach dem klinischen Wörterbuch Pschyrembel ist die Grippe eine epidemisch oder pandemisch auftretende Infektionskrankheit, verursacht durch das Influenza-Virus und wird übertragen durch die sogenannte Tröpfcheninfektion (vgl. Pschyrembel 2004, 690).

Die Übertragung findet also beim Sprechen, Niesen oder Husten des Infizierten an sein jeweiliges Umfeld statt. Jeder Kontakt mit einem solch infizierten Menschen kann daher auch potentiell zu einer Ansteckung bzw. Infektion mit dem Influenza-Virus führen.

Das Virus

Man differenziert bei dem Influenzavirus zwischen den drei Typen A, B und C.

Das Virus zeichnet sich durch eine äußerst hohe Antigenvariabilität, welches so viel wie eine ständige Veränderung des Virenstammes bedeutet, aus. Nur die Typen A und B sind für den Menschen von Relevanz. Typ A löst bei Mensch wie auch Tier die Infektionskrankheit Grippe aus, hauptsächlich jedoch tritt es bei Vögeln auf, daher werden die Viren des Typ A auch aviäre Influenzaviren genannt.

Der Typ B kann, wie das Robert-Koch-Institut ausführt, ausschließlich beim Menschen Erkrankungen hervorrufen (Februar 2008).

Symptome

Die Grippe beginnt mit plötzlichem Fieber und Pharyngitis, Rachenbeschwerden, auch Frösteln kann auftreten. Auch Heiserkeit und Reizhusten sowie Schmerzen in Gliedern, Muskeln, Kreuz und Kopf sind nach

Lange/Vogel typische Begleiterscheinungen (2004, 36). Eventuell können auch Erbrechen, Leibesschmerzen oder Durchfälle Anzeichen für die Grippe sein, jedoch kann potenziell jedes Organsystem toxisch geschädigt werden, was auch zu unterschiedlichen Symptomen führen kann. Zudem gilt es zu beachten, an welchem Virenstamm man erkrankt ist. Erbrechen und Durchfall sind beispielsweise Symptome für eine Magen- und Darmgrippe.

Tab. 1 Leitsymptome zur Diagnose der Influenza gegenüber dem grippalen Infekt

Symptome	Influenza	Grippaler Infekt
Beginn der Erkrankung	plötzlich, rasche Verschlechterung	graduell, allmähliche Verschlechterung
Fieber	Fieber bis 41°C, Frösteln, Schweißausbrüche	leichte Temperatur
Muskelschmerzen	starke Muskel- und Gelenkschmerzen	gering
Kopfschmerzen	stark, bohrend	gelegentlich, leicht, dumpf
Müdigkeit, Abgeschlagenheit	schwer, postgrippale Asthenie (2-3 Wochen)	gering
Halsschmerzen	stark, Schluckbeschwerden	häufig Halskratzen
Schnupfen	manchmal	häufig Niesen verstopfte/laufende Nase

Quelle: Lange W, Vogel GE. Influenza – Klinik, Virologie, Epidemiologie, Therapie und Prophylaxe. 2. Auflage 2004, ABW Wissenschaftsverlag, S. 36

Da der einzelne Verlauf je nach betroffenem Organsystem so unterschiedlich sein kann, können zudem noch Hypertonie oder hämorrhagische Diathese, Nasenbluten, Bluthusten und viele weitere Symptome auftreten. Die Inkubationszeit beträgt ein bis drei Tage, ansteckend ist man bereits ca. 24 Stunden vor dem Auftreten der eigenen Symptomatik. „Bei einem unkomplizierten Verlauf bilden sich die Erscheinungen nach wenigen (4-8) Tagen zurück" (Pschyrembel 2004, 690).

Komplikationen

Speziell bei älteren Menschen, die aufgrund ihres Lebensalters meist schon andere Erkrankungen wie Diabetes oder Bluthochdruck und dadurch bereits ein geschwächtes Immunsystem haben, können Sekundärinfektionen auftreten. Die spezifische Immunabwehr des Menschen ist durch die Grippe bereits geschwächt und bietet kaum Schutz vor weiteren Infektionen.

„80-100% der Grippetodesfälle" (Pschyrembel 2004, 690) entstehen durch Sekundärinfektionen, meist Pneumonie oder Bronchopneumonie, allerdings sind auch Bronchitis, Entzündungen von Nasennebenhöhlen und Mittelohr, Kreislaufinsuffizienz sowie eine Beteiligung des Nervensystems an der Erkrankung wie Meningitis möglich.

Diagnose und Therapie

Eine sichere Diagnose kann durch das Blutbild erstellt werden, jedoch ist ein Virennachweis auch im Rachensekret und Stuhl möglich. Die Prognose zur Gesundung ist bei einem unkomplizierten Verlauf günstig. Bei einem toxischen Verlauf der Krankheit wird Rekonvaleszentenserum, ein Serum aus Blut, das von Menschen gewonnen wird, die einen toxischen Verlauf überlebt haben und daher bereits Antikörper in ihrem Blut gebildet haben, verabreicht. Sind lediglich die gängigen Grippesymptome zu beobachten, reichen, wie das Robert-Koch-Institut formuliert, antivirale Arzneimittel, welche das Lösen des Virus bei der Freisetzung aus der Zelle blockieren und daher keine neuen Zellen infizieren und befallen werden können, aus (Februar 2008). Nur bei einer Sekundärinfektion wird gewöhnlich ein Antibiotikum verabreicht.

Meldepflicht

Besteht der begründete Verdacht auf eine Erkrankung am Influenza-Virus, müssen zwingend Tests zur Bestätigung oder als Ausschluss vorgenommen werden. Ist der Test positiv, muss umgehend eine Meldung beim Gesundheitsamt erfolgen. Influenza-Erkrankungen unterliegen der Meldepflicht nach „§ 7 Abs. 1 Nr. 24 IfSG" (Robert-Koch-Institut, Februar 2008). Dieses „übermittelt gemäß § 11 Abs. 1 IfSG an die zuständige Landesbehörde nur Erkrankungs- oder Todesfälle und Erregernachweise, die der Falldefinition gemäß § 4 Abs. 2 Nr. 2 Buchst. a IfSG entsprechen" (Robert-Koch-Institut, Februar 2008).

Erläuterung

Wie man anhand der bisherigen Dokumentation über die Grippe erkennen kann, ist nicht der Krankheitsverlauf der Grippe selbst der Verursacher des Todes und den befürchteten Schlagzeilen, sondern die Sekundärinfektionen, die durch die Grippe und das bereits geschwächte Immunsystem auftreten. Es gibt bestimmte

Gruppen der Bevölkerung, die besonders von diesen betroffen sind. Hier sind bereits Kranke, Kinder oder ältere Menschen zu nennen. Doch die Frage, wieso man sich dann gegen die Grippe und nicht gegen die Sekundärinfektionen impfen soll, falls dieses möglich wäre, bleibt weiterhin offen. Insbesondere warum man sich überhaupt jedes Jahr die Impfung auffrischen lassen soll.

Kapitel 3: Epidemisches Verhalten des Grippevirus

Sich auf der Außenseite des Virus' befindende „Proteinantigene" namens „Neuraminindase" und Hämagglutinin" rufen eine „erhebliche Antigenvariabilität" (Pschyrembel 2004, 862ff) hervor. „Variabilität" ist „der Zustand der Veränderbarkeit bzw. die Möglichkeit zwischen verschiedenen Formen zu wählen" (Büntig 1996, 1241), ein Antigen ist nach Pschyrembel eine Substanz, die in einem Immunsystem eine Abwehrhaltung hervorruft, weswegen dieses Antikörper dagegen auszubilden beginnt (2004, 94).

Somit ist eine Antigenvariabilität in Bezug auf den Influenzavirus die Möglichkeit, seinen Zustand ständig so zu verändern, dass ein Immunsystem gezwungen ist, stetig eine spezifische Immunantwort in Form von Antikörpern zu bilden.

Antigendrift

„Drift" stammt aus dem Englischen und bedeutet „Bewegung" oder „Verwehung" (Cornelsen & Oxford University Press 1996, 82). Antigendrift bedeutet folglich eine Veränderung des Antigens, dadurch entsteht dann ein Verlust der zuvor erworbenen Immunität durch Antikörper, da das neue Antigen nicht identisch mit dem alten ist. Diese Veränderung entwickelt sich nach dem klinischen Wörterbuch Pschyrembel meist über Jahre hinweg (2004, 95). Diese Drift-Varianten rufen die jährlich auftretenden Grippewellen hervor, weswegen der Impfstoff ständig an die neue Variante angepasst werden muss.

Antigenshift

„Shift" bedeutet so viel wie „Wandel", „Verlagerung" oder „Verschiebung" (Cornelsen & Oxford University Press 1996, 256). Bei dem Virenstamm der Influenza entsteht folglich eine Verschiebung, „eine plötzlich auftretende (…) meist erhebliche Veränderung der Spezifität eines Antigens", woraus „neue Subtypen entstehen können" (Pschyrembel 2004, 95). Das Virus kann sich somit plötzlich verändern und einen neuen Subtypen entstehen lassen, der zuvor nicht in der Bevölkerung existiert hat. Diese Veränderung ist verantwortlich für die weltweit auftretenden Grippepandemien.

Erläuterung

Eine Antigenvariabilität des Influenzavirus zeichnet sich folglich durch Veränderung seines Antigens aus, was für ein Immunsystem einen stetigen Wechsel an darauf einprasselnden Substanzen bedeutet. Es muss ständig seine spezifische Immunabwehr anpassen, um dem Wechsel seines Virenumfelds standhalten zu können. Man unterscheidet hierbei zwischen sich über Jahre hinweg entwickelnde und plötzlichen Veränderungen. Unpraktischerweise ist nach einer solchen Veränderung, sei es nun spontan oder langfristig absehbar, die geimpfte Substanz völlig wirkungslos gegen das neue Antigen, man steht komplett ohne Schutz gegen dieses neu entstandene Virus in der Umwelt und ist theoretisch aus allen Richtungen angreifbar.

Epidemie

Das Nomen Epidemie stammt aus dem griechischen, „Epi = über" und „demos = Volk", und steht für ein „gehäuftes Auftreten einer Krankheit (...) in der Bevölkerung eines bestimmten Gebietes und während einer bestimmten Zeit" (Gutzwiller / Paccaud 2007, 496). Als Epidemie wird folglich eine das gesamte Volk plötzlich betreffende Krankheit bezeichnet. Wie bereits erläutert, verändert sich das Virus der Grippe rasant, die große Panik vieler Menschen ist eine Grippe-Epidemie.

Doch welche Menschen sind eigentlich die potentiell gefährdeten einer solchen Grippekatastrophe?

Risikogruppen

Personen, die ein besonderes Risiko haben, dass sie einerseits an Grippe erkranken und welche andererseits mit Komplikationen zu rechnen haben, gehören zu einer so genannten Risikogruppe. Nach Gutzwiller / Paccaud sind das besonders Patienten mit chronischen Herz-Lungen-Krankheiten, chronischen Stoffwechselstörungen, Niereninsuffizienz usw. und Personen über 65 Jahre (2007, 334).

Ältere Menschen haben oft ein bereits geschwächtes Immunsystem, der Körper ist nicht mehr so jung und frisch wie früher einmal, man braucht länger, um wieder zu gesunden. Ein solcher Körper ist für einen Influenzavirus ein gefundenes Fressen.

Die natürlichen Abwehrmechanismen sind oft geschwächt und typisch für Alter sind auch Begleiterkrankungen wie Bluthochdruck oder Diabetes, welche das Abwehrsystem weiterhin schwächen. Genauso verhält es sich bei bereits Erkrankten. Das Immunsystem ist bereits durch eine andere eventuell chronische Krankheit derartig angegriffen, dass es bei Befall mit dem Virus keine großartige Gegenwehr mehr leisten kann.

Schlussfolgerung

Die Möglichkeit einer plötzlichen und ungeahnten Grippeepidemie besteht zu jeder Zeit, auch wenn viele sie nicht wahrhaben wollen.

Viele Städte rüsten sich mit speziellen Katastrophenschutzplänen vor dem Super-GAU.

Speziell für die Risikogruppen, welche einen beträchtlichen Teil der gesamten Bevölkerung ausmachen, sieht es durch das epidemische Verhalten des Grippevirus nicht rosig aus.

Jederzeit könnte sich das Virus schlagartig und auch oft unvorhersehbar verändern, doch was kann man überhaupt selbst dagegen tun, um eine Infektion zu vermeiden?

Kapitel 4: Die Impfung und ihre Wirkung

Definition

„Eine Impfung ist die „Zuführung einer Substanz in den Körper(...), die die Bildung von Antikörpern ermöglicht und ihn so vor bestimmten Krankheiten schützt." (Büntig 1996, 558). Also ist Impfen nichts anderes als den Körper gegen einen bestimmten Erreger zu immunisieren durch Zuführung eines Mittels, welches die Bildung von Antikörpern auslöst.

Schutzimpfungen sind „Maßnahmen der medizinischen Prävention", der Körper wird durch „Antigene enthaltende Impfstoffe immunisiert." (Waller 2002, 120). Das Immunsystem des Körpers ist dadurch entweder zeitlich begrenzt wie beim

Influenzavirus oder lebenslang dazu fähig, seinen Schutz in Form von Antikörpern zu bilden.

Wirkung

„Influenza-Impfstoffe besitzen die Besonderheit, dass ihre Stammzusammensetzung jedes Jahr an die aktuelle epidemiologische Situation angepasst werden muss." (Paul-Ehrlich-Institut 2008). Wie bereits erläutert, verändert sich der Influenzavirus plötzlich bzw. langfristig. Bei einer Impfung wird jedoch nur der Schutz gegen ein Antigen gewährt, alle anderen sich möglicherweise bildenden Virenstämme oder Virenvariationen sind nicht durch eine einzige Impfung als potentieller Krankheitserreger für den Geimpften ausgeschlossen. Die Wirkung der Impfung und somit der voll Impfschutz setzt laut Robert-Koch-Institut jedoch erst ca. zwei Wochen nach der Zuführung ein (Februar 2008). Plant man daher, sich impfen zu lassen, muss man sich darüber im Klaren sein, wann der Impfschutz einsetzt. Des Weiteren wird eine Impfung im Herbst jeden Jahres von den Experten empfohlen, da der Körper im Winter ein schwächeres Immunsystem als im Sommer aufweist, sei es beispielsweise nur, weil wenig frische Vitamine zugeführt werden können.

Forschung

Problematisch bei einer Grippeschutzimpfung ist, dass der Virenstamm sich zwar ständig verändert, die Impfung sich allerdings nicht ständig an das Virus anpasst bzw. es zwar versucht, es jedoch eine gewisse Zeit dauert, bis man einen Impfstoff entwickelt hat und den auch noch in den Massen produziert hat, dass er für den Großteil der Bevölkerung zugänglich ist. Verändert sich das Virus, benötigt der Körper eine neue spezifische Immunabwehr, die bisherige ist einfach nutzlos. Aus diesem Grund sollte man sich jährlich die Impfung auffrischen lassen.

Die Forschung versucht dabei herauszufinden, in welche Weise sich das Virus bereits verändert hat und entwickelt dafür einen neuen Impfstoff. Das weitere Problem dabei ist, dass sich das Virus teilweise schneller verändern kann als die Forschung mit Erforschen nachkommt.

Welche Personengruppen sollten sich impfen lassen?

Doch wer muss sich eigentlich impfen lassen bzw. wem sollte es nahe gelegt werden? Nach Gutzwiller / Paccaud sollten sich einerseits die Personen impfen lassen, die zu den Risikogruppen gehören, andererseits aber auch diejenigen, die eine Grippe auf diese übertragen könnten wie Mediziner oder Pflegepersonal (2007, 334). Auch schwangeren Frauen wird empfohlen, sich vorsorglich impfen zu lassen. Eine Erkrankung könnte Frau wie auch Kind Schaden zufügen.

Die große oft unterschätzte Gefahr bei der Arbeit im medizinischen oder pflegerischen Bereich ist die Übertragung von Krankheitserregern, die für einen selbst, da man entweder ausreichend geschützt ist durch eine Impfung oder über ein gut funktionierendes Abwehrsystem verfügt, nur kaum bzw. nicht stark erkranken lassen. Bei der Verrichtung seiner täglichen Arbeit lauert dann die Gefahr der Übertragung dieser Erreger auf den Patienten, welcher durch seinen Aufenthalt in einer medizinischen Einrichtung meist durch Krankheit oder Gesundheitsschädigung bereits geschwächt ist. Da medizinisches Personal sich darüber bewusst sein sollte, was es durch ein solch unvorsichtiges Verhalten anrichten könnte, ist es auch für diese Personengruppe sinnvoll, sich präventiv impfen zu lassen.

Ansonsten gesunde Menschen sind laut Robert-Koch-Institut zu ungefähr 90% vor einer Infektion bei vorheriger Impfung geschützt (Februar 2008). Faktoren wie die Antigenvariabilität führen dazu, dass man keinen hundertprozentigen Schutz erreichen kann, die ungewisse Variable wie das Virus sich dieses Jahr wieder verändert, kann bisher nicht weiter minimiert werden, was die Grippe auch in und trotz der heutigen Tage der technischen Moderne und des wissenschaftlichen Fortschritts noch zu einer als äußerst gefährlich eingestuften Infektionserkrankung macht.

Kapitel 5: Fazit und Schlussfolgerungen

Eine Grippeepidemie wie von der Neuen Braunschweiger (27.April 2008) befürchtet, ist durch das Verhalten und das Variieren des Virus durchaus denkbar. Dennoch sollte man jetzt nicht in Panikattacken verfallen, sondern sich überlegen, was man selbst außer einer Impfung für Vorsorgen treffen kann. „Gesundheit und Krankheit sind (...) ein allen Menschen vertrautes Phänomen" (Filsinger/Homfeldt 2005, 705), doch sollte man auch selbst versuchen, einer Krankheit vorzubeugen und nicht hoffen, dass sie nicht eintrifft.

Das Robert-Koch-Institut weist darauf hin, dass man auch selbst Sorge tragen kann, dass eine Krankheit nicht weiterverbreitet wird, indem man den Mund und die Nase beim Niesen oder Husten bedeckt und eine sorgfältige Händehygiene beachtet (Februar 2008). Influenza wird wie bereits erwähnt durch die Tröpfcheninfektion übertragen, durch das Beachten solcher einfacher Dinge und täglicher Hygiene ist eine Verbreitung geringer, als wenn man sämtliche Vorsichtsmaßnahmen in den Wind schlägt und somit potentiell jeden Menschen seiner Umgebung anstecken könnte.

Auch eine jährliche Auffrischung der Impfung kann eine Erkrankung abwenden, zu 90% sind die gesunden Menschen dann immun gegen eine Infektion, was ein enormer Vorteil denen gegenüber ist, die sich nicht geimpft haben, dennoch kein absoluter Schutz, was man nicht vergessen sollte. Speziell die Personen, die einer der Risikogruppen angehören, sollten sich unbedingt impfen lassen. Ihr Organismus kann nicht unbedingt selbst eine spezifische Immunantwort geben, da ist einmal pro Jahr impfen ein geringer Preis gegen das eigene Leben.

Alles in allem ist eine Erkrankung am Influenzavirus sehr ernst zu nehmen und man sollte unbedingt Vorsicht leisten, einen Arzt konsultieren und zudem vermeiden, dass man sein soziales Umfeld auch noch infiziert und den Virus somit epidemisch verbreitet. Das Virus ist als äußerst gefährlich eingestuft, hat eine rasante Verbreitung und kann tödliche Folgen haben, weswegen es nicht als harmloser Schnupfen abgetan werden sollte. Auch eine Vorbeugung durch Impfung ist sehr zu empfehlen.

LITERATURVERZEICHNIS

Zeitschriften:

Leute, B.: „Das Chaos wäre unvorstellbar". In: Neue Braunschweiger (Hrsg.), Heft Nr. 17, Jahrgang 46. Braunschweig 2008174949.

Literatur:

Büntig, K.-D. / Karatas, R.: Deutsches Wörterbuch. Chur(Scheiz) 1999.

Cornelsen & Oxford University Press (Hrsg.): Das Oxford Schulwörterbuch. English-German, German-English. Berlin 1996.

Filsinger, D. / Homfeldt, H. G.: Gesundheit und Krankheit. In: Otto, H.-U. / Thiersch, H. (Hrsg.): Handbuch. Sozialarbeit Sozialpädagogik. München/Basel 2005^3, S. 705–715.

Franzkowiak, P./Wenzel, E.: Gesundheitserziehung und Gesundheitsförderung. In: Otto, H.-U. / Thiersch, H. (Hrsg.): Handbuch. Sozialarbeit Sozialpädagogik. München/Basel 2005^3, S. 716-722.

Gutzwiller, F. / Paccaud, F.: Sozial- und Präventivmedizin. Public Health. Bern 20073.

Langenscheidt: Großes Schulwörterbuch Lateinisch – Deutsch. Berlin und München 2001.

Pschyrembel, W.: Pschyrembel Klinisches Wörterbuch. Berlin/New York 2004260.

Schadé, Prof. Dr. med. J.P. (Hrsg.): Lexikon Medizin und Gesundheit. Köln 200111.

Schwarzer, W. (Hrsg.): Lehrbuch der Sozialmedizin. Für Sozialarbeit, Sozial- und Heilpädagogik. Dortmund 20024.

Waller, H.: Sozialmedizin. Grundlagen und Praxis. Stuttgart/Berlin/Köln 20025.

Wendt, C. / Wolf, C. (Hrsg.): Soziologie der Gesundheit. Wiesbaden 2006.

Wissenschaftlicher Rat der Dudenredaktion (Hrsg.): Duden. Die deutsche Rechtschreibung. Mannheim/Leipzig/Wien/Zürich 1996²¹.

Internet:

Kassenärztliche Bundesvereinigung: Bekanntmachungen: Beschluss des Gemeinsamen Bundesausschusses über eine Richtlinie über Schutzimpfungen nach § 20 d Abs. 1 des Fünften Buches Sozialgesetzbuch (SGB V) (Schutzimpfungs-Richtlinie/SiR). Deutsches Ärzteblatt 2008.
http://www.aerzteblatt.de/v4/archiv/artikel.asp?src=suche&id=58506

Schoeller, A. E.: Pandemieplanung. Probe für den Ernstfall. In: Deutsches Ärzteblatt 2008.
http://www.aerzteblatt.de/v4/archiv/artikel.asp?src=suche&id=58469

Paul-Ehrlich-Institut (Hrsg.): Influenza-Impfstoffe (Impfstoffe gegen die Grippe). 8.3.2008.
http://www.pei.de/DE/arzneimittel/impfstoffe/influenza/influenza-node.html

Robert-Koch-Institut (Hrsg.): Influenza. RKI Ratgeber Infektionskrankheiten. Merkblatt für Ärzte. Februar 2008.
http://www.rki.de/cln_049/nn_471916/DE/Content/Infekt/EpidBull/Merkblaetter/Ratgeber__Mbl__Influenza.html#doc200212bodyText15

Bild:

Lange E. / Vogel, GE: Influenza – Klinik, Virologie, Epidemiologie, Therapie und Prophylaxe. Berlin 2004².

Matthias Neufeld:
Die Geschichte des Ebolavirus
2011

1. Einleitung

Als das Ebolavirus 1989 in Reston, Virginia unter Versuchsaffen ausbrach und damit erstmalig außerhalb der fernen Tropengebiete Afrikas, war die Aufmerksamkeit der westlichen Welt wie nie zuvor diesem neuen geheimnisvollen Virus gewidmet.

1994 erschien Richard Prestons Bestseller „The Hot Zone", der in ergreifender Weise als Tatsachenthriller die verheerenden Auswirkungen dieses Virus beschreibt. Ein Jahr später, 1995, erschien der Film „Outbreak – lautlose Killer" mit Dustin Hoffmann, der überall in den Kinos eindrücklich fiktiv nachzeichnete, wie eine Ebola-Epidemie in den USA aussehen könnte. Als dann 1995 auch noch erneut eine Ebola-Epidemie in der Demokratischen Republik Kongo ausbrach und von 325 Infizierten 81% Todesopfer forderte, wurde Ebola im internationalen Rampenlicht als grauenvolle Krankheit bekannt.[196] Es lohnt sich deshalb, einen historischen Rückblick auf die bisherigen Auswirkungen dieses Virus zu werfen, um ein realistisches Bild von der Gefahr und dem Ausmaß dieser Krankheit zu bekommen.

Ebola gehört in die Familie der Filoviridae. Es gibt nur zwei bekannte Gattungen dieser Familie: Das Ebolavirus und das Marburgvirus.[197] Der Name dieser Virusfamilie, Filoviridae (filo, lat.: Faden), trägt dem äußeren Erscheinungsbild Rechnung, da das Ebola- und das Marburgvirus äußerlich eine fadenartige Form haben.

Ebola und Marburgviren und das damit zusammenhängende Hämorrhagische Fieber konnten bisher nur oberflächlich erforscht werden, was unter anderem auch damit zusammenhängt, dass es weltweit nur sehr wenige Laboratorien gibt, in denen überhaupt mit diesen Viren gearbeitet werden darf. In den USA gibt es beispielsweise nur acht und in Deutschland gab es bis 2010 nur zwei Laboratorien, in denen an Erregern der Sicherheitsstufe 4 (Biosafety Level 4, BSL 4) geforscht werden darf.[198]

---

[196] Siehe Smith, Ebola, S. 34; Beer, Characteristics of Filoviridae, S. 8.

[197] Mandell, Infectious Diseases, S. 2259.

[198] Kuhn, Filoviruses, S. 44-47. Mittlerweile sind bzw. werden in Deutschland noch zwei weitere Laboratorien der Sicherheitsstufe 4 in Betrieb genommen: Das Friedrich-Loeffler-Institut auf der Insel Riems (2010) und das S4 Labor des Robert Koch Instituts in Berlin (Inbetriebnahme 2011). siehe: http://www.gen-ethisches-netzwerk.de/GID177_moch letzter Aufruf 19.02.2011.

In der vorliegenden Arbeit soll es schwerpunktartig um das Ebolavirus gehen, da es in der Vergangenheit wesentlich häufiger als das Marburgvirus aufgetreten und deshalb gründlicher untersucht worden ist. Der Name dieses Virus ist historisch dem Fluss Ebola zuzuweisen, der durch Yambuku (Demokratischen Republik Kongo) fließt. Dort ist 1976 die erste Epidemie des bis dahin unbekannten Virus beobachtet worden.

2. Klinisches Erscheinungsbild

Das Ebolavirus verursacht ein hämorrhagisches Fieber mit einer Letalität von bis zu 90% und gehört damit zu den tödlichsten Krankheiten, die es gibt.[199] Man konnte bisher noch keinen erfolgreichen Impfstoff entwickeln und es gibt auch keine speziellen Therapiemöglichkeiten.[200] Die Inkubationszeit wird sehr unterschiedlich angegeben. Generell kann man sagen, dass sie von mindestens 3 bis maximal 21 Tagen andauern kann, sich jedoch meistens im Bereich von 4-10 Tagen befindet.[201]

Klinische Symptome sind vor allem stark auftretendes Fieber, das höher als 38,5°C ist, Kopfschmerzen, Diarrhö und einige Tage nach Auftreten der ersten Symptome kommt es vermehrt zu inneren und äußeren Blutungen, die dann schließlich meistens in der zweiten Krankheitswoche zu schockbedingtem Tod führen.[202]

Die disseminierte intravasale Koagulopathie (von lat. disseminiert = "verstreut"; intravasal = "im Gefäß"; Koagulation = Gerinnung), kurz DIC, ist ein ganz entscheidender Faktor für den typisch qualvollen Tod von Ebola-Infizierten. Die DIC bewirkt eine unkontrollierte ständige Gerinnung des Blutes in den Kapillaren mit zwei sehr unangenehmen Folgeerscheinungen. Erstens bewirkt die übermäßige Gerinnung einen Verbrauch wertvoller Gerinnungsfaktoren, deren Verlust zu erheblichen inneren und äußeren Blutungen führt. Zweitens wird durch die übermäßige Gerinnung und dem daraus resultierenden Blutverlust ein starker Volumenmangel an Blut hervorgerufen. Das Herz

---

[199] Turkington, Encyclopedia of Infectious Diseases, S. 79.
[200] WHO, Fact sheet: Ebola haemorrhagic fever. Siehe http://www.who.int/mediacentre/factsheets/fs103/en/index.html letzter Aufruf: 19.02.2011.
[201] Siehe Marre, Klinische Infektiologie, S. 697; Adam, Die Infektiologie, S. 851; Smith, Ebola, S. 36.
[202] Siehe Marre, Klinische Infektiologie, S. 697.

versucht, diesem Mangel durch verstärkte Pumpleistung erfolglos entgegen zu wirken, was schließlich zu Multiorganversagen und damit zum Tod führt.[203]

3. Geschichte des Ebolavirus

Da Filoviridae eine sehr junge Erscheinung in der Menschheitsgeschichte sind, gibt es kaum Geschichtswerke zum Ebolavirus und den damit verbundenen Krankheitsausbrüchen; vielmehr ist das Virus Gegenstand naturwissenschaftlicher Forschung auf molekularer Ebene, was man unschwer in wissenschaftlichen Suchmaschinen wie PubMed erkennen kann.[204] Bei den wenigen Werken, die sich der Geschichte von Ebola widmen, findet man verschiedene Methoden der historischen Aufarbeitung. Beim aktuell umfangreichsten Werk zum Thema (Jens Kuhn, Filoviruses – A Compendium of 40 Years of Epidemiological, Clinical, and Laboratoty Studies) wird im Geschichtsteil eine historische Darstellung nach den jeweiligen Subtypen der Virusfamilie gemacht. D.h. erst werden die Ausbrüche des Marburgvirus, dann von Ebola in Zaire, Reston, Sudan, usw. mit jeweiligen Epidemien und wichtigen historischen Momenten aufgearbeitet.[205] In einer anderen größeren Abhandlung zu Ebola (Tara C. Smith, Ebola: deadly diseases and epidemics) erfolgt die Darstellung zwar historisch der Zeitachse, wobei jedoch eine lokale Trennung in der Darstellung zu vermerken ist. So wird dort im ersten Geschichtskapitel „Ebola in Africa" die Geschichte des Virus in Afrika aufgearbeitet und das darauffolgende Kapitel „Ebola Hits Close to Home" widmet sich der Situation in den USA.[206]

Die folgende kurze Geschichtsdarstellung soll einen historischen Überblick wichtiger Stationen verschaffen, die sich im Gegensatz dazu ausschließlich an der Zeitachse und nicht an Subtypen oder örtlichen Differenzen orientiert. Um einen ersten Überblick zu erhalten sind in folgender Tabelle[207] die wichtigsten Ausbrüche der Filoviridae (Ebola/Marburg) aufgeführt.

---

[203] Siehe Smith, Ebola, S. 36-37

[204] Gibt man „Ebola" als Stichwort bei PubMed ein, erhält man 1375 Suchergebnisse (Stand: 26.02.2011) mit fast ausschließlich molekularbiologischem Schwerpunkt.

[205] Vgl. Kuhn, Filoviruses, S. 59-96.

[206] Smith, Ebola, S.5 ("Table of Contents").

[207] Quellen: Kuhn, Filoviruses, S. 60-64; Ebola Hemorrhagic Fever, Known Cases and Outbreaks of Ebola Hemorrhagic Fever, in Chronological Order [Last updated June 2,

Jahr	Ort	Infizierte/Todesfälle	Virus
1967	Marburg	31/7 (22,6%)	Marburgvirus
1976	Zaire (Yambuku und Umgebung)	318/280 (88,1%)	Ebola Zaire
1976	Sudan (Nzara)	284/151 (53,2%)	Ebola Sudan
1979	Sudan (Nzara)	34/22 (64,7%)	Ebola Sudan
1989	U.S. (Alice, Philadelphia, Reston)	4-6/0 (0%)	Ebola Reston
1994	Elfenbeinküste	1/0 (0%)	Ebola Elfenbeinküste
1994 – 1995	Gabon (5 unabhängige gleichzeitige Ausbrüche)	52/32 (61,5%)	Ebola Zaire
1995	Zaire (Kikwit und Umgebung)	317/245 (77,3%)	Ebola Zaire
1996	Gabon	31/21 (67,7%)	Ebola Zaire
1996 – 1997	Gabon	62/46 (74,2%)	Ebola Zaire
1998 – 2000	Kongo (mehrere unabhängige gleichzeitige Ausbrüche)	154/128 (83,1%)	Marburgvirus
2000 – 2001	Uganda	425/224 (52,7%)	Ebola Sudan
2001 – 2002	Gabon (8 unabhängige gleichzeitige Ausbrüche)	124/97 (78,2%)	Ebola Zaire
2002 – 2003	Kongo (3 unabhängige gleichzeitige Ausbrüche)	143/128 (89,5%)	Ebola Zaire
2003 – 2004	Kongo	35/29 (82,9%)	Ebola Zaire
2004 – 2005	Angola	252/227 (90,1%)	Marburgvirus
2005	Kongo	11/9 (81,9%)	Ebola Zaire
2007	Kongo	264/187 (71%)	Ebola Zaire
2007 – 2008	Uganda	149/37 (25%)	Ebola Bundibugyo
2008 – 2009	Kongo	32/15 (47%)	Ebola Zaire

Die Geschichte des Ebolavirus ist eine relativ neue und junge Geschichte. Das Virus ist in Afrika und möglicherweise auch in den Philippinen endemisch. 1976 ist der erste offizielle Ausbruch in Zaire (seit 1997 Demokratische Republik Kongo) datiert. Bis dahin war das Virus unbekannt, was nicht heißt, dass es nicht schon vorher ausgebrochen sein kann und aufgrund mangelnder diagnostischer und medizinischer Möglichkeiten in Afrika und seiner symptomatischen Ähnlichkeit zum Gelbfieber, der Pest und anderen tropisch endemischen Krankheiten nicht erkannt worden ist.[208] Neuere Forschungen und Publikationen lassen darauf deuten, dass die Geschichte des Virus wesentlich älter sein könnte und Ebola möglicherweise zumindest theoretisch ein

---

2010] Liste der Centers for Disease Control and Prevention (CDC), http://www.cdc.gov/ncidod/dvrd/spb/mnpages/dispages/ebola/ebolatable.htm (letzter Aufruf: 26.02.11).

[208] Kuhn, Filoviruses, S. 59.

Mitverursacher der großen Pestepidemie von 1347-1352 und anderer Epidemien gewesen sein kann.[209] Dazu jedoch später mehr.

1976 brach die offiziell erste Ebola Epidemie in Yambuku, Zaire aus, die vom Zaire-Ebolavirus hervorgerufen wurde. Gleichzeitig brach im ca. 700 km entfernten N´zara, das in Sudan liegt, eine ähnliche Epidemie aus, die vom Sudan-Ebolavirus verursacht wurde.

Der erstgenannte Fall in Yambuku hat mit einer Todesrate von 88% und 280 Opfern ein erstes historisches Warnsignal gesetzt. Mabalo, so wird das erste Opfer oft genannt, ist nach einer Reise durch den Norden des Landes, in der er Affenfleisch konsumiert haben soll,[210] mit hohem Fieber in das Yambuku Mission Hospital gekommen, wo er zu Beginn gegen Malaria behandelt wurde, da man noch nichts von diesem neuen Virus ahnte. Der unglückliche Umstand war, dass die behandelnde Krankenschwester mit derselben Spritze auch noch viele andere Patienten im Krankenhaus versorgte, wie es in dem Krankenhaus aufgrund finanzieller Not üblich war, und somit weitere Infektionen begünstigte. 18 der 21 nahen Angehörigen von Mabalo, die seine Leiche nach rituellem Brauch einbalsamierten, starben. So forderte die Krankheit 1976 in Yambuku und anliegenden Ortschaften seine geschätzten 280 Todesopfer.[211] Auffällig war an diesem Ausbruch auch, dass sich relativ viele junge Frauen im Alter von 5 bis 19 Jahren unter den Todesopfern befanden. Die Erklärung dafür kann sein, dass die Versorgung von Kranken in der Gegend traditionsbedingt von Frauen durchgeführt wird.[212]

Der zeitgleiche Ausbruch in N´zara, Sudan, forderte weniger Todesopfer. Von 284 Infizierten starben 151, was einer Todesrate von 53,2% entspricht. Interessant an diesem Ausbruch war für die Erforschung des natürlichen Wirts des Ebolavirus, dass auffällig viele Todesopfer Angestellte einer Baumwollfabrik in N´zara waren, in dessen Räumlichkeiten besonders viele

---

[209] Siehe Regenass-Klotz, Tropenkrankheiten und Molekularbiologie, S.105.
[210] Kuhn, Filoviruses, S. 76.
[211] In anderen Quellen ist von 325 Toten (358 Infizierten) und somit von einer >90% Letalitätsrate zu lesen. Man kann davon ausgehen, dass die wirkliche Zahl der Infizierten und Todesopfer weit höher ist als in den offiziellen Statistiken angegeben, weil Patienten aus ländlichen Gegenden oft nicht erfasst werden und weil Epidemien oft wegen des zu erwartenden Rückganges des Tourismus gerne verharmlost werden, siehe Oldstone, Viruses, plagues, and history, S. 132.
[212] Kuhn, Filoviruses, S. 76.

Fledermäuse siedelten.²¹³ Trotz vieler Hinweise auf Fledermäuse als natürlicher Wirtsorganismus des Ebolavirus, konnte diese Vermutung bis heute nicht bestätigt werden (Siehe Kapitel 5: Die Suche nach dem Wirt).

1979 brach in N'zara wieder das Sudan-Ebolafieber aus und hatte mit insgesamt 22 Todesfällen von 32 Infizierten ein vergleichsweise kleines Ausmaß. Wieder schien die besagte Baumwollfabrik der Ursprung erster Opfer zu sein.

Nach diesen Ausbrüchen sollen in Afrika 15 Jahre lang keine Ausbrüche des Ebolavirus mehr vorgekommen sein. Diese Zeit des Schweigens wurde 1989 in Reston, einer Stadt, die in Virginia, USA, liegt, unterbrochen. Als Versuchsaffen aus den Philippinen über Tokyo zu einem Forschungsinstitut in Reston gebracht wurden, starben während des Transports ungewöhnlich viele Affen. Zuerst wurde das „simian hemorrhagic fever" vermutet, bis dann ein neuer Subtyp vom Ebolavirus entdeckt wurde, nämlich das Reston-Ebolavirus.²¹⁴

Obwohl dieser Fall in Reston kein Menschenleben gekostet hat und das Reston-Ebolavirus auch nur für Affen letal ist, hat dieser Ausbruch wahrscheinlich wie kein anderer für weltweit großes Aufsehen gesorgt; die Furcht vor existenzbedrohenden importierten Epidemien nahm in der westlichen Welt stark zu.²¹⁵ Auch interessant ist, dass wissenschaftliche Publikationen zu Filoviren seit dem Vorfall in Reston schlagartig anstiegen.²¹⁶

Ein ebenfalls für Menschen ungefährlicher Subtyp und eine damit nur für Affen letal abgelaufene Epidemie hat sich 1994 an der Elfenbeinküste Afrikas ereignet.²¹⁷ Sie sei nur erwähnt, weil dadurch nach Untersuchungen der seltsamen Todesfälle unter Schimpansen der Elfenbeinküste ein neuer Subtyp isoliert werden konnte, nämlich das sog. Côte d'Ivoire-Ebolavirus.²¹⁸

---

[213] Smith, Ebola, S. 19.
[214] Kuhn, Filoviruses, S. 91.
[215] Ebd., S. 92.
[216] Kuhn, Filoviruses, S. 18 (Statistik zu wissenschaftlichen Publikationen (pro Jahr) zu Filoviren von 1967-2006).
[217] Man geht davon aus, dass dieser Subtyp für Menschen nicht letal ist. Da jedoch bisher offensichtlich nur ein Mensch, nämlich eine schweizerische Forscherin die einen Affen autopsierte, am Côte d'Ivoire-Ebolavirus erkrankt worden ist, können also nur bedingt Aussagen darüber getroffen werden, welche Auswirkungen dieses Virus beim Menschen hat. Siehe Pourrut, The natural history of Ebola virus in Africa, S. 1007.
[218] Smith, Ebola, S. 21.

Mit diesem für Menschen ungefährlichen Ausbruch wurde nach der 15-jährigen ebolafreien Zeit in Afrika[219] (1979 -1994) eine neue Phase eingeleitet, in der Afrika in Abständen von 1-2 Jahren von in hohem Maße für Menschen letale Ausbrüche heimgesucht werden sollte (siehe Tabelle). 1994-1995 gab es in Gabon 5 unabhängige Ausbrüche mit insgesamt 32 Todesfällen von 52 Infizierten (60%), die vom Zaire Ebolavirus verursacht wurden. Zu Beginn dachte man, es handle sich um das Gelbe Fieber. Genauso wurde beim nächsten großen Ausbruch in Kikwit, Zaire (245 Todesfälle von 317 Infizierten) zuerst fehldiagnostiziert, man dachte anfänglich, es sei die Shigellose (dt. Bakterienruhr oder engl. „red diarrhea"), was dazu führte, dass sich das Virus schneller verbreiten konnte.[220]

1995 ist in Kikwit mit 34 Überlebenden dieses Ausbruchs eine psychologische Studie durchgeführt worden, die zeigte, dass 16 (47%) leugneten, eine Ebolainfektion gehabt zu haben; 5 (15%) schämten sich, infiziert gewesen zu sein; 12 (35%) versuchten, aus der Umgebung zu fliehen, nachdem sie mitbekamen, dass sie mit dem Ebolavirus infiziert seien; 12 (35%) fühlten sich während der Genesungszeit von der Gesellschaft abgestoßen.[221] Daran sieht man, dass Ebola-Infizierte in den Stämmen und Dörfern Afrikas (bzw. zumindest in Kikwit, um es genau zu nehmen) nicht wenig Verachtung und Abgrenzung ihrer Mitbewohner erfahren.

1996 und von 1996 bis 1997 hat es in Gabon zwei weitere Ausbrüche des Zaire-Ebolavirus mit einer Todesrate von durchschnittlich 72% gegeben. Im Frühjahr 1996 waren 18 Kinder die ersten Opfer, nachdem sie eine im Wald gefundene Affenleiche nach Hause trugen, zum Essen zubereiteten und damit auch Angehörige infizierten.[222] Affenpopulationen sind in den betroffenen Gebieten Afrikas wohl noch viel stärker als Menschen vom Ebolavirus bedroht. Verschiedenen Studien zeigen, dass die Anzahl der Affen in Gabon in der Vergangenheit stark dezimiert worden ist: Von 1983 bis 2000 haben sich große Affenpopulationen in Gabon um mehr als die Hälfte reduziert, in bestimmten

---

[219] Nach Vermutungen habe es 1980 in Kenya (Lungulu, Misikhu) und 1981-1985 in Zaire kleine Ebola Ausbrüche gegeben. Sie sind aber spekulativ, da die Beweislage dafür unzureichend ist. Siehe Kuhn, Filoviruses, S. 61 und S. 79. Daraus kann leicht abgeleitet werden, dass die wirkliche Anzahl (kleinerer) Ebola Ausbrüche in Dörfern Afrikas, die fernab erschlossener Infrastruktur liegen, unbekannt sind.
[220] Kuhn, Filoviruses, S. 80-81.
[221] Ebd., S. 81.
[222] Siehe Pourrut, The natural history of Ebola virus in Africa, S. 1007.

Gebieten Gabons war sogar ein Rückgang von 90-99% zwischen 1994 und 1998 zu vermerken.[223] In genau dieser Zeit, nämlich von 1994-1997 hat es dort auch viele Ebola-Epidemien unter Menschen gegeben.

Trotzdem gibt es noch keine definitiven Studien dazu, inwiefern diese drastische Dezimierungen der Affenpopulationen mit dem Ebolavirus zusammenhängen, zumal die Jagd und zunehmende Baumfällung auch als Erklärung dafür in Erwägung gezogen werden.[224]

Zwischen 2000 und 2001 fand in Uganda der bisher zahlenmäßig größte Ebola-Ausbruch statt: 425 Infizierte und 224 Todesfälle. Die Todesrate von knapp 53% erinnert nicht nur an eine 1976 schon mal dagewesene Sudan-Ebolavirus-Epidemie (Ebenfalls 53% Letalitätsrate), sondern zeigt richtig an, dass dieser Ausbruch in Uganda erstmalig seit 1979 wieder vom Sudan-Ebolavirus verursacht wurde. Das Sudan-Ebolavirus hat zwar nicht eine so hohe durchschnittliche Letalitätsrate wie das Zaire-Ebolavirus, scheint sich aber, zumindest nach Beobachtungen der Ausbrüche zwischen 1976-1979, schneller als dieses zu verbreiten.[225]

In Gabon (Kongo) ereignete sich von 2001-2002 eine Epidemie mit 8 unabhängigen Ausbrüchen. Auch hier sind die meisten Indexfälle, die zudem nicht selten Jäger waren, mit Leichen und Fleisch von Affen, Antilopen und Gorillas in Kontakt gekommen, bevor sie am Ebolafieber erkrankten.[226] Dieser Epidemie, die vom Zaire-Stamm des Ebolavirus kam, fielen insgesamt 97 Menschen zum Opfer. Von den 124 Infizierten waren es somit 78,2% Todesfälle, ein für das Zaire-Ebolavirus typischer Durchschnitt.

In den kommenden Jahren, also von 2002 bis zur Gegenwart, fanden die meisten Ausbrüche in der Demokratischen Republik Kongo statt und wurden zudem auch nahezu ausschließlich von dem Zaire-Ebolavirus verursacht, das ebenfalls aus der Gegend stammt. Der Ausbruch von 2002/2003 in Kongo, bei dem mindestens drei örtlich getrennte Indexfälle vermutet werden, stellt eine weitere Brandmarke in der Geschichte des Ebolavirus da, weil eine sehr hohe Letalitätsrate von knapp 90% bei 143 Infizierten für 128 Todesopfer sorgte. Zwischen 2003 und 2005 gab es im Kongo zwei weitere Ausbrüche, die jedoch

---

[223] Kuhn, Filoviruses, S. 80.
[224] Ebd., S. 80.
[225] Smith, Ebola, S. 20.
[226] Kuhn, Filoviruses, S. 83-84.

mit insgesamt 29 (2003-04) und 9 (2005) Todesfällen ein vergleichsweise kleineres Ausmaß annahmen. Als dann 2007 wieder ein diesmal größerer Ausbruch des gefährlichen Zaire-Subtyps Kongo unsicher machte, sorgten Nachrichten wie „Congo's Ebola Outbreak Could Be Worst in Years" (The Washington Post, 19.09.2007)[227] für Aufsehen; und das nicht zu Unrecht, denn nachdem der Ausbruch am 10 Oktober 2007 mit dem letzten Todesfall vorbei war, konnte man mit 264 Infizierten, von dem seit 1995 größten Ausbruch sprechen, der vom Zaire-Ebolavirus ausgelöst worden war.

Zwischen 2007 und 2008 infizierten sich 149 Menschen in Bundibugyo, Uganda, mit dem Ebolavirus. Wie sich herausstellte, handelte es sich hierbei um einen neuen Subtyp, nach dem Ort seines ersten Auftretens als Bundibugyo-Ebolavirus bezeichnet, der im Vergleich zum Sudan- oder Zaire-Subtyp weniger gefährlich ist.

Von den 149 Infizierten erlagen nämlich „nur" 37 Menschen ihren Leiden, was 25% entspricht.[228] Mit der Entdeckung dieses Virus hat sich die Liste der Subtypen beim Ebolavirus auf insgesamt fünf Vertreter summiert. Nämlich das Zaire-Ebolavirus, Sudan-Ebolavirus, Côte d'Ivoire-Ebolavirus, Reston-Ebolavirus und das Bundibugyo-Ebolavirus. Das Zaire-Ebolavirus ist mit einer durchschnittlichen Letalitätsrate von 81,3% der gefährlichste Vertreter.[229]

Der bis heute letzte Ausbruch des Ebolavirus ereignete sich zwischen 2008 und 2009 in Kongo. Als Reaktion wurde Anfang 2009 die Grenze zwischen Angola und der Demokratischen Republik Kongo zum Teil geschlossen.[230] Das zeigt, wie ernst Anzeichen einer beginnenden Ebola Epidemie dort mittlerweile genommen werden, zumal beide Länder in der Vergangenheit sehr schlechte Erfahrungen mit Ebola machen mussten. Letztendlich kam es dann doch nicht so schlimm wie befürchtet, da insgesamt nur 15 Todesfälle verzeichnet wurden.

---

[227] Siehe http://www.washingtonpost.com/wp-dyn/content/article/2007/09/18/AR2007091801047.html (letzter Aufruf 10.03.2011).

[228] Im Vergleich dazu: Die Spanische Grippe, die zwischen 1918 und 1919 schätzungsweise >50 Millionen Menschen das Leben kostete hatte eine Letalitätsrate von ca. 2,5% (siehe Info der CDC: „1918 Influenza: the Mother of all Pandemics" http://www.cdc.gov/ncidod/eid/vol12no01/05-0979.htm letzter Aufruf 10.03.2011). Das heißt der relativ „harmlose" Bundibugyo Subtyp des Ebolavirus hat immer noch eine 10-mal so hohe Sterberate wie die Spanische Grippe von 1918.

[229] Kuhn, Filoviruses, S. 65.

[230] Siehe BBC News, 06.01.2009: „Ebola alert shuts Angolan border" http://news.bbc.co.uk/2/hi/africa/7812868.stm (letzter Aufruf 10.03.2011).

4. Ebolavirus als möglicher Verursacher anderer Pandemien der Vergangenheit

Schwarzer Tod

In den aktuellen Forschungen geht man heutzutage im Allgemeinen davon aus, dass die als „Schwarzer Tod" bezeichnete Pandemie von 1348-1350 durch das Bakterium Yersinia pestis hervorgerufen wurde.[231] Besonders im letzten Jahrzehnt zweifelten mehrere Forscher diese Annahme stark an und haben alternative Erklärungsmodelle für den Verursacher des „Schwarzen Todes" vom 14. Jahrhundert aufgestellt. Das Ebolavirus oder nah verwandte Filoviren sind dabei als Verursacher von hämorrhagischem Fieber mit hoher Letalität und pestähnlicher Symptomatik wohl einer der Wahrscheinlichsten Alternativen zu Yersinia pestis und einige Forscher sind davon überzeugt, dass der „Schwarze Tod" eher von Ebola als von Yersinia pestis verursacht worden sei.[232]

Andere Epidemien/Pandemien

Manche Forscher vermuten, dass die großen Epidemien hämorrhagischen Fiebers in Mexiko von 1545-1815 durch Filoviren verursacht wurden.

Ähnliches gilt für die Attische Seuche, die von 430-426 vor Christus in Athen je nach Quelle zwischen einem Viertel und einem Drittel der Bevölkerung das Leben kostete. Zu dieser Epidemie gibt es mindestens 30 Hypothesen bezüglich des Verursachers; die allgemeinen Symptome, der schnelle Auftritt und das ebenso rasche Ende der Epidemie legen die Vermutung nahe, dass Filoviridae als Verursacher verantwortlich gewesen sein könnten.[233]

Ferner stellen antike Krankheitsbeschreibungen wie z.B. „Hand of Marduk" oder „Hand of Sibitti" verhängnisvolle Krankheiten dar, die durch Blutungen und andere ebolaähnliche Symptome charakterisiert werden.[234] Ob es sich damals schon um Krankheiten gehandelt haben mag, die durch Filoviren hervorgerufen wurden, wird wohl unbekannt bleiben.

---

[231] Drancourt, Yersinia pestis as a telluric, human ectoparasite-borne organism, S. 234.
[232] Kuhn, Filoviruses, S. 96.
[233] Kuhn, Filoviruses, S. 96.
[234] Ebd., S. 96.

5. Die Suche nach dem Wirt

Nach den bisherigen Ausbrüchen zu urteilen, müssen Filoviridae irgendwo in Afrika und, um es noch näher einzugrenzen, mit noch höherer Wahrscheinlichkeit in den tropischen Regenwaldgebieten endemisch sein. Es konnte jedoch bisher noch nicht nachgewiesen werden, was der natürliche Wirt des Ebolavirus ist.[235] Leider ist es bei den meisten bisherigen Ausbrüchen nicht einmal möglich gewesen, herauszufinden, welche Person zuerst von der Krankheit befallen wurde (Indexfall), ganz zu schweigen davon, wie die Person sich infiziert hat.[236] Bei einigen Fällen ist jedoch klar geworden, dass Menschen sich durch Leichen von Tieren infiziert haben. So z.B. beim Côte d'Ivoire-Ebolavirus, das 1994 beim Sezieren einer Schimpansenleiche die autopsierende Forscherin infizierte. Man geht deshalb davon aus, dass die Filoviridae zoonotische Viren sind, und somit von Tieren auf Menschen übertragen werden.[237] In den vergangenen Jahrzehnten nach Erfassung erster Ebola- und Marburgvirus-Epidemien sind Tausende Vertebraten in der Hoffnung untersucht worden, den Wirt ausfindig zu machen, jedoch bisher ohne Erfolg.[238] Das einzige, was nach bisherigen Studien zu sagen bleibt, ist, dass beim Ebolavirus der Kontakt zu Wildtierkadavern bzw. allgemein zu Wildtieren und vor allem Fledertiere (Chiroptera) ein höheres Risiko für eine Infektion darstellt.[239] Zum Marburgvirus heißt es in einer aktuellen Studie noch viel allgemeiner: „ein ersichtliches Risiko stellen touristische Aktivitäten in Höhlenkomplexen und der berufliche Alltag in afrikanischen Minen dar".[240] Verantwortlich dafür könnte ein dort oft vorkommender sog. Nilflughund sein. Es wird angenommen, dass die meisten Ausbrüche auf nur einen oder zumindest ganz wenige Indexfälle zurückzuführen sind und somit nur äußerst selten Kontakte zwischen dem Wirt des Ebolavirus (noch viel seltener Marburgvirus) und dem Menschen stattfinden.[241] Daher geht man bei den Filoviridae nicht von einer akuten Bedrohung oder Epidemie- bzw. Pandemiegefahr aus. Was nicht heißt, dass letztere nicht doch plötzlich ausbrechen bzw. durch den Gebrauch von Ebola als Biowaffe künstlich induziert werden könnte.

---

[235] Siehe WHO, Fact sheet: Ebola haemorrhagic fever http://www.who.int/mediacentre/factsheets/fs103/en/index.html letzter Aufruf: 19.02.2011.
[236] Siehe Pourrut, The natural history of Ebola virus in Africa, S. 1009.
[237] Ebd., S. 1005.
[238] Laminger, Fledertiere und andere Reservoirwirte der Filoviridae, S. 20.
[239] Ebd., S. 25.
[240] Ebd., S. 26.
[241] Siehe Kuhn, Filoviruses, S. 170.

6. Filoviridae als Biowaffe

Nicht zuletzt auch im Zusammenhang mit dem in der Zeit des ersten Auftretens herrschenden Kalten Krieges sind die Filoviridae und damit vor allem das Ebolavirus für die Militärs und andere Terrorgruppen zwecks Biowaffenforschung und Herstellung interessant gewesen. Die CDC (Centers for Disease Control and Prevention), deren Zweck der Schutz der öffentlichen Gesundheit ist, haben eine Liste aufgestellt mit kategorischer Aufteilung von Erregern, die als biologische Waffen infrage kommen. Ebola und Marburg sind dabei in die „Category A" eingestuft und werden daher mit noch fünf anderen sog. „Agents" zu den gefährlichsten Biowaffen gezählt.[242] Filoviridae sind von den Vereinigten Staaten, der ehemaligen Sowjetunion und möglicherweise Nordkorea zur Herstellung von Biowaffen genutzt worden.[243]

Auch für Terrororganisationen ist das Ebolavirus interessant gewesen. Die japanische Organisation Aum Shinrikyo hat bei einer Ebolaepidemie in Afrika Agenten zum betroffenen Gebiet gesandt, um isolierte Proben des Virus für die Herstellung von Biowaffen zu gewinnen. Soweit bekannt, hat diese Terrororganisation ihr Ziel, die Herstellung einer Ebola-Biowaffe, nicht erreicht.[244]

7. Schluss

Seit 1976 bis heute sind durch das Ebolavirus etwas mehr als 1000 Menschen ums Leben gekommen. Das ist im Vergleich zu anderen Krankheiten wie Malaria, Tuberkulose und auch zur normalen Influenza, an der allein jedes Jahr Tausende von Menschen sterben, quantitativ keine große Zahl. Trotzdem birgt Ebola etwas Angstvolles in sich, das den anderen Krankheiten eher fern ist: Der grausame und qualvolle Tod, wie man sich ihn kaum schlimmer ausmalen kann; die Ungewissheit, wo und wann das Virus demnächst wieder ausbricht, da bisher kein eindeutiger Wirt identifiziert werden konnte; die hohe Sterblichkeitsrate und die Möglichkeit einer weltweiten Pandemie. Außerdem gibt es weder Heilmittel noch wirksame Impfstoffe. Das alles macht Ebola zu dem, was es ist: eine geheimnisvolle und gefährliche Krankheit, vor der man

---

[242] Siehe CDC „Bioterrorism Agents/Diseases" http://www.bt.cdc.gov/agent/agentlist-category.asp#catdef, letzter Aufruf: 19.02.2011.
[243] Kuhn, Filoviruses, S. 53 und Smith, Ebola, S. 69.
[244] Smith, Ebola, S. 69.

Angst hat, weil man sie nicht berechnen kann und bisher eher hilflos als erfolgreich mit Ausbrüchen und Betroffenen umgegangen ist.

Literaturverzeichnis

Adam, Dieter et al.: Die Infektiologie. Berlin: Springer Verlag, 2004

Beer, Brigitte; Kurth, Reinhard: Characteristics of Filoviridae: Marburg and Ebola Viruses. In: Naturwissenschaften 86 (1999), S. 8–17

Drancourt, M.; Houhamdi, L.; Raoult, D.: Yersinia pestis as a telluric, human ectoparasite-borne organism. In: The Lancet Infectious Diseases 6 (2006), S. 234- 241

Kuhn, Jens H.: Filoviruses - A Compendium of 40 Years of Epidemiological, Clinical, and Laboratoty Studies. Wien: Springer-Verlag 2008

Laminger, Felix; Prinz, Armin: Fledertiere und andere Reservoirwirte der Filoviridae. Epidemiegefahr am afrikanischen Kontinent? – Eine deduktive Literaturanalyse. In: Wiener klinische Wochenschrift 122 (2010), S. 19-30

Mandell, Gerald L.; Bennett, John E.; Dolin, Raphael: Principles and Practice of Infectious Diseases, 7. Auflage. Philadelphia: Churchill Livingstone Elsevier 2010

Marre, Reinhard; Mertens, Thomas; Trautmann, Matthias; Vanek, Ernst: Klinische Infektiologie. München: Urban & Fischer Verlag 2000

Oldstone, Michael B. A.: Viruses, plagues, and history. Oxford: Oxford University Press 1998

Pourrut, Xavier; Kumulungui, Brice; Wittmann, Tatiana et al.: The natural history of Ebola virus in Africa. In: Microbes and Infection 7 (2005), S. 1005 – 1014

Regenass-Klotz, Mechthild; Regenass, Urs: Tropenkrankheiten und Molekularbiologie. Neue Horizonte. Basel: Birkhäuser 2009

Smith, Tara C.: Ebola: deadly diseases and epidemics. Philadelphia, Chelsea House Publishers 2006

Turkington, Carol; Ashby, Bonnie: Encyclopedia of Infectious Diseases. New York: Facts on File 1998

Abdalla Ibrahim

Ebola. Black death of the 21st century
Analysis of the Ebola epidemic 2014

2014

Introduction

Ebola is a viral disease caused by several viruses and the disease is known as Ebola hemorrhagic fever. Humans are not the natural host for it and cannot be carriers. Infection is contracted by contact with carrier animals in different ways. Humans become infectious during the sickness period especially in crowded places and where culture embraces close body contact with family and friends as the disease spreads by body fluids. Generally Ebola is not a disease that might lead to an epidemic due to several reasons, the fact that there are no human carriers, the replication time of the Ebola virus makes its transmission rate limited to 1.8% and normally it kills the host before it spreads. What led to this epidemic becoming the largest of Ebola is the question to answer (PHMS, 2014).

Sierra Leone is a small country located in West Africa. Inhabitants are estimated to be around 6 million by the United Nations in 2012. In terms of human development, Sierra Leone is ranked 183rd in the Human Development report (HDI) among 187 countries included, in other words, one the worst countries ranked (UNDP, 2013). Health system within Sierra Leone is not well-structured and with high out-of-pocket expenditure, life expectancy on the other hand is one of the lowest worldwide with 45.3 years at birth (World Bank database, 2013). Poverty in Sierra Leone pushed people to work in the agricultural investments, as they have huge rainforest and Savannah which allowed more contact with the host animals – mostly fruit bats – and led to the spread of disease within that slice of community at the beginning (PHMS, 2014).

Globalization and Ebola

We live in a time in which issues needed to be dealt with are not limited to one area, have growing intensity and extensity in relation to crossing geographical borders, yet the collective approaches to solve them are weak and incomplete, with the difficulties encountered are mainly due to the anemic problem-solving capacities at global and regional levels, mostly due to structural complexity that hinders urgent responses and policy-setting in reaction to global emergencies (Held, D., 2008). The lack of ownership of problems at global level, for example now after the Ebola outbreak the WHO stated that "it is technical body, and the responsibility lies first on the countries to protect their citizens", yet they are not the ones to blame. All of this is mainly due to lack of clear global governance structure, "a ship with more than a leader sinks" (Gostin, L. O., & Friedman, E. A., 2014). On the contrary, countries in which the epidemic has started are poor, and the life expectancy at birth is considered to be of the lowest worldwide, this indeed reflects the poor health status in general and the health care system within, which means that the governments aren't taking their "assumed role" as mentioned by the WHO, and if we are to improve the social determinants of health, governments of those countries must assume their role and take action in population protection and human rights provision including health (Gostin, L. O., & Friedman, E. A. 2014).

The world has witnessed many Ebola outbreaks in the past, all of which originated in Africa, in Uganda, Sudan, Zaire and other countries, but why has there been no movement in regard to prevention of further outbreaks, why has there been no advance in research for vaccination or treatment for Ebola?

The development of international organizations and global health actors was introduced as a means of solving the problems faced by traders and merchants due to health-related issues faced when national policies were the way to face infectious diseases which cross borders, in other words, health improvement has always been a by-product of economic benefits and not the priority, some scholars even argue that WHO was the fruit of the merchants pushing on their governments (Fidler, D. P., 2001). So is the reaction late because of the lack of incentives and undermining of its effect on the global north?

In this epidemic the first cases were recorded in Guinea in December 2013 and then it started spreading to Liberia and Sierra Leone (Periods, K. T. 2014), while the first roadmap set by global actors was published in August 2014, eight months after the cases recorded in Guinea, which shows a clear belated response to the emergency. The fact that the efforts on global level are belated hinders the successful international cooperation, a factor – among others – that led to the relatively huge spread of such a disease (Fidler, D. P., 2001).

Ebola is currently a living example indicating Global governance malfunction, which signifies the need to face the problems of the framework upon which global health governance can be built, and the need to define leadership and authority. Of course economic barriers and resources are the major issues to be solved – for what the director general of WHO mentioned about cutting its budget, which had an effect on emergency response department in the organization – and by definition, how can states work together in a cohesive way to achieve the results aimed at (Dodgson R. Lee, K. and Drager, N., 2002).

Ebola, Health and Health systems

Ebola can be fought by the immune system of humans' body, yet the effective response is delayed – Hypersensitivity reaction type 4 – and takes a few weeks to develop. A functioning immune system needs good general health in order to respond, and this is related to other determinants of health like nutrition and general fitness. Poverty rate in Sierra Leone is 52.9% (WBD, 2014). On top of that comes illiteracy and cultural behaviors which together create a good environment for Ebola to spread and make management of patients more difficult (Farmer, P., 2008).

When conditions above are combined with anemic healthcare system in Sierra Leone, such a disease – although not highly contagious – can't be controlled or managed properly. Ebola, until today, has no cure and its management is only supportive, which means patients are treated symptomatically until their body is capable of fighting the disease, in Sierra Leone there are 2 nurses per 10,000, of course less physicians – due to brain drain– and distant health facilities makes this supportive management not expected to be delivered, or at least not in a proper way (World bank database, 2014). This shows the gap in global governance and the poor prediction of and prevention of such disasters. Ebola is a lesson for the future – because due to globalization and interconnectedness of the world, diseases don't know borders anymore – healthcare systems must be strengthened globally to be able to cope up with such disasters and prevent outbreaks (Fryatt, R., Mills, A., & Nordstrom, A., 2010). A clear example of the capability of proper healthcare systems to contain outbreaks is the US system, one case was diagnosed, two locally infected but no further spread, on the contrary, more than 9,000 have been affected in Africa with a mortality rate of approximately 50 % (CDC, 2014).

Realistically, this can't be done by each state alone, or public sectors alone, as huge amounts of money should be shifted to meet the needs of strengthening healthcare systems, so it must be a collaborative work on different levels, national and global, public and private, all must contribute to this goal (Fryatt, R., Mills, A., & Nordstrom, A., 2010). At Alma-Ata it was agreed globally on the principle of health as a human right and the concept of Primary Health Care which basically aimed at improving healthcare systems in states, funds were raised for that purpose and the world had one vision (Chan, M., 2008), yet with the emergence of the World Bank as a global power, and some of the international health actors, WHO started to have diminished role in terms of leading the world health. Recommendations from the world Bank – which was clearly against Alma-Ata outcomes (Lister and Labonte, 2009) – to privatize health service provision was adopted by most of the countries, and the shift from strengthening the health systems to vertical programs, which led to stasis of health systems with no or slight improvement. The world – especially the poor – is facing the consequences of such recommendations as Ebola currently shows (Brugha, R., & Zwi, A., 2002).

Ebola and the work of organization

Globally, there have been generous donations from countries like Canada, Australia, America and the EU, as from other organizations like the WHO, UN and WB. Donations are estimated to be in billions of dollars to affected countries, yet is money the only issue? MSF has sent its volunteer doctors to work on field in affected countries.

On national level, government in Sierra Leone instituted new protocols at the International Airport. It also restricted public and other mass gatherings, quarantine measures for communities affected by Ebola were made; travel in and out of those communities will be restricted until a medical team clears them. Authorized house-to-house searches to locate and quarantine Ebola patients and requires all deaths be reported before burial. Lastly authorized police and military personnel to help enforce these and other prevention and control measures and required local government officials to establish laws to support Ebola prevention efforts (CDC, 2014). According to WB, if the Ebola epidemic is contained by the end of 2014, the economic impacts on West Africa, including on Guinea, Liberia and Sierra Leone, could be lessened and economies would begin to recover and catch up quickly. If the crisis continues into 2015 as predicted, slower growth could cost the region $32.6 billion over 2014 and 2015 and lead to much higher levels of poverty.

Civil society organizations have been working in collaboration with MSF and other NGOs, yet not formally engaged by the government, active involvement of civil society and international NGOs can improve the progress of management of the epidemic (Edwards, M., 2009).

Pharmaceutical companies and research institutes must also take an active part in future prevention of such epidemics, as mentioned before there were multiple outbreaks of Ebola before, starting in 1976 yet until now no cure or vaccine is available. Is it because of the nature of the virus? Or is it because of the expected financial loses to be invested and incentives to be lacking in a disease which is almost confined to poor populations of the world? Hopefully this epidemic will change that concept and more researches are to be done to fight Ebola. Developing world, although not rich in resources or equipment, needs to invest in science in a way that is balanced to narrow the global technology gap between the two poles of the world, thus it must be in a way that it serves the public population needs (Acharya, T., 2007).

The way forward...

As mentioned above, the Ebola is not an epidemic candidate due to its pathology and virus nature, yet this has turned to an epidemic due to the global pathology. This epidemic will take its time to kill people, but it will come to end soon because humans are not carriers for the virus. But what has the world learnt from it?

Ebola has identified the defect within the global health leadership. A proposed solution to the global health challenges is the reform of WHO as a global health leader, which should be the legalizing and main decision maker on global level, not an advisory or technical body as it is now. In further details, the WHO is to take the roles of global stewardship, a leadership role in setting global health norms and be the support provider to countries, and of course coordinate the work of the many global health actors to assure better outcomes, and lastly is its unique role in governance being the major global intergovernmental health organization, WHO has a unique convening power and mandate for decision-making on major health-related issues (Moon, S., Szlezák, N. A., Michaud, C. M., Jamison, D. T., Keusch, G. T., Clark, W. C., & Bloom, B. R., 2010).

Of course, such a reform will be hard to implement due to the many different global actors and different incentives and motives behind each organization, taking for example three different actors to see the suspected arguments of such a move and putting their arguments in mind bridge the gap in between.

The first actor would be the WHO itself, to whom the advantages will be numerous, as it would take the leadership role back as it used to be when created, it would also have more financial support and more freedom of expenditure along to its priorities, and it would also organize the work of other nongovernmental organizations worldwide. On the other hand this might be a huge power to one actor, and with more power comes bigger responsibilities. It also raises the expectations towards the outcomes organized by it, putting it more under the global microscope. Such authority will make it the body to blame when things go out of control, but with better understanding, rational decision making and cost effective measures such obstacles can be overcome.

From another global actor aspect like the world bank's, which has gained more power due to its economic power, it will be beneficial as it would take the responsibilities of global health problems incurred by their decisions and be less under focus in global health problems; yet this means there will be a shift of power to another actor, who might influence the decisions taken by the WB and hinder – in an economic way – their health-related economy control.

The other groups of actors, taking Doctors without Borders as an example for nongovernmental organizations, would benefit from such a reform in enhancing their decisions and actions globally when passed by the WHO – as in the proposal, all actors will be united under the WHO – which would mean more support at different levels. Disadvantages of such a reform for this type of organizations would be the lack of autonomy in some situations as all decisions would be taken by one body and inability to go against a decision passed by WHO – that in the proposal are to be implemented by the states.

These advantages and disadvantages to each different set of organizations must be weighted for the enhancement of GHG and health globally in general. This reform can be implemented by making clear definition for what GHG is, clear job description for each actor globally and clear decision-making process in a way that makes the interdependence of these different actors acknowledged, yet populations' health is not to be a second priority or a victim of another global measures.

References

Acharya, T. (2007). Science and technology for wealth and health in DEVELOPING countries. Global public health, 2(1), 53-63.

Achenbach, J. (2014, 06.10.2014). Paul Farmer on Ebola: "This isn't a natural disaster, this is the terrorism of poverty", The Washington Post http://www.washingtonpost.com/blogs/achenblog/wp/2014/10/06/paul-farmer-on-ebola-this-isnt-a-natural-disaster-this-is-the-terrorism-Of-poverty/?utm_content=buffer5d498&utm_medium=social&utm_source=facebook.com&utm_campaign=buffe

Blas, E., Gilson, L., Kelly, M. P., Labonté, R., Lapitan, J., Muntaner, C., ... & Vaghri, Z. (2008). Addressing social determinants of health inequities: what can the state and civil society do?. The Lancet, 372(9650), 1684-1689.

Brugha, R., & Zwi, A. (2002). Global approaches to private sector provision: where is the evidence. Health Policy in a Globalising World. Kelley Lee and B. a. SF Kent. Cambridge, Cambridge University Press, 63-77.

CDC, 2014. Center for Disease control, USA, available at: http://cdc.gov

Chan, M. (2008). Return to Alma-Ata. The Lancet, 372(9642), 865-866.

Dodgsen R., Lee, K. and Drager, N. (2002). Global Health Governance; a conceptual review. Discussion paper No. 1. WHO & LSHTM.

Edwards, M. (2009). Civil society. Polity.

Farmer, P. (2008). Challenging orthodoxies: the road ahead for health and human rights. health and human rights, 5-19.

Fidler, D. P. (2001). The globalization of public health: the first 100 years of international health diplomacy. Bulletin of the World Health Organization, 79(9), 842-849.

Frenk, J., Gómez-Dantés, O., & Moon, S. (2014). From sovereignty to solidarity: a renewed concept of global health for an era of complex interdependence. The Lancet, 383(9911), 94-97.

Fryatt, R., Mills, A., & Nordstrom, A. (2010). Financing of health systems to achieve the health Millennium Development Goals in low-income countries. The Lancet, 375(9712), 419-426.

Gostin, L. O., & Friedman, E. A. (2014). Ebola: a crisis in global health leadership. The Lancet, 384(9951), 1323-1325.

Held, D. (2008). Global challenges: Accountability and effectiveness. a progressive agenda for global action, 23.

Lister and Labonte (2009). Chapter 8: Globalization and health system change. In Labonte R. et al (eds). Pathways, evidence and policy. New York. Pp 181-212. Routledge.

Moon, S., Szlezák, N. A., Michaud, C. M., Jamison, D. T., Keusch, G. T., Clark, W. C., & Bloom, B. R. (2010). The global health system: lessons for a stronger institutional framework. PLoS medicine, 7(1), e1000193.

Periods, K. T. (2014). Ebola virus disease in west Africa – the first 9 months of the epidemic and forward projections.

PHMS (2014). Ebola epidemic exposes the pathology of the global economic and political system. Retrieved September 14, 2014, from http://www.phmovement.org/sites/www.phmovement.org/files/phm_ebola_23_09_2014final_0.pdf

Sifferlin (2014). Ebola epidemic exposes the pathology of the global economic and political system. Retrieved September 14, 2014, from http://www.phmovement.org/sites/www.phmovement.org/files/phm_ebola_23_09_2014final_0.pdf

UNDP (2014). Sustaining Human progress: reducing vulnerabilities and Building resilience, Human development report. Available at: http://hdr.undp.org/sites/default/files/hdr14-summary-en.pdf

World Bank Database (2014). available at: http://worldbank. World population data sheet (2013).

Johanna Sarre

AIDS in Afrika und Pest in Europa – Krankheit als soziales Phänomen
Voraussetzungen für und Auswirkungen von Epidemien im historischen Vergleich

2007

1. Einleitung

Nicht nur in der medialen Darstellung, sondern auch in der wissenschaftlichen Diskussion des afrikanischen Kontinents spielt ein Thema eine vorherrschende Rolle: Das *Acquired Immuno Deficiency Syndrom*, kurz AIDS[245], verursacht durch das HI-Virus, kostet weltweit täglich 8.000 Menschen das Leben und lässt unzählige mehr als Waisen, Witwer und Witwen, trauernde Eltern und Geschwister zurück.[246] Auch wenn sich die Verbreitung des Virus keineswegs auf Afrika beschränkt, so wird doch kein Kontinent im selben Maße von der AIDS-Pandemie heimgesucht. In Afrika südlich der Sahara leben circa 10 % der Weltbevölkerung, aber mehr als 60% der HIV-Infizierten weltweit. Allein dort tragen 25,4 Millionen Menschen das HI-Virus in sich und werden in den kommenden Jahren an AIDS sterben. (UNAIDS 2005)

Diese erschreckenden Zahlen, die beim Laien im besten Fall Mitgefühl hervorrufen, erwecken bei Historikern, Medizinern und Sozialwissenschaftlern, die sich mit Epidemien beschäftigen, noch andere Assoziationen. In historischer Perspektive drängt sich der Verdacht auf, dass epidemisch auftretende Infektionskrankheiten zu allen Zeiten ein prägender Bestandteil der Menschheitsgeschichte waren. Häufig wird AIDS deshalb in die Erbfolge der großen Seuchen eingereiht und in Anlehnung an antike, mittelalterliche und neuzeitliche Zeugnisse in einem Atemzug mit Pest, Cholera, Grippe und Pocken als weitere ‚Geißel der Menschheit' genannt.

Doch trotz oder gerade wegen der menschlichen Verwüstung, die die Krankheit anrichtet und deren Bilder uns in Nachrichten, Dokumentationen und Spendenaufrufen begegnen und erschüttern, muss sich die Wissenschaft von emotionaler Bestürzung freimachen. Mit nüchternem Blick stellen wir fest, dass sich HIV/AIDS weder in seiner Ausbreitung noch in der Zahl seiner Opfer signifikant von bisherigen Epidemien unterscheidet. Vielmehr bietet sich in den vergangenen zwei Jahrtausenden die Gelegenheit, zu lernen, dass nicht Kriege und Eroberungen, politische Umstürze oder charismatische Persönlichkeiten, sondern die großen Epidemien die Menschheitsgeschichte von Grund auf verändert und geprägt haben. Die vergleichende Betrachtung zweier Seuchen

---

[245] Im Folgenden wird für „Acquried Immuno Deficiency Syndrome" das Akronym „AIDS" verwendet. Dies dient der besseren Lesbarkeit des Textes, die Begriffe sind inhaltlich gleichbedeutend.
[246] UNAIDS gibt für das Jahr 2006 ca. 2,9 Mio. AIDS-Tote an, die Schätzungen variieren aber zwischen 2,5 und 3,5 Mio. (UNAIDS/WHO 2006: 1) Ein ausführliches Verzeichnis der verwendeten Quellen findet sich auf S. 20

globalen Ausmaßes unter besonderer Berücksichtigung ihrer sozialen Dimension sind Ziel der vorliegenden Arbeit. Zwar lehrt uns die Geschichte, dass wir auch unter Aufbietung aller organisatorischen Fähigkeiten hinter unserem ärgsten Feind – den Mikroben – immer einen Schritt hinterherhinken. Doch historische Zeugnisse früherer Epidemien bieten Gelegenheit, zu lernen. Nur so können wir Regelmäßigkeiten erkennen und ihnen Rechnung tragen, um Fehler zu vermeiden. Denn beim Vergleich der großen Epidemien fällt auf, dass bestimmte Faktoren zu allen Zeiten den Ausbruch von Massenerkrankungen begünstigt haben, so wie bestimmte Maßnahmen zu ihrer Eindämmung sich in unterschiedlichen Fällen als rettend erwiesen haben. Diese Gesetzmäßigkeiten, die „epidemic rules"[247] aufzuzeigen, ist Ziel des hier angestellten Vergleiches. In einem weiteren Schritt wird eine Einschätzung abgegeben, inwieweit die historisch bewährten Strukturen und Maßnahmen auch im Fall von HIV/AIDS sinnvoll anwendbar sind.

2. Pest und AIDS – zwei Epidemien im Vergleich

In der hier vorliegenden Arbeit werde ich zwei der verheerendsten Seuchen vergleichen, die die Menschheit erlebt hat und heute noch erlebt: Die Pest, die vor allem im 14. Jahrhundert Europa entvölkerte, und AIDS, das seit den 1980er Jahren Sinnbild einer Bedrohung ist, der auch die moderne Medizin nur wenig entgegenzusetzen hat. Den Hauptteil stellt die Beschreibung und fokussierte Untersuchung der beiden Krankheiten dar. Dabei ist es unerlässlich, zuerst die medizinische Funktionsweise der Krankheiten zu verstehen, um die damit verbundenen spezifischen Voraussetzungen für die Verbreitung des Erregers zu kennen. Wichtiger als medizinische Fakten aber ist der soziale Kontext der Seuchen. Im folgenden Abschnitt werde ich daher zuerst anhand der Pest und in einem zweiten Teil anhand von HIV/AIDS aufzeigen, welche sozialen, demographischen und ökonomischen Bedingungen Ausbruch und Verbreitung der Seuchen begünstigt haben. Dabei sollen Gemeinsamkeiten und Unterschiede zwischen den beiden Epidemien betrachtet werden. In einem dritten Teil wird erläutert, welche der Maßnahmen, die zur Eindämmung der Pest geführt haben, auf AIDS anwendbar sind und welche Lehren aus der Vergangenheit gezogen werden können.

---

[247] „Epidemic rules" ist der Titel zweier Kapitel aus Susan Hunters Buch „Who cares? AIDS in Africa" (2003). Auf ihre These von der Regelmäßigkeit von Epidemien stützt sich die Argumentation der vorliegenden Arbeit in weiten Teilen.

2.1 Infektionskrankheiten, Epidemien und Pandemien – Definition und Begriffsklärung

Der Begriff Epidemie wurde vor mehr als 2500 Jahren vom griechischen Arzt und Gelehrten Hippokrates geprägt (vgl. Hunter: 114). Zusammengesetzt aus den Worten „epi meaning upon, and demos meaning people" (ebd.) bezeichnet er eine Krankheit, die über ein Volk hereinbricht. Als Epidemie bezeichnet Spencker „ein gehäuftes und in ursächlichem Zusammenhang stehendes Auftreten einer übertragbaren Krankheit" (1999: 109). Bei den übertragbaren oder ansteckenden Krankheiten handelt es sich im Gegensatz zu anderen Infektionen um Krankheiten, die „mittelbar oder unmittelbar auf den Menschen oder von Mensch zu Mensch übertragen werden" (ebd.). Zu ersteren Krankheiten gehört die Pest, zu letzteren AIDS.

Vor allem im Zusammenhang mit AIDS wird oft der Begriff Pandemie verwendet, laut Hunter eine Erweiterung des Begriffes Epidemie: „An epidemic that has spread to more than one country is called a pandemic, pan meaning all in Greek" (2003: 144). Da wir den Begriff Pandemie aber auch auf Europa zu einer Zeit anwenden, da die Entstehung von ‚countries' im Sinne der heutigen Nationalstaaten noch in ferner Zukunft lag, erscheint es mir sinnvoller, nur „bei kontinentaler oder weltweiter Ausbreitung einer Krankheit" (Spencker: 109) von einer Pandemie zu sprechen.

Wie im Folgenden gezeigt wird, wohnen diesen Epidemien und Pandemien bestimmte Regelmäßigkeiten und Gemeinsamkeiten inne, die trotz Unterschieden in der Übertragung, Inkubationszeit und Sterblichkeit der Erkrankten eine vergleichende Betrachtung rechtfertigen. Eine der schwerwiegendsten Pandemien, die in mehreren Wellen Asien, Europa und Nordafrika heimsuchte, war die Pest, auf die ich im folgenden Abschnitt näher eingehe.

2.2 Die Pest in Europa

Die Pest (plague, peste) ist eine bakterielle Infektionskrankheit. Ihr Erreger Yersinia pestis ist ein Stäbchenbakterium, das nach seinem Entdecker Alexandre Yersin benannt ist (vgl. Spencker: 111). Man unterscheidet zwei Typen der Pest, die Beulenpest und die hoch infektiöse Lungenpest (vgl. Winkle 2005).[248]

---

[248] Das „Factsheet Plague" der World Health Organisation (2005) erwähnt noch eine dritte Form der Pest. Neben Beulen- und Lungenpest, „bubonic form" und „pneumonic form"

Neben den allgemeinen grippeähnlichen Symptomen sind die ‚Pestbeulen' charakteristisch für Erstere. Dabei handelt es sich um Schwellungen der Lymphknoten, die im fortgeschrittenen Stadium aufbrechen. Gelangt der Erreger ins Blut, entsteht die so genannte ‚Pestsepsis'.

„[Ä]ußere Zeichen dieser bakteriellen ‚Blutvergiftung' [...] sind die von Zeitgenossen oft mit Erschrecken beschriebenen blauschwarzen Hautflecken, die durch Einblutungen ins Untergewebe entstehen und von denen sich die späteren Bezeichnungen ‚schwarze Pest' und ‚Schwarzer Tod' herleiten" (Riha 1999: 11).

Diese Form der Pest wird durch Flöhe von infizierten Nagetieren auf den Menschen übertragen. Die Lungenpest birgt das eigentliche Risiko einer weitreichenden Epidemie, da sie direkt von Mensch zu Mensch überspringt. „Primary pneumonic plague [...] can be transmitted from human to human without involvement of fleas or animals" (WHO: 2005). Die typischen Symptome dieser Form, heftiger Husten mit blutig-schaumigem Auswurf, begünstigen die Tröpfcheninfektion (Riha: 11).

Die Pest hat normalerweise eine Inkubationszeit von 3-7 Tagen, die Sterblichkeitsrate liegt ohne Behandlung bei 30% bis 60 %. (WHO 2005)

2.2.1 Voraussetzungen und Verlauf der europäischen Pestepidemien

Die Verbreitung der Pest über einen Zeitraum von mehr als drei Jahrtausenden detailliert zu betrachten, würde den Rahmen dieser Arbeit sprengen. Daher werde ich mich auf den Verlauf der Epidemie in Europa konzentrieren und anhand ausgewählter Beispiele die charakteristischen Voraussetzungen für das Entstehen einer Epidemie hervorheben. Eine Synopse der großen Pestereignisse findet sich im Anhang. Der besseren Übersichtlichkeit halber behalte ich auch hier eine chronologische Ordnung der Ereignisse bei.

---

existiert eine „septicaemic form of plague", ein Zustand innerlicher Blutvergiftung. Diese kann auch ohne Auftreten der charakteristischen Beulen vorliegen und verläuft tödlich.

2.2.1.1 Die Pest in der Antike und vor christlicher Zeitrechnung

Die ersten Erwähnungen der Pest finden sich im Alten Testament. Die Bücher Jeremia und Deuteronomium, nachträglich auf das 7. Jahrhundert v. Chr. datiert, erwähnen große Epidemien mit möglichen Pestsymptomen.[249] Auffällig ist dabei einerseits die Verbindung mit anderen gesellschaftlichen Großereignissen wie Hunger und Krieg und andererseits die Wahrnehmung von Krankheit als göttliche Strafe. „So erwähnt der Prophet Jeremias immer wieder die Pest, doch nie allein, sondern immer mit zwei weiteren Gottesstrafen in der Reihenfolge: Krieg, Hunger und Pest" (Winkle: 429).

Allerdings sind diese Quellen kritisch zu betrachten, stellte doch ‚Pest' lange Zeit einen Überbegriff für verschiedene tödlich verlaufende Krankheiten dar. In Anlehnung an Galen, den Leibarzt eines prominenten Pestopfers, des römischen Kaisers Marc Aurel, wird überliefert: „Wenn eine Krankheit viele Menschen befällt, so ist sie epidemisch. Wenn sie auch viele von ihnen tötet, so ist es die Pest" (ebd.: 433). Ähnlich verhält es sich mit der ‚attischen Pest', die von vielen Historikern als erste verbriefte Pestepidemie gesehen wird, den großen griechischen Heerführer Perikles dahingerafft und den Sieg der Spartaner über die Athener begünstigt haben soll (vgl. Hunter: 89, Riha: 8). Da in der Beschreibung der Symptome die charakteristischen Beulen fehlen, handelt es sich hier sehr wahrscheinlich um eine andere epidemische Krankheit (vgl. Winkle). Dennoch war im antiken Griechenland die Symptomatik der Pest den Ärzten bekannt, werden doch in Schriften der Hippokratischen Schule[250]

„an etwa drei Stellen (Epidemien II, IV u. VII) gefährliche Lymphknotenschwellungen mit Fieber erwähnt, die später von verschiedenen Ärzten als Pest gedeutet wurden" (ebd.: 431).

Dies ändert nichts an der Tatsache, dass die Ärzte dieser Zeit vor dem Hintergrund eines miasmatischen Krankheitsbildes[251] Epidemien sowie Infektionskrankheiten im Allgemeinen machtlos gegenüberstanden.

---

[249] "Der Herr wird dich schlagen mit den Drüsen Ägyptens" bzw. „Der Herr schlägt dich mit dem ägyptischen Geschwür, mit Beulen, Krätze und Grind, und keiner kann dich heilen." Dtn 28, 27 (Lutherübersetzung zit. in Winkle: 424 bzw. Einheitsübersetzung 1980)

[250] Hippokrates (um 460 v. Chr. bis ca. 370 v. Chr.) gilt als Begründer der wissenschaftlichen Medizin in der Antike. Der hippokratische Eid ist bis heute Vorbild des Ärztegelöbnisses. (Meyers Lexikon 2003: 3062)

[251] Der griechische Begriff *míasma* hat zwei relevante Bedeutungen: Zum einen ‚Schmutzfleck', was auf die Wahrnehmung von Krankheit als göttliche Strafe verweist und

2.2.1.2 Mittelalter – die Hochzeit der Pest

Das Mittelalter war in Europa von zwei Faktoren geprägt, die entscheidend zu einer günstigen Situation für den Ausbruch von Massenerkrankungen beigetragen haben: Durch die zunehmende Verstädterung entstanden Menschenansammlungen, die eine rasche Verbreitung eines aggressiven Krankheitserregers wie Yersinia pestis ermöglichten. Unter anderen Bedingungen hätte ein Erreger, der den Organismus seines Wirtes in einer Rekordzeit von wenigen Tagen zerstört und damit seiner Mobilität beraubt, wenige Chancen auf derartige Streuung gehabt. Aber „[d]em Zustrom bäuerlicher Massen mit ländlichen Sitten waren die von Mauern eingezwängten, unkanalisierten Städte mit unzulänglicher Abfallbeseitigung nicht gewachsen" (Winkle: 449). Diese Zustände, sowie die Fachwerkbauweise, boten Ratten und ihren Parasiten als Überträgern der Pest idealen Unterschlupf in gefährlicher Nähe zum Menschen.

Der zweite entscheidende Faktor, der das Mittelalter wie kein anderes Zeitalter zum Schauplatz grassierender Seuchen gemacht hat, ist die Begegnung und Bewegung großer Menschmassen, die vorher in relativer Isolation gelebt hatten. Eindrucksvolles Beispiel hierfür sind die Kreuzzüge. Dabei

„fand ein konstanter Zustrom statt, dem eine ungefähr gleiche Rückwanderung gegenüberstand; es war ein ständiges Kommen und Gehen, das den Orient mit dem Abendland verband. Seitdem gestaltete sich der Handel mit dem Orient immer lebhafter. Mit den Waren wurden aber auch kontagiöse[252] Krankheiten eingeschleppt. Bei der schwarzen Ratte, die die Kreuzfahrer auf ihren Schiffen mitbrachten, ahnte noch niemand, dass dieser lästige Schädling, den man zunächst Schiffsratte, bald aber auch Hausratte nannte, der Überträger einer der gefährlichsten Infektionskrankheiten war, die bald das ganze Abendland in Angst und Schrecken versetzen sollte" (Winkle: 442).

Epidemien als kollektive Strafe für individuelle Sünde darstellt. Zum anderen – meist im Plural – *miásmata* als ‚Ausdünstung' und ‚schlechte Luft'. (vgl. Riha: 7) „In der griechischen Heilkunde spielt die 'Luft' (wir würden heute von Umweltbedingungen reden) als potentieller Krankheitsfaktor eine außerordentlich große Rolle." (ebd.)

[252] gleichbedeutend mit ‚ansteckende' oder ‚übertragbare' Krankheiten, Definition s. S. 4, Punkt 2.1.

Als direkte Folge der veränderten Lebensbedingungen erlebte Europa über Jahrhunderte, vor allem aber in den Pestjahren 1347-1349 eine Seuchenkatastrophe nie gekannten Ausmaßes.

Zusammenfassend lässt sich also sagen, dass bestimmte Voraussetzungen für eine Verbreitung des Erregers erfüllt waren: große Ballungszentren bei gleichzeitiger hohe Mobilität, fehlende Möglichkeiten, Kranke frühzeitig zu erkennen und von Gesunden zu trennen und nicht zuletzt mangelndes Durchsetzungsvermögen der Herrschenden in Pestzeiten, die selbst kopflos die Flucht ergriffen und die Bevölkerung dem Chaos und ihrem Schicksal überließen. Die überlieferten Quellen weisen inhaltliche Parallelen auf, die man als fundamentale soziale Reaktionen auf die Seuche bezeichnen kann. Dazu gehören Berichte über die Hilflosigkeit der Ärzte, das Versagen aller menschlichen Bemühungen und der Religion, spekulative Theorien über Fremdeinwirkung (Brunnenvergiftung), die Auflösung familiärer und freundschaftlicher Bande aus Angst vor Ansteckung oder durch Abstumpfung, Stigmatisierung, die Vernachlässigung der Bestattungsrituale und auf der einen Seite fanatische Hinwendung zur Religion, auf der andern allgemeinen moralischen Verfall (vgl. Riha 1999).

Aber auch die ökonomischen und politischen Auswirkungen waren fatal. Aufgrund des Ausfalls an Arbeitskraft fehlte es überall am Nötigsten, Straßen und Brücken zerfielen, Landwirtschaft und Handel lagen brach. Dies führte zu einer enormen Teuerung und politischer Instabilität.

„Die reichen Klöster und Adeligen, deren Grund und Boden zu Brachland wurde, stellten erbarmungslose Bedingungen auf, um die noch verbliebenen Bauern zur Arbeit zu zwingen, ohne die Entlohnung zu erhöhen. Zugleich versuchten sie zu verhindern, dass die Bauern auf der Suche nach einer besseren Beschäftigung davonliefen. Diese Situation erzeugte eine Unzufriedenheit mit dem ganzen System sozialer Ungleichheit, das bis dahin als selbstverständlich hingenommen worden war. Aus dieser pestbedingten Misere entsprangen die Bauernkriege des 14. Jahrhunderts" (Winkle: 453).

Die Situation änderte sich erst, als an vielen Orten

„aus Beobachtung und Empirie, ohne Kenntnis der wahren Zusammenhänge und ohne Unterstützung der gelehrten Ärzte, von den städtischen und staatlichen Behörden städtehygienische Maßnahmen entwickelt wurden, die heute noch ihre Bedeutung haben: Isolierung[253] und Quarantäne. [254]" (ebd.: 456)

Da aber hatte der ‚Schwarze Tod' von 1347-50 schon ein Viertel der europäischen Bevölkerung dahingerafft (ebd.).

2.2.1.3 Die Pest in der Neuzeit

Die großen Entdeckungen markieren den Anbruch eines neuen Zeitalters. Aus seuchenprophylaktischer Perspektive änderte sich aber zunächst nicht viel. Weiterhin prägten epidemisch auftretende Krankheiten die Lebenssituation großer Bevölkerungsteile, verstärkt durch Krieg und Hunger.[255]

Vor allem im Gefolge der Heerscharen, die während des Dreißigjährigen Krieges kreuz und quer durch Mitteleuropa zogen, verbreitete sich die Pest. So berichtet ein Zeitgenosse über die kaiserlichen Söldnerheere:

„Sie haben aber neben den Beuthen auch die Pest erbeuthet...also dass deren die diesem Zug abgegangen d.h. an der Pest gestorben sind [...] wol etliche tausend geachtet wurden" (Merian zit. in Winkle: 476).

Immer wieder zeigt sich, dass der Erfolg und die Durchführung der bis dato bekannten und bewährten Schutzmaßnahmen in erster Linie von der politischen Stabilität der betroffenen Region abhängig waren. Dabei

---

[253] Venedig ordnet im Jahre 1374 erstmals eine 30tägige Absonderung („Trentana") von pestverdächtigen Waren und Personen an. „Diese erfolgte auf der in der Lagune gelegenen Insel ‚Isola di S. Lazaro' [...]. So entstand aus dem italienischen Wort *isola* (Insel) der Terminus technicus ‚isolieren'" (Winkle: 456).
[254] 1377 wurde die venezianische „Trentana" von der dalmatischen Stadtrepublik Ragusa (Dubrovnik) und 1383 von Marseille auf 40 Tage erhöht. „Der Name ‚Quarantäne' (von ‚quaranta giorni' = 40 Tage) entsprach der biblischen Zahl, denn auch Moses, Elisa und Jesus lebten zur Läuterung 40 Tage abgesondert in der Wüste" (ebd.).
[255] Die Verbindung von Krieg, darauf folgendem Hunger und großer Anfälligkeit für Krankheiten sind ein wiederkehrendes Merkmal der Seuchengeschichte. Dieses findet auch in der Kunst seinen Widerhall: 1498 fertigt Albrecht Dürer den Holzschnitt „Die apokalyptischen Reiter" an. Dabei findet die zunehmende Endzeitstimmung in der Darstellung von Pest, Krieg, Hunger und Tod als furchterregende Reiterfiguren ihren Ausdruck (vgl. Winkle: 463).

„"...wurde die Pest mit ihren Ängsten und Nöten zur wichtigsten Anregerin seuchenprophylaktischer und städtehygienischer Maßnahmen, wie z. B. der Meldepflicht bekannt gewordener Krankenfälle, der Isolierung von Kranken und Verdächtigen, [...] sowie des Waschens von Gesicht und Händen mit Essigwasser nach jedem Krankenbesuch" (Winkle: 454).

Erst langsam entstanden Strukturen, die eine rasche Reaktion auf aufflammende Epidemien ermöglichten. Diese Institutionen und Regeln sind auch heute noch in Europa zu finden. „Die Pest mit ihren vielen Opfern veranlasste allmählich auch die Einrichtung von Krankenanstalten", es entstanden Gesundheitsausschüsse und Pestkomitees (ebd.: 491). Erlasse regelten das Verhalten im Ernstfall, vielerorts bescheinigte ein Gesundheitspass die Unbedenklichkeit von Durchreisenden. „Die heute noch übliche Passkontrolle an den Grenzen hat ihre Ursprünge im Pestbrief, der besagte, dass der Herkunftsort des Reisenden pestfrei sei" (ebd.: 456). Aber die Angst vor Isolation sowie Unterschlagung und Bestechlichkeit kosteten wertvolle Zeit und damit Menschenleben.

„Furcht vor der Quarantäne ließ die Menschen auf alle möglichen Schliche kommen: die Kranken wurden nicht gemeldet, die Totengräber und ihre Vorgesetzen wurden bestochen, sogar von Angestellten des Gesundheitsausschusses [...] erhielt man für Geld falsche Bescheinigungen" (ebd.: 480).

„Man unterschlug einen Teil der Todesfälle, um die Bevölkerung nicht mehr zu beunruhigen" (ebd.: 487).

Trotz aller Schwierigkeiten in der Durchführung – nach und nach verlängerten sich die Intervalle zwischen den Epidemiewellen, die entstandenen Strukturen gewährleisteten einen dauerhaften Schutz und die Zahl der Pestinfektionen nahm kontinuierlich ab. „Im Hinblick auf die Entwicklung einer Gesundheitsadministration, ja auf Verwaltungsstrukturen überhaupt, hat die Pest sicher einen entscheidenden Schritt ausgelöst" (ebd.: 488). Gerade wegen des Mangels an medizinischen Vorbeugungs- oder gar Behandlungsmöglichkeiten wurden die sozialen Komponenten der Seuchenprophylaxe etabliert.

2.2.1.4 Mikrobiologische Ära

Der Nachweis von Mikroorganismen als Verursacher von Krankheiten durch den Bakteriologen und Nobelpreisträger Robert Koch (1843-1910) und die Entdeckung von Penicillin, des ersten Antibiotikums, durch Sir Alexander Fleming (1908-1964) läuteten ein neues Zeitalter der Schulmedizin ein (vgl. Meyers Lexikonredaktion, Winkle: xxx). Auch die Pest, deren Erreger der Schweizer Tropenarzt Alexandre J. E. Yersin 1894 entdeckte, war somit behandelbar geworden (vgl. Winkle: 508). Er wies Ratten als Wirte des Erregers nach, wenig später wurde die Infektionskette durch die Erkenntnis komplettiert, dass Ratten- und Menschenflöhe den Erreger auf Menschen übertragen. Eine langfristig wirksame Schutzimpfung existiert jedoch bis heute nicht.

Dass Europa – im Gegensatz zu Indien, wo zwischen 1896 und 1918 über 11 Mio. Menschen an der Pest starben – zunehmend pestfrei wurde, lag aber vor allem an den veränderten Lebensbedingungen.[256] Nach großen Stadtbränden hatte die Steinbauweise das leicht entzündliche Fachwerk abgelöst, das auch Ratten idealen Unterschlupf geboten hatte. Städtehygienische Maßnahmen verhinderten das nahe Beieinander von Tieren und Menschen (und ihrer Parasiten), Quarantäne und Kontrollen im Fernhandel verhinderten die Einschleppung aus dem weiterhin betroffenen Mittleren Osten. Bei Auftreten der Pest griffen die etablierten Institutionen sofort ein und verhinderten eine weitere Verbreitung. Ein zunehmendes Vertrauen der Bevölkerung in die Schulmedizin erleichterte die Bewusstseinsbildung und Früherkennung.

2.2.2 Lehren aus zwei Jahrtausenden Pest

Zusammenfassend lässt sich also sagen, dass sowohl die Verbreitung der Pest als auch ihr Rückgang zu großen Teilen auf soziale Faktoren zurückgeführt werden können. Es hat sich gezeigt, dass bestimmte Faktoren den Ausbruch von Epidemien begünstigen, ja sogar mit an Sicherheit grenzender Wahrscheinlichkeit absehbar machen. Dazu gehören: Eine rasche Urbanisierung und damit verbundene Übervölkerung der Städte, eine große Durchmischung der Bevölkerung durch Fernhandel, (Stadt-Land-)Migration oder Krieg, ein niedriger Lebensstandard großer Bevölkerungsteile, der mit unhygienischen Bedingungen einhergeht und in Verbindung mit Armut steht, sowie mangelnde

---

[256] und einem zoologischen Glücksfall. So „durchschwammen nach einem Erdbeben [im Oktober 1727] große Heere von Wanderratten bei Astrachan die Wolga und verbreiteten sich immer weiter westwärts, wobei sie die kleinere und weniger menschenscheue Hausratte, die Hauptträgerin der Pest, vielerorts verdrängten" (Winkle: 499).

staatliche Kontrollgewalt, die die Durchsetzung seuchenprophylaktischer Maßnahmen wie Früherkennung, Isolierung und Bekämpfung erschwert.

Ebenso wie die Risikofaktoren waren es noch lange nach der Entdeckung einer Behandlungsmöglichkeit die ausschlaggebenden Veränderungen sozialer Art, die den Sieg der Menschheit über die Pest herbeigeführt haben. Inwieweit diese Erkenntnisse auf den Kampf gegen AIDS angewendet werden können, soll im Folgenden betrachtet werden.

2.3 HIV/AIDS in Afrika südlich der Sahara

"Since 1981, when the first cases of AIDS were diagnosed, AIDS-related mortality has reached orders of magnitude comparable to those associated with visitations of pestilence in earlier centuries. The Black Death of 1347-1351 killed more than 20 million people in Europe; by the end of 2002, 22 million people had lost their lives to AIDS, and more than 42 million were living with HIV/AIDS." (UNAIDS, o.J.)

Der hier gezogene Vergleich steht beispielhaft für die oft gezogenen Parallelen zwischen großen Seuchen der Menschheitsgeschichte. Neben vielen Gemeinsamkeiten gibt es aber auch Unterschiede in der Art der Übertragung, die jede Krankheit zu einem spezifischen Fall machen und die Frage aufkommen lassen, inwieweit Prophylaxemaßnahmen universell anwendbar sind. Dazu ist es sinnvoll, sich zuerst ein Bild von der Beschaffenheit des Erregers, den Übertragungswegen und der Verbreitung zu machen.

2.3.1 Biologische Erklärung, Übertragung und Symptome von AIDS

AIDS ist eine Virusinfektionskrankheit, die erstmals 1981 beschrieben wurde (vgl. Meyers Lexikon: 109). Der Begriff *Acquired Immuno Deficiency Syndrome* bezeichnet eine Vielzahl von Symptomen, die in ihrer Gesamtheit das Krankheitsbild von AIDS ausmachen.[257] Auslöser der tödlichen Krankheit ist das 1984 entdeckte Human *Immunodeficiency Virus* (HIV), das die körpereigene Immunabwehr schwächt und daher meist durch opportunistisch auftretende Infektionen mit anderen Krankheiten zum Tod führt (vgl. Whiteside 1998: 6, Rwegera 2004: 22).

Seitdem AIDS 1981 zum ersten Mal diagnostiziert wurde, hat es sich weltweit verbreitet. Besonders in Afrika südlich der Sahara machen sich seit einigen

---

[257] Syndrom: Krankheitsbild, das sich erst aus der Summe verschiedener Symptome ergibt. (vgl. Leisering 2002)

Jahren die gravierenden Folgen der Epidemie bemerkbar. Denn obwohl sich die Infektionsraten unter Erwachsenen in den letzten Jahren scheinbar stabilisiert haben, bedeutet dies nur insofern eine Verlangsamung der Epidemie, als dass jeden Tag annähernd so viele Menschen an AIDS sterben, wie sich auch täglich neu mit dem tödlichen Immunschwächevirus infizieren. So geht UNAIDS für das Jahr 2004 von 3,1 Millionen Neuinfektionen und 2,3 Millionen Todesopfern weltweit aus (vgl. UNAIDS 2005). Allein im Jahr 2006 haben sich in Subsahara-Afrika 2,8 Mio. Menschen neu infiziert, 2,1 Mio. sind an AIDS gestorben (vgl. UNAIDS/WHO 2006).

Die Übertragung des Virus' erfolgt hauptsächlich durch Körperflüssigkeiten, „Blut, Geschlechtsverkehr sowie von der Mutter auf das Kind (bei der Geburt oder durch Muttermilch)" (Rwegera 2004: 23). Das Virus ist aus epidemiologischer Sicht relativ wenig infektiös, „auch bei engen Alltagskontakten mit HIV-infizierten Menschen besteht kein Ansteckungsrisiko" (Meyers Lexikon: 109). Weshalb sich AIDS trotzdem weiterhin ausbreitet und inwieweit die Situation zu Zeiten der Pest der heutigen Situation ähnelt, soll Inhalt des folgenden Abschnittes sein.

2.3.2 Voraussetzungen für den Verlauf und die Eindämmung der afrikanischen AIDS-Epidemie

Wie oben anhand des Beispiels Pest gezeigt, begünstigen bestimmte gesellschaftliche Verhältnisse das Auftreten und die schier unaufhaltsame erscheinende Ausbreitung von Infektionskrankheiten. Die Liste der hier aufgeführten Faktoren erhebt keineswegs Anspruch auf Vollständigkeit. Vielmehr sollen beispielhaft Ähnlichkeiten und Unterschiede der Ausgangssituationen hervorgehoben werden, die die Verbreitung der Pest in Mitteleuropa und des HI-Virus in Afrika begünstigt haben. Dazu gehören Urbanisierung, Migration und Armut ebenso wie geringer staatlicher Einfluss, Verschleierung und mangelnde Aufklärung.

2.3.2.1 Urbanisierung

Ebenso wie im mittelalterlichen Europa stellen wir in Afrika südlich der Sahara ein rasches Wachstum der Städte seit Ende der Kolonialzeit fest. „Afrika, um 1900 in weiten Räumen ein städteloser Kontinent, verzeichnet von allen Weltregionen die rasanteste Urbanisierung" (Vorlaufer: 664). Die damit verbundene räumliche Enge hätte bei einer hochinfektiösen Krankheit wie der Pest verheerende Auswirkungen. Aber auch AIDS findet seinen Nährboden in den Städten. Das Wachstum der Städte steht in keinem Verhältnis zur langsam wachsenden Industrie. Während im Allgemeinen zwischen Urbanisierungsgrad und wirtschaftlicher Entwicklung ein enger Zusammenhang besteht, ist in Afrika „[e]ine wesentlich von exogenen Kräften initiierte Urbanisierung ein Indikator wachsender Unterentwicklung und Verelendung großer Bevölkerungsteile" (ebd.: 671). Allerdings zeigt sich, dass die Korrelation nur scheinbar stimmt: Während in Pestzeiten die reellen, unhygienischen Lebensbedingungen die Ausbreitung von Krankheiten begünstigten, ist Urbanisierung heute nur ein Glied in der Kausalkette. Sie fördert die Entstehung einer Lebenssituation, die wiederum der Verbreitung von AIDS förderlich ist: Der Armut.

2.3.2.2 Armut

Armut hat viele Gesichter und ist schwer zu definieren. Die Weltbank setzt einen relativ unspezifischen Maßstab: „Als ‚absolut arm' gilt, wer über weniger als einen Dollar Kaufkraft pro Tag verfügt" (Nuscheler 2005: 144). Dabei wird verschwiegen, dass sie vor allem ein soziales Phänomen ist. „Armut ist keine Eigenschaft, sondern eine von gesellschaftlichen und politischen Bedingungen abhängige Lebenssituation" (ebd. 143f). „Armut ist zwar also vorrangig, aber nicht ausschließlich ein materielles Problem" (ebd. 147). Die ‚Lebenssituation Armut' ist vor allem durch Unsicherheit und Abhängigkeit geprägt. Diese beiden Faktoren erschweren den verantwortungsvollen Umgang mit Sexualität, eine AIDS-Risikoquelle. Fatal wirkt sich auch die Verquickung von Armut und dem durch sie erschwerten Zugang zu Bildung aus. Die Chancen, eine Schule zu besuchen, werden durch Schulgebühren und Kinderarbeit geschmälert. Dabei ist Bildung „der Schlüssel zu Entwicklung, zu einem gesünderen Leben und aufgeklärten Sexualverhalten" (ebd. 156), also der Schlüssel zur individuellen AIDS-Prophylaxe.

2.3.2.3 Migration

Die Migration, sowohl über Ländergrenzen hinweg als auch wie oben erwähnt zwischen Stadt und Land, wird angesichts der infrastrukturellen Erschließung immer einfacher. Dabei ergeben sich aber auch ungewünschte Nebeneffekte. "Among the unintended consequences of Development was the creation of disease networks which – like the trading network first put in place by the Portuguese – spanned the world" (Watts 1997: xiv). Zu allen Zeiten hat es große Bewegungen von Menschen gegeben. Gleichzeitig markieren aber auch verheerende Seuchenausbrüche diese Zeiten der Mobilität. Wie auch zu Zeiten der Pest erlangt AIDS durch diese Mobilität eine weltweite Bedeutung. Einer der Schlüssel zur Bekämpfung der Pest, nämlich Abschottung, Isolation und Quarantäne, hat im Kampf gegen AIDS seine Wirkung verloren. Zum einen durch die zunehmende Globalisierung, die eine Abschottung immer schwerer macht, zum anderen durch die spezielle Beschaffenheit von AIDS. Seine lange Inkubationszeit, in der die Infizierten vollkommen beschwerdefrei leben sowie langwierige Verfahren zum verlässlichen Nachweis der Krankheit machen solche Maßnahmen wirkungslos. „Since people infected with HIV remain healthy for long periods before showing overt signs of immunodeficiency, the first stages of the HIV epidemic are difficult to detect" (UNAIDS o. J.: 11). Im Unterschied zur Pest sind HIV-infizierte Menschen lange uneingeschränkt mobil und können zu einer großräumigen Verbreitung des Virus beitragen, wenn entsprechende Migrationsmöglichkeiten oder -zwänge vorliegen.

2.3.2.4 Einfluss von Strukturen zur Seuchenprophylaxe

Im Falle der Pest war die Entstehung von Strukturen des öffentlichen Lebens, von Institutionen und Behörden, die sich im Notfall mit der Pest und den notwendigen Gegenmaßnahmen befassten ein essentieller Schritt in die richtige Richtung. Viele Einrichtungen wie Krankhäuser und Hospize und Strukturen wie beispielsweise die Passkontrolle an der Grenze, stationäre Behandlung von Kranken in Krankhäusern, Hygienevorkehrungen und -regeln für Ärzte erscheinen uns heute selbstverständlich. Ihr Vorhandensein verdanken wir der Krankheit, der eben durch ihre Anwendung Einhalt geboten wurde.

In vielen Ländern der so genannten Dritten Welt verhält sich diese Tautologie zu Ungunsten der Betroffenen. Hier könnte die gezielte Schaffung von Strukturen zum Umgang mit AIDS helfen, das Virus bemächtigt sich aber genau derer, die dafür gebraucht würden. Das Gesundheitssystem leidet unter einem Mangel an finanziellen Mitteln und Fachkräften, der seinen Ursprung wiederum in der AIDS-Epidemie hat. „In den am härtesten betroffenen Ländern, werden gerade die produktiven Altersgruppen ausgedünnt" (Nuscheler: 160).

2.3.3 Zusammenfassende Betrachtungen zu HIV/AIDS

Die hier angeführten Punkte stellen nur einen Ausschnitt der gesamten Problematik dar. Wie auch die Pest ist die AIDS-Epidemie eingewoben in ein Netz sozialer Faktoren, deren Wechselwirkungen es unmöglich machen, an einem bestimmten Punkt anzusetzen. Ziel kann und wird es nicht sein, Patentrezepte vorzuschlagen. Vielmehr habe ich versucht, die sozialen

Komponenten der Krankheit hervorzuheben und historisch zu verorten. Daraus ergeben sich folgende Schlüsse:

3. Fazit

Die obenstehenden Ausführungen haben gezeigt: Es gibt eindeutige Parallelen, wenn man die gesellschaftlichen Verhältnisse vor und während einer Epidemie betrachtet. Erstaunlich ist dabei, dass trotz unterschiedlich starker Infektiosität und trotz grundverschiedener Übertragungswege ähnliche soziale Faktoren Epidemien zu begünstigen scheinen. Es wird also klar, dass Krankheit in erster Linie ein soziales Phänomen ist. Und daran schließt sich eine weitere Erkenntnis an: Auch wenn bei der Pest die Entdeckung medizinischer Behandlungsmethoden zeitlich mit dem Abebben der großen Pestwellen einherging, sind die Gründe für den Sieg über die Pest in erster Linie sozialen Veränderungen zuzuschreiben. Die Pest ist nicht durch Antibiotika besiegt worden, sondern durch konsequente Durchsetzung der adäquaten Maßnahmen. Ebenso zeigt sich, dass eine Krankheit wie AIDS, die im Vergleich zu ihren Vorgängern relativ wenig infektiös ist, durch entsprechende gesellschaftliche Voraussetzung ein verheerendes Ausmaß annehmen kann.

Vor diesem Hintergrund sind die Prognosen zur AIDS-Epidemie leicht gestellt, wenn auch düster: Solange sich an der Spirale aus sprunghafter Urbanisierung, Armut, mangelndem Zugang zu Bildung und Abhängigkeit nichts ändert, ist auch das massenhafte Sterben nicht aufzuhalten. Die fieberhafte Forschungstätigkeit, die Anti-Retroviralen Medikamente sind – um beim militärischen Jargon zu bleiben, der im Kampf zwischen der Menschheit und ihren größten Feinden, den Mikroben, so häufig Verwendung findet – nur ein Scharmützel am Rande des Geschehens, solange die gesellschaftlichen Voraussetzungen für die Verbreitung von HIV/AIDS so ‚günstig' sind. Ungleich schwieriger, aber dennoch von ungeheurer Dringlichkeit ist es, diese sozialen Voraussetzungen der AIDS-Pandemie zu verändern.

4. Anhang – Verzeichnis der wichtigen Pestereignisse 7000 v. Chr. bis heute

Quellen: Susan Hunter (2003), Sheldon Watts (1997), Winkle (2005), Meyers Lexikon (2003), WHO (2005)

Jahr	Ereignis
7. Jhdt. v. Chr.	Erwähnung der Pest im AT (Jeremia und Dtn "Der Herr wird dich schlagen mit den Drüsen Ägyptens")
6. Jhdt. v. Chr.	Erwähnung der Pest im AT (Hesekiel)
431 v. Chr.	Evtl. Pest in Athen
431-423 v.Chr.	Krieg im antiken Griechenland, mehrere Wellen von Pest
293 v. Chr.	Pest in Rom
280 v. Chr.	Erwähnung durch Dionysos, „ein mit Drüsenschwellungen verbundenes Massensterben [...] in Libyien, Ägypten und Syrien."
Zeitenwende	
100 n. Chr.	Erwähnung der Pest: Rufus von Ephesus beschreibt zum ersten Mal ‚Bubonen', d.h. Lymphknotenschwellungen
161/62	Pest in China
ab 164	Pest in Rom
168	Rückkehrende Legionäre schleppen Pest aus Syrien nach Rom ein
165-180	Pest als grundlegender Faktor des Zusammenbruchs des Römischen Kaiserreiches
180	Marc Aurel (röm. Kaiser 164-180) stirbt an Pest
251-266	Pest in Rom
Mittelalter (3. – 15. Jhdt.) Zusammenbruch des röm. Reiches - Ära der großen Entdeckungen	
310-322	Zweite Pestwelle in China tötet 30% der Bevölkerung
542	Pest durch Schiffsratten aus Ägypten und Syrien nach Konstantinopel eingeschleppt
	Christliches Heilungsmonopol der Kirche, „Im [...] Byzantinischen Reich so gut wie keinen gebildeten Ärztestand mehr. Da tauchte plötzlich [...] in Byzanz (Konstantinopel) die Pest auf."
	4 Monate lang, bis zu 10 000 Tote am Tag

566	Pest in Frankreich
542-750	Wiederkehrende Pestwellen im Oströmischen (Byzantinischen) Reich
542- 594	Mehr als die Hälfte der Bevölkerung des Ostrōm. Reiches an Pest gestorben
589	Pest in Rom
590	Papst Pelagius II. stirbt an Pest
ab 628	Pest im byzantinischen Syrien und sassanidischen Mesopotamien
746	Pest in Konstantinopel
	Konstantin V. stirbt auf Feldzug gegen Bulgaren bei Wien an Pest
	Kreuzzüge **Konstanter Zustrom/Rückwanderung**
1097-1098	Pest bei Belagerung Antiochias Von 100 000 Kreuzfahrern bleiben 21 000 am Leben
1100	Gottfried von Boullion, Eroberer Jerusalems stirbt an Pest
1191	Zurückgeschlagene Kreuzritter bei Antiochia erneut von Pest befallen
	Friedrich von Schwaben (Führer des 3. Kreuzzuges) stirbt an Pest
	Akkon (St. Jean D'Arc) wird belagert, Pest bricht aus, Richard Löwenherz erkrankt an Pest (oder Typhus)
ab 1300-1855	Wiederkehrende Pestwellen in Asien, Erregerreservoir in Wildtieren
ab 1300-1400	Wiederkehrende Pestwellen in Europa, Intervalle zwischen den Ausbrüchen werden erst ab 1400 länger
1300	Entstehung der mittelalterlichen Zivilisation, geprägt durch Verstädterung, Fernhandel und aufblühendes Handwerk
1325-1351	Pestepidemie in China schwächt Mongolenherrschaft, diese wird durch Ming-Dynastie (1368-1644) abgelöst
1346	Pest in Kairo trägt zum Niedergang der Handelsmetropole bei
ab 1346-1500	Über 20 Pestausbrüche in 160 Jahren töten die Hälfte bis drei Viertel der Bevölkerung Ägyptens
	Der Schwarze Tod in Europa (1347- 1350)
1347	Pest in Caffa (Feodosia). Tartaren belagern die genuesische Handelsniederlassung am Schwarzen Meer, katapultieren Pestleichen in die Stadt

	Aus Caffa fliehende Schiffe bringen Pest in Häfen an Bosporus, Mittelmeer und Adria: Konstantinopel, Venedig und nach Dalmatien
	Pest auf Sizilien
	Ab Okt. 1347 in Messina, durch Pilger nach Catania und Palermo verschleppt
	Überlebende aus Sizilien verschleppen Pest nach Neapel (60 000 Tote)…
	und Florenz, mehr als 100 000 Tote Schriftsteller Boccaccio beschreibt die verheerenden Zustände im ersten großen ital. Prosawerk „Il Decamerone"
	Aus Genua verjagtes Schiff verschleppt Pest nach Marseille (Nov. 1347)
	Pest gleichzeitig in ganz Westeuropa und dem Mittleren Osten
1347-1350	Wiederholte Ausbrüche von Beulen- und v.a. Lungenpest in ganz Westeuropa
1348	Pest von Marseille nach Avignon verschleppt (Papstresidenz), 60 000 Tote
	Pest in Paris (Juni 1348)
	Pest in Calais (August), von dort nach…
	…England Innerhalb von 16 Monaten geht die Bevölkerung Englands von 4 auf 2,5 Mio. zurück. Drei Erzbischöfe von Canterbury und zwei Drittel der Studenten in Oxford werden dahingerafft.
1349	Pest in Frankfurt am Main, 2000 Tote
	Allein in diesem Jahr in Deutschland etwa 1 200 000 Pesttote
1350	Lübeck verliert mehr als die Hälfte seiner Einwohner an die Pest
1360-1370	Katastrophale Pestausbrüche in Mitteleuropa
1374	Venedig ordnet erstmals 30tägige Absonderung („Trentana") von pestverdächtigen Waren und Personen auf vorgelagerter Insel an (→ „Isolation")
1377/1383	Venezianische „Trentana" wird 1377 von der dalmatischen Stadtrepublik Ragusa (Dubrovnik) und 1383 von Marseille auf 40 Tage erhöht (→ „Quarantäne")
	Neuzeit Ca. 1492 bis Ende 19. Jahrhundert
ab 1453	Pest folgt den Heereszügen des Osmanischen Reiches, Konstantinopel ständiger Seuchenherd

ab 1492	Entdeckung Amerikas, Masern, Typhus, Pocken und Pest werden durch spanische Eroberer eingeschleppt
ab 1498	Venedig untersagt alle öffentlichen Feste und Prozessionen zu Pestzeiten
	Albrecht Dürer fertigt Holzschnitt „Die apokalyptischen Reiter". Pest, Krieg, Hunger u. Tod durch 4 furchterregende Figuren symbolisiert
1511	Pest in Verona
1516	Pest in Wittenberg
1527	Luther übersteht und beschreibt Pestepidemie in Wittenberg
1535	Pest in Wittenberg
1538/39	Pest in Wittenberg
1543	Maler Holbein stirbt bei Pestepidemie in London
	Erlass der ersten englischen Pestordnung
1546	Veröffentlichung der „Drei Bücher von den Kontagien, den kontagiösen Krankheiten und deren Behandlung" von Fracastoro, erwähnt Übertragung durch Gegenstände aus dem Nachlass der Kranken (Miasmatheorie bröckelt)
1547	Pestausbruch in Trient
1567	Pest in den Niederlanden (Kriegszustand durch Bürgerkrieg gegen spanische Besatzer)
1575	Pest in Venedig
1576	Tizian, Maler des „St. Markus zwischen den vier Heiligen" (Pestpatrone St. Sebastian und St. Rochus abgebildet), stirbt kurz nach Vollendung an der Pest
1598	Große Pest in Konstantinopel, an einem einzigen Tag sterben 17 Prinzessinnen des Sultanhauses (Schwestern des Sultans Mehmed III)
1630	Pest in Venedig, in Stadt und Umgebung mehr als 500 000 Tote
1630/31	Genua, Turin, Mailand, Verona, Brescia, Venedig, Mantua, Urbino, Bologna, Lucca und Florenz von Pest heimgesucht
1633	Pest in Regensburg, von schwedischen Eroberern eingeschleppt
1634	Schweden erobern Landshut, nach Abzug der Besatzer Pestausbruch

	Pest aus dem verseuchten Oberitalien nach Tirol und Bayern eingeschleppt (Entstehung der Oberammergauer Passionsspiele und des Münchner Schäfflertanzes, die im Gedenken an die Epidemie bis heute stattfinden)
1635	Pest in Trier nach Eroberung durch kaisertreue Truppen
Seit 1636	Mehrere Pestwellen in Schwaben nach großer Hungersnot
1656	Pest in Italien, vor allem Rom
1665	Pest in London, 70 000 der 500 000 Einwohner sterben
1679	Pest von Ungarn nach Wien eingeschleppt
bis 1682	Pest in Deutschland und Spanien
1690s-1720s	Ende der Pest in Westeuropa
Bis 1710	Pest in Polen
1710	Wiener Pestpatent, militärische Grenzbewachung mit drei Bereitschaftsgraden
1713	Pestkordon um Wien, trotzdem Pest in Wien, von 9565 Erkrankten 8644 gestorben
1720	Pest per Schiff aus der Türkei nach Marseille verschleppt, Anfang Sept. täglich 1000 Tote
	Erste Tierversuche zur Erforschung des Übertragungsweges durch Professor Deidier
bis 1721	Pest in Frankreich
1727	Menschenscheuere Wanderratte wandert über die Wolga ein, verdrängt Hausratte (Hauptreservoir des Pesterregers)
1770er	Großer Pestausbruch in Moskau
17. Jhdt.	Letzte große Pestwelle in Europa (Übergang vom Fachwerk zur Steinbauweise)
1799	Napoleonisches Heer in Ägypten von Pest befallen
bis 1835	Pest in Nordafrika, dadurch stagnierendes Bevölkerungswachstum
	Letzte große Epidemie in Ägypten tötet 200.000 Menschen
1837	Pest in Konstantinopel
bis 1840	Pest auf dem Balkan
	Pest im Mittleren Osten
bis Mitte 19. Jhdt	Kleinere und größere Pestausbrüche in Türkei, Serbien, Bosnien
bis 1855	Pesterreger in Wildtieren verursacht Pestfälle in Asien
1880-1930	Zunehmende Medikalisierung der Bevölkerung Europas/

	Hinwendung zur Schulmedizin
1883	Robert Koch entdeckt Bakterien als Erreger der Cholera, Ende der Miasmentheorie
	Mikrobiologische Ära **Ca. 1880er Jahre bis heute**
1892	Pestwelle mit Ursprung in der Mongolei
1893	Pest in Kanton
	Epidemie aus China verwüstet afrikanische Hafenstädte
1894	Flüchtlinge aus Kanton schleppen Pest in Hongkong ein
	Alexander Yersin (1863 – 1943) entdeckt in Hongkong den Erreger der Pest, identifiziert Ratten als Wirte
1896- 1918	Pest in Bombay wird nach Poona, Kantarely, Hyderabad verschleppt und fordert bis 1918 über 11 Mio. Tote in Indien
1897	Flöhe als Überträger nachgewiesen
1898	Pest auf Madagaskar
1899	Pest aus chinesischen Häfen nach Honolulu, San Francisco, Ägypten und Paraguay verschleppt
1900	Pestausbruch im Chinesenviertel von San Francisco
Ca. 1900	Pest verbreitet sich anhand der Zinn- und Opium-Handelswege, gelangt in die chinesischen Hafenstädte
1950er	Pest in Algerien
1994	Pest in Indien mit einigen Hunderten Toten erregt großes mediales Aufsehen, was der indischen Wirtschaft Milliardenverluste beschert
Seit 2001	Wiederholte Pestausbrüche in der Dem. Republik Kongo

Verzeichnis der verwendeten Literatur:

Die Bibel – Einheitsübersetzung (1980) Herausgegeben im Auftrag der Bischöfe Deutschlands, Österreichs, der Schweiz, des Bischofs von Luxemburg, des Bischofs von Lüttich, des Bischofs von Bozen-Brixen. Freiburg: Herder Verlag

Hunter, Susan (2003) Who cares? AIDS in Africa. New York, 77-146

Leisering, Horst (2002) Fremdwörter. Köln: Buch und Zeit Verlag

Meyers Lexikonredaktion (Hrsg.) (2003) Meyers Großes Taschenlexikon. Leipzig/ Mannheim: Bibliographisches Institut/ F. A. Brockhaus

Rwegera, Damien (2004) Lexikoneintrag AIDS. In: Mabe, Jacob E. (Hrsg.) Das Afrikalexikon – Ein Kontinent in 1000 Stichwörtern. Wuppertal/Stuttgart & Weimar: Peter Hammer Verlag/Verlag J. B. Metzler, 22f

Riha, Ortrun (1999) Die Ärzte und die Pest. In: Riha, Ortrun (Hrsg.) Seuchen in der Geschichte, 1348 – 1998. 650 Jahre nach dem Schwarzen Tod; Referate einer interdisziplinären Ringvorlesung im Sommersemester 1998 an der Universität Leipzig. Aachen: Shaker. 7-26

Spencker, F.-Bernhard (1999) Epidemiologische Aspekte von Massenseuchen. In: Riha, Ortrun (Hrsg.) Seuchen in der Geschichte, 1348 – 1998. 650 Jahre nach dem Schwarzen Tod; Referate einer interdisziplinären Ringvorlesung im Sommersemester 1998 an der Universität Leipzig. Aachen: Shaker. 109-120

Vorlaufer, Karl (2004) Lexikoneintrag Urbanisierung/Verstädterung. In: Mabe, Jacob E. (Hrsg.) Das Afrikalexikon – Ein Kontinent in 1000 Stichwörtern. Wuppertal/Stuttgart & Weimar: Peter Hammer Verlag/Verlag J. B. Metzler, 663-671

Watts, Sheldon J. (1997) Epidemics and History – Disease, Power and Imperialism. New Haven: Yale University Press

Whiteside, Alan (1998) Implications of AIDS for Demography and Policy in Southern Africa. Pietermaritzburg: University of Natal Press

Winkle, Stefan (2005) Geißeln der Menschheit – Die Kulturgeschichte der Seuchen. Frechen: Komet Verlag

Digitale Quellen:

UNAIDS/United Nations Department of Economic and Social Affairs - Population Division (o.J.) The Impact of AIDS – Introduction, Chapter II, Chapter IX
http://www.un.org/esa/population/publications/AIDSimpact/3_Introduction.pdf
http://www.un.org/esa/population/publications/AIDSimpact/AIDSWebAnnounce.htm
http://www.un.org/esa/population/publications/AIDSimpact/92_CHAP_IX.pdf

UNAIDS/WHO (2006) Die AIDS Epidemie. Statusbericht 2006.
http://data.unaids.org/pub/EpiReport/2006/2006_EpiUpdate_de.pdf

UNAIDS (2005) Fact Sheet – 4/3/2005
http://www.unaids.org/EN/other/functionalities/Search.asp

World Health Organisation (2005) Factsheet N° 267 – Plague.
http://www.who.int.mediacentre/factsheets/fs267/en/print.html

Sara Bottaccio:

Pandemie AIDS in Afrika: Ursachen, Bekämpfungsstrategie und Folgen von AIDS in Schwarzafrika

2010

1. Einleitung:

„In June of 1981 we saw a young gay man with the most devastating immune deficiency we had ever seen. We said, 'we don`t know what this is, but we hope we don`t see another case like this again'" (UNAIDS, 2006: 2). Die Weltgesundheitsorganisation notiert diese Aussage vor etwa 30 Jahren. Seit dieser Zeit haben sich etwa 33 Millionen Menschen weltweit mit HIV/AIDS infiziert. Nach zurzeit gesicherten Zahlen, haben sich im Jahr 2008 etwa 2,7 Millionen Menschen neu mit dem Immunschwäche-Virus (HIV) infiziert. Rund zwei Millionen Menschen, darunter 28 000 Kinder, sind im Jahr 2008 weltweit an AIDS gestorben. Es sind zwar erste bescheidene Erfolge bei der HIV/AIDS-Bekämpfung zu verzeichnen, die Ausbreitung des HI-Virus ist jedoch nicht gestoppt (vgl. BMZ 2010).

Dabei trägt der afrikanische Kontinent die Hauptlast der weltweiten AIDS-Epidemie. Sowohl die Gesellschaft als auch die Gesellschaftsordnungen vieler Staaten des heutigen Afrikas basieren auf dem Verständnis, eine eigenständige Synthese aus alteingesessenen Fundamenten gepaart mit kolonialen Institutionen und aktuellen weltgesellschaftlichen Einflüssen zu sein. Auf der Kenntnis dieser Grundlage vermittelt die vorliegende Arbeit die Problematik der Epidemie AIDS in Afrika. Im Zentrum stehen dabei die Ursachen, Bekämpfungsstrategien und Folgen von AIDS in Schwarzafrika.

In Afrika leben zehn Prozent der Weltbevölkerung, hiervon sind mehr als sechzig Prozent HIV-infiziert. AIDS zählt weltweit, neben infektiösen Durchfallerkrankungen, Tuberkulose und Malaria, zu den fünf häufigsten Todesursachen – wobei AIDS in Afrika den ersten Platz einnimmt. Die Situation in Afrika südlich der Sahara ist besonders schlimm von der HIV/AIDS-Epidemie betroffen. In manchen Staaten sind mehr als 20 Prozent der Einwohner zwischen 15 und 49 Jahren mit dem HI-Virus infiziert (vgl. ebd.). Insbesondere Kinder und Jugendliche leiden unter den Auswirkungen der Epidemie. Entweder gehören sie selbst zu den Infizierten oder sind Opfer dieser Krankheit, indem sie ihre HIV/AIDS-kranken Angehörigen pflegen oder für ihre kranken Eltern Geld verdienen müssen. Nicht selten trifft es Kinder besonders schlimm, wenn sie ihre Eltern infolge der Infizierung verlieren und als Waise leben müssen. Aus diesem Grund können viele Kinder weder eine schulische noch eine berufliche Ausbildung absolvieren (vgl. ebd.).

In einigen afrikanischen Staaten ist die durchschnittliche Lebenserwartung bereits wieder auf das Niveau der 60er Jahre gefallen. Beispielsweise liegen die

Werte in Südafrika im Jahre 1992 bei 63 Jahren und sinkt in den darauf folgenden Jahren bis 2007 auf 52 Jahre ab. Anders als bei anderen Krankheiten, ist bei HIV/AIDS vor allem die jüngere und mittlere Altersgruppe der Bevölkerung betroffen, sodass diese immer geringer wird und die Alterspyramide die Form einer Sanduhr annimmt. So sind die Bevölkerungsanteile bei Kindern und älteren Generationen deutlich höher als bei der Bevölkerungsschicht zwischen 20 und 40 Jahren, die den wirtschaftlich produktivsten Teil stellen. Demnach leiden die Volkswirtschaften dieser Staaten stark unter den Folgen der Immunschwächekrankheit, da HIV/AIDS zu gravierenden Wirtschafts- und Entwicklungsproblemen führt. Nach Schätzungen der Internationalen Arbeitsorganisation werden bis 2015 in Afrika durchschnittlich zwölf Prozent aller Arbeitskräfte der Krankheit zum Opfer gefallen sein. Gemessen an dieser Entwicklung könnte das Bruttoinlandsprodukt bis 2020 in besonders stark betroffenen Ländern wie beispielsweise Südafrika um mehr als 20 Prozent sinken (vgl. ebd.). So wird HIV/AIDS für ganze Gesellschaften afrikanischer Staaten eines der größten Armutsrisiken in den kommenden Jahrzehnten sein. Resultierend daraus sind in Afrika bereits kollabierende Gesellschaftssysteme zu skizzieren. Wirtschaft, Wissenschaft, Kultur, Familie, alles was eine funktionierende Gesellschaft ausmacht, kann zusammenbrechen, wenn AIDS weiterhin in vielen Staaten eine bleibend tödliche Routine darstellt. AIDS ist folglich nicht nur ein medizinisches Problem, welches das Leben vieler Menschen und somit die Existenz ihrer Familien bedroht. Die Seuche trägt die Hauptlast der kaum wieder-schließbaren Lücken im Gesellschaftssystem. Man muss erkennen, dass AIDS die Krankheit eines Entwicklungslandes ist und damit vor allem eine moralische Herausforderung darstellt. Der Umgang mit dieser Herausforderung prägt die Entwicklung des Landes, seine politische Gestaltungskraft und die Wertsetzung (vgl. Weinreich/ Benn 2003: 9).

HIV/AIDS bildet einen Kreislauf aus Ursache und Wirkung. Die Verbreitung von HIV/AIDS ist bedingt durch multidimensionale Phänomene, wie die der politischen, ökonomischen, sozialen und kulturellen Umgebung, in der ein Mensch lebt. Wenn es nicht gelingt, die HIV/AIDS-Pandemie einzudämmen, kann sie zu „einer Gefahr für die globale Stabilität und den Weltfrieden werden" (vgl. BMZ 2010). Die Relevanz dieses Themas ist daher sehr groß und ein Forschungsinteresse hinreichend begründet, wenn man die besorgniserregende Entwicklung und ihre bereits dramatischen Ausmaße zur Hand nimmt.

Schon seit geraumer Zeit interessiere ich mich für die „Todesseuche" AIDS. Prinzipiell bedroht HIV/AIDS alle, doch gerade Entwicklungsländer sind am stärksten betroffen. Dies mag zum einen an der niedrigen Bildung und am Mangel an finanziellen Mitteln liegen, zum anderen aber auch an den Defiziten in Aufklärung und Präventionsmaßnahmen. Ich will mich mit einem Land befassen, in dem die Einwohner in großem Ausmaß von der Epidemie betroffen sind. Meine Wahl fällt auf Südafrika, ein Land, das seine eigene Kultur pflegt und in dem die Menschen weitgehend auch gemäß dieser leben.

Ich komme nicht umhin, mich zu fragen, welche Ursachen und Folgen die HIV/AIDS-Epidemie in den verschiedenen Bereichen der Lebenswelt der Menschen hat? Weiterhin interessiert mich, welcher kausale Zusammenhang zwischen HIV/AIDS und der sozioökonomischen, kulturellen, sozialen und politischen Dimension besteht?

Um die Frage, warum die Zahl der Neuinfizierungen beispielsweise in Südafrika immer noch so hoch ist – aber in anderen Ländern nicht – zu klären, habe ich mich noch mit einem zweiten Land beschäftigt: Uganda. Uganda übernimmt hinsichtlich der HIV/AIDS-Bekämpfung innerhalb des afrikanischen Kontextes eine Vorbildfunktion. Hieran lässt sich deutlich erkennen, wie ein Staat politisch effektiv intervenieren muss, um ein HIV- Infektionsrisiko zu verringern. Doch welche politischen Maßnahmen müssen dafür getroffen werden? Welche Rahmenbedingungen sind für erfolgreiche AIDS-Politik nötig?

Von diesen Fragen ausgehend, werde ich mich zwei Fallstudien widmen: Zum einen Uganda und zum anderen Südafrika. An ihnen lässt sich das konträre Verhalten der Regierung in Bezug auf den Umgang mit der HIV/AIDS-Epidemie und dessen unterschiedlichen Konsequenzen, Resultate bzw. Erfolge aufzeigen.

Methodisch werde ich deskriptiv vorgehen, da ich selbst nicht vor Ort sein kann und daher auch keine eigenen Untersuchungen oder ähnliches durchführen kann. Nach einigen Definitionen und Begriffserklärungen werden die verschiedenen Dimensionen und ihre kausalen Wirkungszusammenhänge bezüglich der HIV/AIDS-Epidemie dargestellt. Die sozioökonomische, soziale, kulturelle sowie politische Dimension dienen zunächst dazu, allgemeinverbindliche positive oder negative Auswirkungen auf die Vulnerabilität der HIV/AIDS-Epidemie zu zeigen. Dieses Untersuchungsmodell soll in Kapitel 4 an zwei Fallbeispielen angewandt werden. Als erstes Fallbeispiel wird Südafrika untersucht, ein Land, in dem sich die HIV/AIDS-Epidemie weit ausbreiten konnte und dessen AIDS-Politik oftmals kritisiert wird. Als zweites Fallbeispiel wird Uganda betrachtet, dessen AIDS-Raten deutlich gesunken sind und dessen AIDS-Politik als beispielhaft bzw. vorbildlich zu sehen ist.

Diese Arbeit dient dem Zweck, die Ursachen und Auswirkungen der AIDS-Epidemie darzustellen sowie die komplexen sozialen, ökonomischen und politischen Rahmenbedingungen zu verdeutlichen, die einerseits die Ausbreitung der tödlichen Seuche begünstigen und andererseits von ihr in zunehmendem Maße beeinflusst werden. Aus diesem Grund werden in Kapitel 5 beide Fallstudien miteinander verglichen, denn dadurch lassen sich die Unterschiede und Gemeinsamkeiten der Länder feststellen, durch welche die Vulnerabilität hinsichtlich HIV/AIDS verringert bzw. erhöht wird. Im letzten Kapitel werden die zentralen Ergebnisse zusammengefasst, die dazu dienen, die Fragestellung zu beantworten.

2. Definitionen und Begriffsklärungen:

Um Missverständnissen vorzubeugen, werden vorab einige zentrale Begriffe erläutert, die für das Fortschreiten der vorliegenden Arbeit grundlegend sind. Begrifflichkeiten, die nur für die jeweiligen Kapitel notwendig sind, werden direkt im Fließtext erläutert.

2.1 Kultur

Kultur wird als ein System definiert, indem es „erlernte[...] und gültige[...] Codes und Standards der Wahrnehmung, der Interpretation des Wahrgenommenen und der Kommunikation mit Anderen und der Umwelt" (Hirschmann 2003: 12) gibt. Durch die stetig neuen Einflüsse, die auf das System wirken, ist es zugleich offen wie auch veränderbar. Daher ist Kultur kein statisches Phänomen, sondern nimmt ständig neue Impulse auf, transformiert diese und verändert sich letztlich dadurch selbst. Hieraus lässt sich die Erkenntnis ziehen, dass der Wandel die grundlegende Eigenschaft einer Kultur ausmacht. Dies ist in Hinblick auf eine kulturbewusste HIV/AIDS-Prävention von größter Bedeutung. Durch diesen wichtigen Faktor können Interventionsstrategien erfolgreich funktionieren und „kulturell determinierte Verhaltensweisen und damit Kultur selbst beeinflussen" (ebd.: 12). Hierzu ist als Beispiel der Gender-Aspekt zu nennen, der durch die Entwicklungszusammenarbeit von staatlichen und nicht-staatlichen

Organisationen in traditionell aufgebauten Entwicklungsländern Emanzipationsprozesse und ihre Gegenbewegungen ausgelöst hat. Man kann in diesem Zusammenhang deutlich erkennen, wie sich die Kultur einer Interventionsgruppe unter dem Einfluss äußeren Drucks sowie innerer Veränderungen langsam anpasst. Es ist für eine kulturbewusste Prävention wichtig, dass die Möglichkeit besteht, dass der Mensch sich verändern kann und den gegenseitigen kulturellen Wandel zulässt (vgl. ebd.: 12).

2.2 Armut

Armut lässt sich sowohl in der Forschung als auch in der politischen Praxis nur schwer abgrenzen. Ich schließe mich einer Auffassung von Armut an, die als „ein[...] Mangel an Mitteln, die der individuellen Bedürfnisbefriedigung dienen, empfunden wird" (Schubert/ Klein 2006: 25). Des Weiteren „bedroht [Armut] die physische Existenz von Menschen [...] mittelbar (bspw. aufgrund mangelnder gesundheitlicher Widerstandskraft)" (ebd.). Meist wirkt sich Armut aber nicht nur auf die physische, sondern auch auf die soziokulturelle Existenz aus. Das Unterschreiten des Existenzminimums bedeutet für viele Menschen die Bedrohung ihrer Menschenwürde und den Mangel an Verwirklichungschancen (vgl. ebd.). In den Fallstudien werden dementsprechend einkommens-, verbrauchsorientierte sowie soziale Indikatoren als Messkonzept für Armut dienen. Wie auch AIDS stellt Armut eines der größten Probleme der afrikanischen Bevölkerung dar. Sie wirkt sich nicht nur auf den einzelnen Menschen, Familien und ganze Gemeinschaften aus, sondern trägt auch dazu bei, die HIV-Ansteckungsrate und den Krankheitsverlauf immens zu erhöhen. HIV/AIDS und Armut sind stark miteinander verstrickt, denn Armut verschärft AIDS und AIDS verschärft wiederum Armut.

2.3 Entwicklung

Den Begriff der Entwicklung definieren zu wollen, erweist sich als schwierig, da dieser keiner Allgemeingültigkeit unterliegt. Für die vorliegende Arbeit ist es wichtig, Entwicklung als einen Vorgang zu verstehen, der über den Prozess des wirtschaftlichen Wachstums hinausgeht und alle Teilbereiche eines Staates und einer Gesellschaft miteinschließt. Als Ziele einer Entwicklung sollen die existenzielle Grundbedürfnisbefriedigung sowie die Wahrung der Menschenwürde angestrebt werden (vgl. Nuscheler 2005: 245f.).

Damit man über den Entwicklungsstand eines Landes Aufschluss erlangt, wird der Human Development Index betrachtet, denn dieser kombiniert die eben genannten verschiedenen Faktoren miteinander. Er berücksichtigt nicht nur das Bruttoinlandsprodukt pro Kopf, sondern auch die Lebenserwartung und den Bildungsgrad. Als Indikator für Gesundheitsfragen, Ernährung und Hygiene ist der Faktor der Lebenserwartung von Wichtigkeit. Bildungsniveau sowie Einkommen geben Informationen über die erworbenen Kenntnisse und Fähigkeiten, durch die ein Mensch am öffentlichen und politischen Leben erfolgreich teilhaben kann. Da die vorliegende Arbeit viel mit dem Konzept der Entscheidungsfreiheit argumentiert, ist es wichtig festzuhalten, dass der Entwicklungsprozess eng mit den Verwirklichungschancen eines Einzelnen zusammenhängt. Wobei hier hinzuzufügen ist, dass die Erweiterung der individuellen Freiheit auch als Maßstab eines Entwicklungsprozesses anzusehen ist (vgl. Human Development Reports 2009).

2.4 Das HI-Virus

Das *Human Immunodeficiency Virus*, kurz HIV, ist ein einzelsträngiges RNA-Virus, das zur Gruppe der Retroviren gehört. Es gibt im Wesentlichen zwei Übertragungswege. Einmal durch den penetrativen sexuellen Kontakt (zwischen Mann und Frau, Mann und Mann), bei dem es zum Austausch von mit Viren infizierten Körperflüssigkeiten kommt. Zum anderen kann sich der Körper durch den Kontakt mit verunreinigtem Blut (Blutkonserven), Spritzen oder anderen Materialien, die mit dem Virus kontaminiert sind, infizieren.

Im Körper selbst kommt HIV hauptsächlich in den weißen Blutkörperchen, insbesondere in den T-Helferzellen, vor. Die Helferzellen haben die Aufgabe, andere Zellen des Immunsystems bei der Abwehr von Krankheitserregern zu steuern. Das Virus missbraucht die Helferzellen zur eigenen Fortpflanzung, indem es sich in die Zelle einnistet und sich langsam vermehrt. Wenn das Virus aus dieser herausbricht, verbleibt es im Blut, bis es auf neue T-Zellen trifft. Sobald das Virus ausgebrochen ist, tötet es die alte Wirtszelle ab, bis es über einen langen Zeitraum hinweg fast alle T-Zellen im Körper zerstört hat. In der Regel dauert dieser Vorgang zehn bis fünfzehn Jahre. Da die T-Zellen einen lebenswichtigen Teil des Immunsystems bilden, ist der infizierte Körper anfälliger für Bakterien und Viren. Das Immunsystem des Menschen ist geschwächt, da die T-Zellen die abwehrenden Antikörper nicht mehr ausreichend produzieren können, denn je weniger Helferzellen vorhanden sind, desto schwieriger wird es für den Körper, Infektionen und Krankheiten abzuwehren. Zur akuten HIV-Erkrankung kann es nach mehreren Tagen bis zu drei Monaten nach der Infizierung mit dem Virus kommen. Die Symptome ähneln einem grippalen Infekt. Darauf folgt ein krankheitsfreies Intervall von mehreren Jahren bis Jahrzehnten, bis der Infizierte erstmals an der als AIDS definierten Krankheit erkrankt. Auch in dieser Zeit vermehren sich die Viren und töten weiterhin Zellen ab (vgl. Barnett/ Whiteside 2002: 28-32).

Die HIV-Infektion verläuft in mehreren Stadien. AIDS (*Acquired Immuno Deficiency Syndrom*) ist das letzte Stadium der HIV-Krankheit und wird „charakterisiert durch das Auftreten einer Vielzahl von opportunistischen Infektionen, die Folge des Versagens der Immunabwehr sind." (Weinreich/Benn 2003: 11). Zu den Krankheitssymptomen gehören unter anderem Lungenentzündungen, Durchfallerkrankungen und Gehirnhautentzündung (vgl. ebd.: 11).

2.5 Vulnerabilität

Vulnerabel sein, bedeutet verletzlich/anfälliger in Bezug auf etwas zu sein. In der AIDS-Bekämpfung wird dem Konzept der Vulnerabilität immer mehr Bedeutung zugesprochen, denn vulnerable Menschen haben durch verminderte Selbstbestimmung in sozialen, sexuellen u.a. Bereichen ein erhöhtes Ansteckungsrisiko an HIV. Solche Risikogruppen sind zum Beispiel Frauen, Kinder, Homosexuelle, Jugendliche sowie Drogenabhängige. Des Weiteren beinhaltet der Begriff Vulnerabilität auch die Anfälligkeit dieser Risikogruppen für die negativen sozialen Auswirkungen der Epidemie. Das *Globale Ökumenische Aktionsbündnis*[258] fordert eine höhere Aufmerksamkeit, Mitgefühl und Begleitung für die vulnerablen Menschen. Zudem sollen die verantwortlichen Faktoren, die Vulnerabilität begünstigen analysiert und bekämpft werden, damit die „Menschen mehr Kontrolle über ihr Risikoverhalten erlangen" (Weinreich/Benn 2003: 36).

2.6 Epidemie und Pandemie

Von einer Epidemie wird gesprochen, wenn viele Menschen in einem engen zeitlichen Rahmen von einer Krankheit betroffen sind. Im Gegensatz zu einer Epidemie ist eine Pandemie nicht örtlich beschränkt. Eine Pandemie kann die ganze Weltpopulation betreffen, sodass sich die Ausbreitung einer Infektionskrankheit über Länder und Kontinente hinweg erstreckt. Exemplarisch hierfür steht AIDS. In den früheren 70er Jahren tritt die pandemische

---

[258] 2000 wird angesichts der dramatischen Situation in Afrika, Osteuropa und Asien eine weltweite ökumenische Allianz der Kirchen gebildet. Das Bündnis besteht aus 64 Kirchen und kirchennahen Organisationen aus allen Kontinenten.

Infektionskrankheit im damaligen Zaire (heutige D.R. Kongo) das erste Mal auf. Seitdem hat sich die Krankheit in den 80er Jahren explosionsartig ausgebreitet. Nach Angaben der UNAIDS leben heute weltweit mehr als 42 Millionen HIV-Infizierte, 95% davon in den ärmeren Ländern (vgl. Ärzte ohne Grenzen e.V.).

2.7 AIDS-Politik

AIDS-Politik ist nicht ausreichend erklärt, wenn man nur das Handeln staatlicher Akteure betrachtet. In ihren Bereich fällt ebenso das Agieren der Zivilgesellschaften. Des Weiteren soll nicht nur die AIDS-Politik auf nationaler Ebene, sondern auch die Interventionen internationaler Organisationen wie UNAIDS betrachtet werden. Meist sind die Regierungsmaßnahmen, sowohl finanzielle als auch inhaltliche Aspekte, mit den Aktivitäten der UNAIDS bzw. der Geberländer eng verflochten. In diesem Zusammenhang sind Präventionsmaßnahmen unerlässlich. Eine Prävention ist eine Vorsorge, die durch effektives Handeln die Krankheit, vorzeitigen Tod und die sozialen Auswirkungen einer HIV-Epidemie verhindern kann. Die Notwendigkeit von HIV-Prävention wird noch dadurch hervorgehoben, dass es für die Infektion keinerlei Optionen einer Heilung gibt und die Behandlungsmöglichkeiten durch die Armut in vielen Entwicklungsländern massiv erschwert werden. Frühe Präventionsmaßnahmen vermindern die Folgekosten, die bei einer Ausbreitung der Epidemie für die Gesellschaft entstehen. Freiwillige HIV-Tests und Beratung in Kondombenutzung, Reduktion der Sexualpartner, Bekämpfung von Stigma sowie die Förderung der Menschenrechte sind nur einige der effektiven Präventions-Interventionen. Jedoch hat die Erfahrung gezeigt, dass die aktive Teilnahme der Zivilgesellschaft unabdingbar ist.

„Partnerschaften zwischen Nicht-Regierungs-Organisationen und Regierungsorganisationen, und die systematische Einbeziehung von Menschen und Gruppen, die mit HIV/AIDS leben" (Weinreich/Benn 2002: 78) bilden das Kernstück erfolgreicher AIDS-Interventionen.

3. HIV/AIDS als multidimensionales Phänomen

Die Definition eines Themas bestimmt gleichzeitig die Art und Weise, wie wir damit umgehen. Aus diesem Grund ist es wichtig, die Problematik der HIV/AIDS-Epidemie unter verschiedenen Gesichtspunkten zu untersuchen. Sich mit dem Thema HIV/AIDS auseinandersetzen zu wollen heißt, sich mit verschiedenen Faktoren zu beschäftigen. HIV/AIDS ist ein multidimensionales Phänomen. Dies gilt sowohl für seine Ursachen als auch für Ansätze zur Lösung des Problems.

HIV/AIDS wird zu einer Krankheit, die ein gesellschaftliches Phänomen darstellt: Anthropologen unterscheiden im englischen Sprachraum drei Kategorien von Krankheit. Zum Ersten „Disease, als Abweichung von der biomedizinischen Norm, 2. Illness, die gelebte Erfahrung kulturell konstruierter Kategorien von Krankheit und Erkrankungen" (Hirschmann 2003: 13). Als dritte Kategorie wird Sickness genannt, welche sich weitgehend auf die Patientenrolle bezieht. Im Zusammenhang mit der HIV/AIDS-Problematik ist die Kategorie Illness wichtig, da sich diese auf die Wechselverhältnisse zwischen der eigenen Person und ihrer sozialen Umwelt bezieht. Hierbei stehen sowohl die Reaktionen Anderer auf die Krankheit als auch die Interpretationen des Kranken im Zentrum. Somit versteht man unter dieser Kategorie von Krankheit, dass „die Erfahrungen des Ichs [...] zu einer sozialen und gemeinschaftlichen Erfahrung" (ebd.: 13) wird. Die Gemeinschaft und der Kranke beeinflussen sich gegenseitig in eben demselben Maße, denn kontextuelle Faktoren sind genauso von Belang wie die individuellen. Soziale Lage, Geschlecht, ethnische Identität, Bildung, Alter und soziale Unterstützung sind ebenso verantwortlich für das Risiko einer Erkrankung wie der Zugang zum Gesundheitssystem und Präventionsverhalten. Zudem kommen sowohl ökonomische als auch politische Strukturen und die physische Umwelt hinzu, die Einfluss auf Gesundheit und Krankheit ausüben. Aus diesem Grund ist der Einbezug verschiedener analytischer Ebenen sinnvoll. Die individuelle Ebene, auf der die Identität eine wesentliche Rolle spielt, ist ebenso wichtig wie die mikrokulturelle, auf der es sowohl um soziale Kohäsionen innerhalb von Gruppen- und Familientraditionen als auch um die makrokulturelle Ebene mit ihren kulturellen Systemen geht. Gesundheit und Krankheit erleben und überschneiden alle diese Teilebenen. Deshalb ist es mir wichtig, in diesem Teil der Arbeit verschiedene Dimensionen aufzuzeigen, welche in der Problematik der HIV/AIDS-Epidemie eine wesentliche Rolle spielen. Die Epidemie wurzelt tief im gesellschaftlichen und wirtschaftlichen Kontext, sowohl sozioökonomische und soziale als auch kulturelle

Ungleichheiten betreffend. Ich möchte also darstellen, welche Kontextbedingungen dazu führen, eine Umgebung zu schaffen, die es dem Immunschwächevirus erlaubt, sich so auszubreiten. Des Weiteren sollen die Kausalzusammenhänge, die auf das Phänomen der Epidemie treffen, aufgezeigt werden.

3.1 Die sozioökonomische Dimension

In diesem Abschnitt soll die Beziehung zwischen Ökonomie und sozialem Leben aufgezeigt werden, da diese auf unterschiedlichem Wege an der Situation des Menschen hinsichtlich seiner Anfälligkeit für HIV/AIDS beteiligt ist.

> A key factor for long-term accumulations of wealth in a given country is its human capital. [...] We show that in long run, HIV/AIDS can trap a country in poverty for many generations (Bradley/ Tape 2008: 118).

Die aus Armut resultierende mangelhafte Ernährung bringt mittelbare Konsequenzen mit sich. Je schlechter der allgemeine gesundheitliche Zustand ist, desto schwächer ist das Immunsystem. Folglich sind Menschen mit Unterversorgung vulnerabler gegenüber HIV/AIDS als Menschen, die einen gesunden Vitaminhaushalt haben. Die Vitamine A, B und C unterstützen die Abwehrkräfte und haben eine besondere Bedeutung für die Gesundheit der Haut und Schleimhäute. Ebenso benötigt ein Immunsystem zur Stärkung Eisen und Zink. Bei den meisten AfrikanerInnen im subsaharischen Afrika sind Mangelerscheinung an diesen Vitaminen und Spurenelementen vorzufinden. Hinzu kommt, dass Menschen mit Unterversorgung eine höhere Viruslast haben, also ansteckender sind als gesunde (vgl. Nattrass 2004: 29).

„Die Tatsache, dass Armut Krankheit bedingt, ist schon seit Jahren anerkannt. Umgekehrt bedingt jedoch auch Krankheit Armut und Unterentwicklung" (Weinreich/ Benn 2003: 59). Eine vorzeitige Sterblichkeit, eine verminderte Arbeitsproduktivität sowie schlechte schulische Leistungen wirken sich negativ auf die ökonomische Leistungsfähigkeit eines Landes aus. Hinzu kommt, dass eine verkürzte Lebenserwartung durchschnittlich zum Rückgang von Investitionen führt, da die Menschen weniger ansparen können. Ein Investitionsrückgang hat wiederum eine hemmende Wirkung auf das Wirtschaftswachstum (vgl. ebd.: 58ff.).

The Commission on Macroeconomics and Health wurde 1999 von der WHO-Generaldirektorin Gro Harlem Brundtland zum Leben erweckt, „um den

Stellenwert von Gesundheit für die wirtschaftliche Entwicklung in den ärmeren Ländern zu ermitteln" (Weinreich/Benn 2003: 59). Aus einem Bericht dieser Kommission geht hervor, dass jeder krankheitsbedingte vorzeitige Tod eines Menschen langfristige Folgen für die Wirtschaft hat. Ein zu früher Tod ist mit dem „Verlust von potentiellen Lebensjahren" (ebd.: 60) gleichzusetzen, die wiederum eine Minderung der Wirtschaftskraft hervorrufen. Im Jahre 1999 verlor Afrika südlich der Sahara durch AIDS 11,7% seiner Wirtschaftskraft. Menschen mit längeren Lebenserwartungen investieren mehr, wie zum Beispiel in Altersvorsorge und Ausbildung. Nach Berechnungen von Ökonomen beträgt der wirtschaftliche Verlust eines potentiellen Lebensjahrs das Dreifache des durchschnittlichen Jahreseinkommens pro Kopf. An dieser Stelle ist zu überlegen, „ob die Einführung von Aids-spezifischer Therapie bezahlbar und wirtschaftlich sinnvoll ist." (ebd.: 60).

Die Zugangsmöglichkeit zu sogenannten antiretroviralen Medikamenten (ARVs) ist maßgeblich von Bedeutung, denn sie können den Ausbruch von AIDS verzögern und verbessern dadurch die Lebensqualität sowie die Lebenserwartung. Dies hätte die positive Konsequenz, dass die Menschen länger und produktiver leben. Darum mildern die ARVs die drastischen Folgen der AIDS-Epidemie, die diese für die Ebene der Familien und den Staat hat. Dementsprechend wirken diese Medikamente einer zunehmenden Verarmung entgegen (vgl. UNAIDS 2006: 11).

Seit 1996 werden in Deutschland und anderen westlichen Industrieländern zur Behandlung des HI-Virus Kombinationstherapien mit antiretroviralen Medikamenten eingesetzt. Mit dieser Therapie ist es möglich, den Krankheitsverlauf zu verlangsamen, denn die Medikamente reagieren wirkungsspezifisch und versuchen daher, eine Virusvermehrung zu unterdrücken. Sie haben in den reichen Ländern seit ihrer Einführung die Todesraten durch AIDS bis zu 70% gesenkt (vgl. Weinreich/Benn 2003: 108). Die WHO brachte Richtlinien heraus, die den Einsatz von ARVs auch in den ärmeren Ländern fördern. In den reichen Ländern entscheidet die Therapieüberwachung der CD4-Zellen und der sog. Viruslast über die Bereitstellung und anschließende Einnahme der Medikamente. Die Viruslast ist „ein Maß für die Anzahl von Viren im Blut" (ebd.: 108). In den Entwicklungsländern sollen solche Messungen zukünftig ausschlaggebend für den Einsatz der ARVs sein, denn Ressourcenmangel zur Durchführung darf, laut der WHO, nicht die ARV-Therapie behindern. Im Jahr 2000 wurde eine Messung über die Anzahl der Menschen, die unter ARV-Therapie stehen, durchgeführt. Daraufhin wurde der geschätzt Bedarf an ARV-Therapie in Entwicklungsländern ermittelt und ergab folgendes Ergebnis: Von den weltweit 800 000 Menschen leben 500 000, die antiretrovirale Medikamente nehmen, in den westlichen Industrieländern. Weniger als 1% aller Betroffenen in Afrika haben Zugang zu einer antiretroviralen Therapie. In Subsahara-Afrika liegt der geschätzte Bedarf bei 4 100 000 Medikamenten. Gründe für die mangelnde Bereitstellung dieser Medikamente waren die „hohe[n] Preise der Medikamente, Patentschutz für die Markenmedikamente, mangelnde Infrastruktur und mangelnde Ausbildung de[s] medizinischen Personals in den betroffenen armen Länder[n]" (Weinreich/Benn 2003: 109). AIDS-Aktivisten, Wissenschaftler, aber auch die Zivilgesellschaft forderten in den letzten Jahren erhöhte Zugangsmöglichkeiten zu ARVs für HIV-infizierte Menschen in den Entwicklungsländern. Es begann ein Umdenken, das „durch das gesteigerte Bewusstsein für die ethisch-moralischen Implikationen der Ungleichheit in der Aids-Behandlung zwischen armen und reichen Ländern" (ebd.: 109) hervorgerufen wurde. Konsequenterweise sanken die Preise für antiretrovirale Medikamente und mehrere Pilotprojekte zeigten, dass eine erfolgreiche Behandlung auch trotz Ressourcenmangels durchführbar ist. In Kapstadt beispielsweise hat die Organisation Ärzte ohne Grenzen zusammen mit der Treatment Action Campaign (TAC) ein ARV-Projekt umgesetzt, das bei 90% der Patienten eine Verbesserung erreichte. Der Zugang zu den ARVs für Menschen in ärmeren Ländern „ist keine medizinische, sondern eine politische" (ebd.: 110) Frage, denn die Grundsätze der medizinischen Behandlung sind in allen Ländern die gleichen.

Ein weiterer sozioökonomischer Aspekt liegt in den heiklen Arbeitsverhältnissen. Die Schwierigkeit eines gesicherten Einkommens ist bedingt durch Arbeitslosigkeit, unregelmäßige bzw. geringe Einkommen oder durch die Notwendigkeit der Migration. All diese Gründe greifen schwerwiegend in die Lebenswelt der Menschen ein und haben letztlich die gleiche Folge – Beeinflussung hinsichtlich der Infizierung mit HIV/AIDS. Die hohe Arbeitslosigkeit und das geringe Einkommen veranlassen besonders Männer dazu, ihre Einkommen in größeren Städten sichern zu wollen, sodass sie ihre Familien für einen längeren Zeitraum verlassen müssen (vgl. Terhorst 2001: 19). Demzufolge ist eine hohe Mobilität der Arbeiter auf den Arbeitsmärkten abzuzeichnen. Das System der Wanderarbeit hat immense Konsequenzen für Familien, Gemeinden und soziale Geflechte. Die Arbeitsmigranten werden Lohnsklaven. Sie werden in reinen Männerunterkünften auf engstem Raum untergebracht und arbeiten unter extrem gefährlichen Bedingungen, wie zum

Beispiel die Bergarbeiter in den südafrikanischen Goldminen, in denen die Gefahr besteht, von einem Steinschlag getötet zu werden. Eine solche tägliche Gefahr setzt das Risikobewusstsein für HIV/AIDS herab. In der Freizeit gehen diese Männer ihrem Vergnügen nach und suchen Ablenkung in Alkohol und Sex. Es werden Lebenswelten geschaffen, in denen Elend, Prostitution, Kriminalität und Alkoholismus gedeihen. Durch die langen Trennungen werden die Ehen vor eine neue Herausforderung gestellt. Meistens gehen Ehen zu Bruch oder werden zumindest stark belastet, sodass der Zusammenhalt der Familien ins Wanken gerät. Folglich nimmt die Hemmschwelle für außerehelichen Sex ab (vgl. Oppong/Kalipeni 2004: 54ff.). Ähnliche Phänomene finden wir bei Soldaten, Transitarbeitern sowie Langstreckenfahrern. Gerade Langstreckenfahrer, die an der Grenze teilweise bis zu sieben Tagen warten müssen, da der Zoll so lange braucht, die Ware einzuführen, verbringen tendenziell die Nacht eher bei einer Prostituierten, als dass sie in einem wesentlich teureren Hotelzimmer nächtigen (vgl. Stillwaggon 2006: 47f.).

In den Townships (Wohnsiedlungen), die während der Zeit der Apartheid (Rassentrennung) für die SchwarzafrikanerInnen und Inder errichtet wurden, ist die Arbeitslosigkeit sehr hoch und geregelte Beschäftigungsverhältnisse bilden hier die Ausnahme. Dies führt zu folgender Problematik: „the frustration of unemployment and income insecurity promotes high levels of alcohol and drug abuse among men" (Zulu/ Dodoo/ Ezeh 2004: 169). Demnach müssen die Frauen für die Befriedigung der Grundbedürfnisse der Familien sorgen. Eine weitere Konsequenz liegt in der hohen Bereitschaft – bedingt durch Alkohol und Drogen – zu riskanten sexuellen Verhaltensweisen, die hohe Ansteckungsgefahren mit HIV mit sich bringen (vgl. ebd: 169f.).

Auf der ganzen Welt leben etwa 100 Millionen Kinder – davon 60 Millionen Mädchen – die keine elementare Bildung genießen können. Die Mehrzahl der Kinder kommt aus von HIV/AIDS betroffenen Gebieten. Durch die Immunschwächekrankheit werden die Familien zerstört, die Kinder helfen bei der Pflege der Kranken oder müssen Einkommen schaffenden Tätigkeiten nachgehen. Diese Gründe erschweren einen Schulbesuch bzw. machen ihn gar unmöglich. Die Auswirkungen von HIV/AIDS betreffen aber nicht nur die Kinder, sondern auch die Lehrer. Die Zahl an qualifiziertem Fachpersonal sinkt. In Sambia ist zum Beispiel „die Zahl der Lehrer, die an Aids sterben, doppelt so hoch wie die Zahl der Lehrer, die ihre Ausbildung abschließen" (Weinreich/ Benn 2003: 63). Das Steueraufkommen sinkt durch die Folgen von HIV/AIDS. Daher werden die Ressourcen, die dem Erziehungssektor zur Verfügung stehen, reduziert. Folglich vermindert sich die Anzahl der Lehrerausbildungen. Parallel dazu werden aber auch die durch die Krankheit ausfallenden Lehrer nicht ersetzt. In manchen Gegenden kommt es sogar zu Schließung der Schulen (vgl. ebd.: 63).

Der Bildungssektor übernimmt jedoch durch die Einbeziehung von HIV/AIDS in das Curriculum auch eine wichtige Rolle in der AIDS-Bekämpfung. Durch den Einbau von Sexualunterricht und HIV/AIDS-Aufklärung können die Schüler für die Problematik sensibilisiert werden. Durch verschiedene Rollenspiele und/oder Anti-AIDS-Clubs bekommen die Schüler sogenannte *life skills* vermittelt. Sie lernen also, wie sie sich selbst und andere vor der Infektion schützen können. Einen weiteren wesentlichen Faktor nimmt der Unterricht in Menschenrechten und HIV ein, denn durch ihn kann sowohl einer Diskriminierung als auch einer Stigmatisierung entgegengewirkt werden (vgl. ebd.: 63f.).

Zu Beginn der HIV-Epidemie wurde ein positiver Zusammenhang zwischen HIV-Prävalenz und Schulbildung festgestellt. Demnach steigt die Vulnerabilität hinsichtlich HIV/AIDS mit zunehmendem Bildungsniveau. Diese Korrelation wird auf die höhere Mobilität der besser Verdienenden zurückgeführt. In den letzten Jahren scheint sich dieser Trend jedoch umzukehren. Untersuchungen bei Jugendlichen ergeben, dass mit ansteigendem Bildungsniveau das Risiko, mehrere Sexualpartner zu haben und sich somit an HIV zu infizieren, sinkt. Daraus lässt sich schließen, dass Bildung im direkten Zusammenhang mit der Reduzierung der HIV-Anfälligkeit steht (vgl. ebd.: 64).

HIV/AIDS betrifft allerdings nicht nur den Bildungssektor, sondern auch das Gesundheitswesen. In vielen Gesundheitssystemen decken die Ressourcen die Versorgung der Bevölkerung nur ungenügend ab. Zudem wird dieser Sektor durch die steigende Anzahl der HIV- und Tuberkulosepatienten belastet, da diese beiden Krankheiten sich gegenseitig verstärken. Aufgrund chronischer Krankheiten und vorzeitigem Tod erleiden viele medizinische Einrichtungen einen hohen Verlust an qualifiziertem Personal. Daher leiden viele der übrig gebliebenen Angestellten sowohl an psychischer als auch physischer Überlastung. In einigen Krankenhäusern liegt die Zahl der Infizierungen bei Erwachsenen bei etwa 80 Prozent und bei Kindern etwa 30 Prozent. Der Mangel an Personal in den öffentlichen Krankenhäusern wird zunehmend zu einem Problem, denn viele Fachkräfte wechseln zu privaten Kliniken oder emigrieren. Demnach übernehmen in vielen Entwicklungsländern die kirchlichen

Krankenhäuser immer mehr Verantwortung in Bezug auf die Gesundheitsversorgung, denn die staatliche Vorsorge kann die enorme Anzahl der HIV-positiv lebenden Menschen nicht alleine bewältigen (vgl. ebd.: 66).

3.2 Die kulturelle Dimension

Kultur und Sichtweisen einer Gesellschaft sind keine statischen Phänomene, dennoch gibt es auch hier Faktoren, die sich nur sehr langsam ändern bzw. verändern lassen. Die Menschen in einer Gesellschaft konstruieren ihre Kultur direkt. Kulturen werden durch die Genderfrage, Verständnis und Umgang von Sexualität, Krankheit und Tod sowie bestimmte Rituale und Traditionen konzipiert. Daher ist es bezüglich des Themas HIV/AIDS notwendig, sich mit der kulturellen und traditionellen Beschaffenheit eines Landes auseinanderzusetzen.

[W]hile culture can function as a vehicle for promoting HIV prevention, it must be recognized that it can also constitute a barrier against HIV prevention (UNAIDS 2005: 11).

Die Genderfrage ist ein entscheidender Schlüsselfaktor in der Vulnerabilität hinsichtlich der HIV-Infektion. Gender „ [...] is a social and cultural construct that differentiates women from men and defines the ways in which woman and men interact which each other" (SAT 2001: 3). Wenn man Frauen und Männer auf ihr Handeln in einer Gesellschaft untersucht, lassen sich unterschiedliche Muster feststellen. Gender definiert – in Bezug auf die Erwartungen und Normen – die Verhaltensweisen und Rollen von Männern sowie Frauen in einem Gesellschaftssystem. In Afrika spielen sowohl der geschlechterspezifische Zugang zu Status und Macht als auch Ressourcen und Entscheidungsbefugnisse eine wesentliche Rolle. Diese Gendernormen beeinflussen kennzeichnend die Vulnerabilität und gleichzeitig auch das Risiko einer HIV-Infektion. Es ist also zwingend notwendig, die Genderperspektive in die Untersuchungen der HIV/AIDS-Epidemie mit einzubeziehen (vgl. Weinreich/ Benn 2003: 41).

In Afrika wirkt sich die HIV/AIDS-Epidemie deutlich härter auf Frauen als auf die Männer aus. Frauen werden selten nach ihrer Meinung oder um Erlaubnis zu beispielsweise sexuellen Aktionen gefragt. Sie besitzen meist weder Recht noch Eigentum, deshalb bestimmen in ökonomischen, sozialen und sexuellen Fragen die Männer. Durch dieses patriarchal geprägte Gesellschaftssystem sind beispielsweise im subsaharischen Afrika 60% aller Infizierten Frauen (vgl.

UNAIDS/ WHO 2009). Diese im Allgemeinen größere Vulnerabilität für HIV-Infektionen bei Frauen ist auf verschiedene Phänomene zurückzuführen:

Ein entscheidender Punkt ist das ungleiche Machtverhältnis zwischen den Geschlechtern. Frauen besitzen weniger Entscheidungsfreiheiten als Männer. Dieses Gefälle manifestiert sich unter anderem in den sexuellen Beziehungen. Frauen entfällt meist die Wahl in Bezug auf die Bedingung, wie Sex praktiziert wird – dies erfasst auch die Verhütungsmöglichkeiten, denn „[...] good women are expected to be ignorant about sex and passive in sexual interactions" (Gupta 2000: 2). Männer sind der Auffassung, da sie den lobola (Brautpreis) bezahlt haben, ist die Frau ihr Eigentum und Frauen sind dazu da, Männer glücklich zu machen. Wehrt sich eine Frau, wird sie dazu gezwungen, wenn es sein muss, durch Gewalt. Die Vergewaltigungsraten in Afrika sind extrem hoch, jedoch kann man über die Dunkelziffer nur Mutmaßungen anstellen, da die Frauen damit meist nicht an die Öffentlichkeit treten. Ein anderer wesentlicher Faktor ist die Zugangsmöglichkeit zu Informationen über Sexualität und HIV/AIDS. Der Prozentsatz der Analphabeten ist bei Frauen höher als bei Männern (vgl. Grill 2003: 267).

Für viele Afrikanerinnen ist Polygamie der größte Risikofaktor für eine HIV-Infektion. Die Frauen selbst müssen monogam leben, jedoch dürfen ihre Männer mehrere Partnerinnen haben. Die Tatsache, dass die Frauen Sex nicht verweigern und auch nicht auf Kondombenutzung bestehen dürfen, erhöht die Vulnerabilität der Frauen und der Männer zugleich. Die ökonomische Abhängigkeit vom Mann veranlasst viele Frauen, das Risiko einer HIV-Infektion weniger zu fürchten, als vom Mann letztlich sogar verstoßen zu werden (vgl. Weinreich/Benn 2003: 41f.). Für eine Frau ist die Durchsetzung zum Gebrauch von Kondomen aus mehreren Gründen kaum realisierbar: In den afrikanischen Ehen gilt die Frage nach dem Benutzen eines Kondoms als Widerspruch zum Kinderwusch – Kinder sind die soziale und ökonomische Absicherung im Alter. Die romantische Liebe vermindert das Bedürfnis, ein Kondom zu benutzen, da der Nichteinsatz als Bestätigung des Vertrauens, der Treue und der Liebe gesehen wird. Jedoch sieht die Realität in der Regel, bedingt durch die Polygamie des Mannes, anders aus. „It is the husband who will dictate when, where, and under what circumstances intercourses will take place" (Siplon 2005: 24). Auch in der Gesetzgebung sind die Frauen nicht gleichgestellt mit den Männern. Es gibt für Frauen keine gesetzliche Absicherung nach dem Ableben des Mannes. Ihre Rechte auf Eigentum sind beschränkt und das Erbe wird ihnen oft durch männliche Familienangehörige, wie zum Beispiel durch den Bruder des Verstorbenen, weggenommen. Durch diese ökonomische wie soziale Benachteiligung können die Witwen gezwungen werden, ihr Überleben und das ihrer Kinder zu sichern, indem sie Sexualität gegen Geld eintauschen, also der Prostitution nachgehen müssen. Zudem nehmen Witwen eine negativ belastete Stellung ein, da sie oft von den verbliebenen Familienmitgliedern des Mannes beschuldigt werden, seinen Tod durch unmoralisches Verhalten oder durch Hexerei mit verursacht zu haben. Die Trauer über den Tod des Mannes wird in der Regel durch den Konflikt mit dessen Familie überlagert. Dazu kommt, dass die Frau sozial ausgegrenzt wird, indem sie an keiner Gemeinschaftsveranstaltung teilnehmen darf und somit völlig an ihr Haus gebunden ist. Man kann dem Ganzen nur durch die Witwenreinigung ein Ende bereiten, denn dieses Ritual ist sozial nötig, um die Witwe aus dem Zustand der Verunreinigung zu befreien. Die Kultur in manchen Teilen Afrikas geht davon aus, dass der Bruder des Verstorbenen die Witwe durch den Beischlaf vom Todesdämon reinigen kann (vgl. Grill 2003: 266). In diesem Zusammenhang spielt aber auch die Witwenehe eine weitere Rolle. Der Bruder des verstorbenen Ehemanns heiratet dessen verwitwete Ehefrau und sorgt in Zukunft für sie und ihre Kinder. Diese Tradition war ursprünglich als Schutz und soziale Absicherung für die Witwen gedacht. Jedoch entsteht durch die HIV-Epidemie in beiden Fällen (Witwenreinigung und -ehe) ein erhöhtes Risiko für die Beteiligten, sich mit HIV zu infizieren. Denn für den Fall, dass der Mann an AIDS gestorben ist und die Frau den HI-Virus in sich trägt, gelangt dieser bei ungeschütztem sexuellen Kontakt mit dem „neuen" Mann in dessen Familie und kann sich dort weiter verbreiten (vgl. Weinreich/ Benn 2003: 42).

Ein kennzeichnender Grund für die höhere Infektionsrate bei Mädchen/Frauen im Alter von 15 bis 24 als bei gleichaltrigen Jungen, ist das Phänomen der *sugar daddies*. Als *sugar daddies* werden ältere Männer bezeichnet, die mit jungen Mädchen Sex haben. Im Austausch für die sexuellen Dienste der Mädchen geben die älteren Männer ihnen Geld, Essen oder andere Gefälligkeiten. In diesem Kontext kommt der sogenannte *dry sex* des Öfteren zum Einsatz. Die Mädchen/Frauen „trocknen mit Baumwolle, Kräuter[n], Papier oder einem Gemisch aus Erde und Pavianurin ihre Vagina aus" (Grill 2003: 266). Diese Geste soll den Männern mehr sexuelles Vergnügen bereiten und sie zugleich in ihrer Männlichkeit stärken. Durch die Trockenheit der Vagina steigt die Verletzungsgefahr ihrer Haut, sodass hier ein erheblich höheres Risiko einer HIV-Infektion besteht als „nur" durch ungeschützten Sex (vgl. ebd.).

Da der Einfluss von Islam und Christentum mittlerweile zu groß ist, wird der rein traditionelle Glaube kaum noch praktiziert. Dennoch ist er für die Problematik und das Verständnis der HIV/AIDS-Epidemie in Afrika von Belang. Die traditionelle afrikanische Kosmologie versteht unter dem sexuellen Akt und dem damit verbundenen Austausch der Körperflüssigkeiten eine Reinigung. Deshalb darf der Sex nicht geschützt sein, denn würde ein Kondom benutzt werden, würden die eigenen Körperflüssigkeiten in den Körper zurückkehren, was eine Verunreinigung mit sich führen würde. Nicht nur in der Ehe sind solche Riten vertreten, auch unter jungen Männern stellt die Kondombenutzung eine Unterdrückung ihrer Männlichkeit dar. Afrikaner demonstrieren durch die Zeugung von Nachkommen ihre Männlichkeit. Für junge Afrikanerinnen ergibt die Gründung einer Familie „a role in a context where opportunities to finish school or find valued work are few" (Cambell 2003: 125). Das Fortführen der Ahnenlinien ist ein wesentlicher Bestandteil der afrikanischen Kultur. Die Menschen definieren sich durch ihre Abstammung; man handelt nicht nur für sich selbst und im Hier und Jetzt, sondern ist seiner Ahnenlinie verantwortet. Es stellt sich daher für viele die Frage, was wichtiger ist: Die eigene individuelle Gesundheit oder die Verpflichtung gegenüber den Ahnen (vgl. Barnett/ Whiteside 2002: 21f.).

In der afrikanischen Kultur geht man mit Themen wie Krankheit, Tod und Zukunft anders um als in westlich orientierten Gesellschaften. Daher sind *Public Health Strategien*, denen Präventionsmaßnahmen zugrunde liegen, oft sehr schwer umsetzbar. Prävention, die auf das im Voraus Agieren ausgerichtet ist, lässt sich auf dem afrikanischen Kontinent nur bedingt umsetzen. Präventionsmaßnahmen können nur dann effektiv sein, wenn die Zukunft der Menschen in einer Gesellschaft offen ist und diese zum Teil durch das menschliche Handeln kontrolliert werden kann. Die Zukunft kann eine unendliche Zahl von Möglichkeiten bieten, die alle eintreten können, aber nicht zwingend müssen. Voraussetzungen dafür sind aber zum einen, dass das Individuum Entscheidungsfreiheiten besitzt, und zum anderen, dass die Zukunft planbar bzw. dass die gegenwärtigen Handlungen bewusster auf zukünftige Folgen beurteilt werden. Überträgt man die eben genannten Voraussetzungen auf die Grundannahmen der AIDS-Prävention, so lässt sich festhalten, dass sich kein Mensch unweigerlich mit HIV infizieren muss, die Möglichkeit einer Ansteckung jedoch gegeben und vom Handeln bzw. von der Bewusstseinseinstellung der einzelnen Person abhängig ist.

Westliche Gesellschaften befinden sich mit diesen Grundannahmen im Konsens, doch afrikanischen Gesellschaften mangelt es an der Umsetzung dieser. Dies liegt zum Beispiel daran, dass die ärmere Schicht der AfrikanerInnen sich wenig um ihre Zukunft sorgen können, da sie tagtäglich zusehen müssen, im Hier und Jetzt für sich und ihre Familien etwas zu essen zu haben. Dazu kommt, dass viele ihre Zukunft nicht als offen und durch eigenes Handeln beeinflussbar empfinden, sondern Tod und Krankheit vorbestimmt und durch übermenschliche Kräfte gelenkt werden. Folglich wird nach dieser Annahme das menschliche Schicksal von außen auferlegt und der Mensch selbst hat keine Entscheidungsmacht über den Verlauf des Lebens. Daher wird oftmals davon ausgegangen, dass eine Krankheit gottgegeben oder durch Hexerei verursacht und nicht etwa durch eigenes Verhalten bzw. Handeln ausgelöst wird. Deshalb fragen traditionelle Heiler bei der Krankheitsbehandlung, wer diese Krankheit als Strafe geschickt hat. Ebenso wie die Krankheit wird auch der Tod als von Beginn an festgelegte Konstante empfunden. Obwohl es vorrangig widersprüchlich erscheinen mag, bedeuten diese Ansichten jedoch nicht, dass die Menschen nicht auch an die HIV-Übertragung durch ungeschützten Sex glauben. Prinzipiell wird diese Art der Übertragung nicht negiert und kann deshalb mit dem Informationsgehalt der Aufklärungskampagnen in Einklang gebracht werden. Doch scheitern die Präventionsmaßnahmen oftmals daran, dass die Handlungsanleitungen – abgeleitet aus den Kampagnen – nicht umgesetzt werden. Das eigene Verhalten wird zum größten Teil nicht hinterfragt und somit auch nicht verändert, denn das Schicksal wird als Resultat von Gottes Handeln, Zauberkräften oder zürnenden Ahnen angesehen. Ebenso kontraproduktiv ist die mangelnde Freiheit, bedingt durch äußere Lebensumstände, Entscheidungen zu treffen und das Schicksal somit in seine eigenen Händen zu nehmen (vgl. Offe 2001: 53-58). Aus dieser Logik lässt sich schließen, dass der Gebrauch oder Nicht-Gebrauch eines Kondoms keine entscheidende Rolle dabei spielt, ob sich eine Person mit HIV infiziert oder nicht, da Krankheiten nichts mit selbstgesteuertem bzw. selbstverantwortetem Handeln zu tun haben. Es liegt auf der Hand, dass die Umsetzungen von Präventionsmaßnahmen und -slogans wie „keep control" (ebd.: 57) durch diese traditionell wie kulturell geprägten Auffassungen nur schwer realisierbar sind und sich dadurch die Vulnerabilität für den HI-Virus erhöht.

Ebenso zwiespältig lässt sich die Rolle der Kirchen im Kampf gegen HIV/AIDS beschreiben. „Für viele gehören die Kirchen eher zum Problem selbst als zur Lösung" (Weinreich/Benn 2003: 134). Dies liegt vor allem an der rigiden Sexualmoral und der negativen Haltung gegenüber Präventionsmaßnahmen wie die Benutzung von Kondomen. Gerade zu Beginn der Epidemie wurde HIV/AIDS als „Lustseuche" (Grill 2003: 267) deklariert, durch die Gott das promiskuitive und unmoralische Verhalten der Menschen bestraft. HIV-Infizierte wurden nicht in die Kirche aufgenommen und AIDS-Tode konsequenterweise auch nicht kirchlich beerdigt. Die katholische Kirche spricht sich insbesondere für ein Verbot der Kondombenutzung aus. In diesem Zusammen äußerten sich einige Kirchen und verbreiteten die Annahme, dass ein Kondom die winzig kleinen HI-Viren nicht aufhalten könnte und daher der Gebrauch sinnlos wäre (vgl. Weinreich/Benn 2003: 134).

Aber diese Aussagen spiegeln nur einen Teil der Realität wider. Der Ökumenische Rat der Kirchen bedauerte öffentlich, dass „die Reaktion der Kirche im Großen und Ganzen unzulänglich gewesen ist und in einigen Fällen das Problem sogar noch verschlimmert hat" (ebd.: 134). Heute wird der Kirche in vielen Ländern in der AIDS-Bekämpfung aus mehreren Gründen eine besondere Verantwortung zugeschrieben: Die Botschaft und das Wirken Jesu` zielten darauf ab, die Menschen zu heilen sowie die „Diskriminierten und Ausgestoßenen gesellschaftlich und religiös zu integrieren" (ebd.: 135). Die NachfolgerInnen Jesu` sollen in den verschiedenen Kirchen diesen Auftrag erfüllen. Ebenso sind religiöse Institutionen und Organisationen Teil der Zivilgesellschaft und dürfen somit nicht die Augen vor brennenden sozialen Problemen in der Gesellschaft verschließen, sondern müssen ihren Beitrag zur Bewältigung leisten. Des Weiteren unterhalten Kirchen soziale und medizinische Institutionen, die bei der HIV/AIDS-Bekämpfung helfen können.

In Ländern wie Afrika, Asien und Lateinamerika spielen Kirchen eine entscheidende Rolle im Leben der Menschen, indem sie ihnen die grundlegenden Werte und Normen vermitteln. Dadurch können sie auf die sozialen Bedingungen sowie die Verhaltensweisen von Menschen einwirken, sodass das Infektionsrisiko an HIV durch verantwortliche Aufklärung vermindert werden kann. Kirchen besitzen vielfältige Ressourcen und Netzwerke, die bis in fast alle Gebiete der Länder hineinreichen. Sie haben zudem einen seelsorgerlichen Auftrag zu leisten, damit sie den Menschen sowohl spirituelle als auch materielle Hilfe schenken können (vgl. ebd.: 134 - 138). Das Engagement von Kirchen und ökumenischen Institutionen nahm zu, indem sie wirksame Aufklärungen und menschenwürdige Betreuungen von HIV-Kranken leisteten. „Im Jahre 2001 fanden Konsultationen von Kirchenvertretern in Ost-, West- und im südlichen Teil Afrikas [...] statt" (ebd.:134). Seit April 2002 ist ein HIV/AIDS-Koordinator mit Sitz in Genf tätig.

Es sollen vier regionale Koordinatoren eingesetzt werden, die eine Datenbank über kirchliche Projekte und Programme sowie die Vernetzung von Aktivitäten herstellen sollen. Die Kirche und ökumenische Institutionen werden zunehmend zu aktiven Partnern in der Bekämpfung von HIV/AIDS. Vielerorts kümmern sich religiöse Organisationen um die häusliche Krankenpflege und Versorgung von AIDS-Waisenkindern. In den subsaharischen Ländern Afrikas stellen Kirchen etwa 60% der Gesundheitsversorgung (vgl. ebd.: 141).

Die spezielle Bedeutung der Kirche im Kampf gegen HIV/AIDS wird in der Fallstudie Uganda noch näher analysiert werden.

3.3 Die soziale Dimension

Das soziale Umfeld und insbesondere die sozialen Zusammenhänge zwischen den Menschen spielen eine besondere Rolle hinsichtlich der Vulnerabilität von HIV. Ich möchte im kommenden Abschnitt zeigen, dass sich durch soziale Zusammenhänge bestimmte Muster sexueller Netzwerke herauskristallisieren, die für das Verständnis der HIV/AIDS-Epidemie tragende Rollen spielen.

It is well known that war is one of the worst risk milieus for [HIV]. Not so frequently mentioned, however, is one of its main consequences, refugee camps, and even less often mentioned are increasing numbers of internally displaced populations (Lyons 2004: 185).

Humanitäre Krisen, Kriege und Konflikte haben den Zusammenbruch von traditionellen Strukturen, Verschlechterung der medizinischen Versorgung und extreme Ernährungssituationen zur Folge. Solche Faktoren erhöhen die Vulnerabilität für die HIV/AIDS-Epidemie (vgl. Weinreich/ Benn 2003: 37).

Soldaten tragen durch ihre hohe Mobilität und ihre männlichen Rollenmuster erheblich dazu bei, dass sich der HI-Virus verbreiten kann – und sind hierbei auch selbst einem erhöhten Risiko der Ansteckung ausgesetzt. Zudem wird das Militär in den meisten HIV/AIDS-Präventionsprogrammen vernachlässigt. Es lässt sich feststellen, dass eine Korrelation in der Nachfrage nach käuflichen Sex und der Anzahl von Soldaten besteht. Gibt es viele Soldaten, erhöhen sich die Besuche bei Prostituierten. Dementsprechend hoch sind die Infektionsraten der Streitkräfte. Ein weiterer Faktor ist die Tatsache, dass in Kriegszeiten wesentlich mehr Vergewaltigungen begangen werden als in Zeiten des Friedens. Vergewaltigungen werden als strategisches Mittel bzw. Kriegswaffe eingesetzt, sodass die Vulnerabilität hier sehr hoch ausfällt. Nach dem Genozid

(Völkermord) in Ruanda testen sich im Jahre 1994 80% der in dieser Region lebenden vergewaltigten Frauen auf HIV. Das Ergebnis der meisten weiblichen Opfer lautete HIV-positiv (ebd.: 37).

Sexuelle Gewalt erhöht das Infektionsrisiko an HIV erheblich. Im subsaharischen Afrika sind sexuelle Gewalt und häusliche Vergewaltigung nicht nur in Kriegszeiten vorzufinden. 40% der befragten Frauen aus Kenia, Uganda und Sambia gaben zu, schon mindestens einmal Opfer sexueller Gewalt gewesen zu sein. Jedoch ist ein weiterer Grund für die sich in Kriegszeitenden abzeichnende höhere Bereitschaft an sexueller Gewalt die Tatsache, dass sich Menschen in extremen Situationen (z. B. Krieg) auffällig anders verhalten als in Normalzeiten. Die Sorge, sich mit HIV/AIDS anstecken zu können, wird durch das Phänomen, den Tod täglich vor Augen zu haben, gemindert. Eine Krankheit bricht allerdings erst nach mehreren Jahren aus (vgl. ebd.: 36-38).

In vielen Ländern Afrikas ist die Anzahl an Flüchtlingen sehr hoch. Diese Menschen werden von ihren ursprünglichen kulturellen und sozialen Netzwerken ausgeschlossen. Meist leben sie am Existenzminimum und sind daher in besonderem Maße vulnerabel gegenüber HIV/AIDS. Dies betrifft vor allem junge Mädchen und Frauen, die als Tausch gegen Essen und Unterkunft sexuelle Beziehungen eingehen müssen, um überhaupt zu überleben. Im Bereich der Prostitution sind sexuelle Gewalttaten Ausdruck der Geringschätzung dieser Frauen, wodurch sich das Risiko einer HIV-Infektion erhöht. Gewöhnlich werden Flüchtlinge nicht in HIV-Präventionskampagnen mit einbezogen, sodass ihnen im Fall einer Erkrankung der Zugang zu Behandlungsmöglichkeiten nicht gegeben ist (vgl. ebd.: 37).

„From the start of the AIDS epidemic, stigma and discrimination have fuelled the transmission of HIV and have greatly increased the negative impact associated with the epidemic" (UNAIDS/ WHO 2005: 4). Daher zählen HIV-assoziiertes Stigma und Diskriminierung zu den größten Feinden in der HIV/AIDS-Bekämpfung, denn sie stehen einer offenen Diskussion und Aufklärung im Wege. Stigmatisierung beschreibt einen Prozess, in dessen Verlauf bestimmte äußere Merkmale oder Krankheiten von Personen und Gruppen mit negativen Wertungen belegt und die Betroffenen letztlich in eine Außenseiterposition gedrängt werden. Stigmatisierte Menschen werden innerhalb einer Gesellschaft über die auferlegten negativ bezeichneten Merkmale bzw. über die Krankheit wahrgenommen. Die Menschen sind einer Stigmatisierung in der Regel hilflos ausgeliefert und verinnerlichen normalerweise auch diese negativen Bewertungen. Folglich empfindet der stigmatisierte Mensch seine Andersartigkeit als negativ und versucht, diese zu vertuschen. Dadurch wird die nötige Offenheit in der Auseinandersetzung mit der HIV/AIDS-Epidemie erschwert (vgl. ebd.: 7f.).

Stigmatisierung entsteht im Normalfall aus schon vorhandenen Ängsten und Vorurteilen, zum Beispiel gegenüber Frauen, Sexualität, Armut u. a. Viele sehen AIDS als eine Krankheit an, die sie durch Prostituierte oder Promiskuität bekommen können. Diese Vorurteile reichen sogar soweit, dass Frauen beschuldigt werden, verantwortlich für die HIV/AIDS-Epidemie zu sein (vgl. Weinreich/ Benn 2003: 67).

Diskriminierung resultiert in der Regel aus Stigmatisierung. Mit HIV infizierte Menschen werden oftmals ungerecht behandelt und zudem auch benachteiligt. In Afrika erfahren Menschen, die mit dem HI-Virus infiziert sind, meistens Ablehnung und Ausgrenzung aus ihren Familien und Gemeinden. Ihnen wird die Pflege verweigert, sie verlieren ihren Wohnraum, es kann zur physischen Gewalt kommen und meistens bricht ihr ganzes soziales Netzwerk wie auch ihre Partnerschaft auseinander. Anfang der 90er Jahre gab es in Uganda viele Beispiele von Diskriminierung: Gemeinden verweigerten aus Angst vor einer Ansteckung die Pflege von an erkrankten Menschen. Es wurden viele Vorurteile und Beschuldigung gegenüber anderen geäußert. Solches Verhalten führte dazu, dass die Epidemie als „Problem von anderen" (Weinreich/Benn 2003: 67) angesehen wurde und daher die Menschen für ihr eigenes Tun und Handeln keine Verantwortung übernahmen. UNAIDS sieht in diesem unverantwortlichen Umgehen mit der Problematik HIV/AIDS eine große Barriere in der erfolgreichen Bekämpfung der Epidemie (vgl. ebd.: 67).

Durch die Stigmatisierung und der damit verbunden Ablehnung, sich mit dem Thema effektiv auseinanderzusetzen, verdrängen viele diese Krankheit. Für den infizierten Menschen bedeutet dies die Verdrängung des eigenen Gesundheitszustandes und somit eine Flucht aus der Realität. Viele Menschen sehen aufgrund der mangelnden Behandlungsmöglichkeiten die Diagnose HIV als ein Todesurteil an und leugnen aus Angst, der Realität ins Auge zu sehen, ihren positiven Befund. Auf der Gesellschafts- und nationalen Ebene müsste man sich mit strittigen Themen wie Traditionen, kulturellen Normen der Sexualität, Genderfrage u. a. auseinandersetzen, daher wird die Epidemie-Problematik aus Angst, sich mit diesen Sachverhalten auseinandersetzen zu müssen, verdrängt. Verdrängung und Leugnung führt wiederum „zu einem

Schweigen über HIV, das seinerseits ein wesentliches Hindernis in der Bekämpfung von HIV/AIDS ist" (ebd.: 68). Erst wenn diese Kultur des Schweigens durchbrochen wird, gibt es eine Chance, die HIV-Epidemie einzudämmen. Es werden Möglichkeiten zur Bekämpfung gesellschaftlicher Ungleichheiten und Tabuisierungen offengelegt, die „dadurch zu einer gesellschaftlichen Erneuerung bei[...]tragen" (ebd.: 68). Das Thema Sexualität ist in der Mehrzahl der Gemeinden tabuisiert. Dies liegt daran, dass durch HIV/AIDS dem Thema Sexualität viele negative Komponenten zugesprochen werden. Der Sexualverkehr, der eigentlich lebensspendend fungieren soll, wird durch die Möglichkeit einer HIV-Infektion mit dem Risiko des Todes verknüpft. Hier müssen Aufklärungskampagnen ansetzen, um die negativen Botschaften über Sexualität einzudämmen und zugleich zu versuchen, die Menschen zu einem verantwortungsvollen Umgang mit Sexualität zu bringen. In diesem Zusammenhang soll nochmals die Verantwortung der Kirchen aufgezeigt werden. Sie müssen ihre Botschaften in Bezug auf Sexualität kritisch hinterfragen und „Sexualität sollte als ein Geschenk Gottes dargestellt werden, mit dem Menschen verantwortungsvoll umgehen müssen" (ebd.: 69). Es liegt auf der Hand, dass im Kampf gegen HIV das Schweigen und die Stigmatisierung bzw. Diskriminierung durchbrochen werden muss. Die Strategien müssen an den jeweiligen Verhältnissen in einem Land, einer Gemeinde und der gesellschaftlichen Kultur usw. ausgerichtet sein. Es haben sich folgende Möglichkeiten zur Überwindung des Stigmas als wirksam erwiesen: Zum einen ist es wichtig, die mit HIV infizierten Menschen in die Aufklärungskampagnen mit einzubeziehen und ihnen Möglichkeiten aufzuzeigen, mit der Krankheit zu leben (Selbsthilfegruppen, bewusste und gesunde Ernährung, u. a.). Zum anderen ist es wichtig, den direkten Bezug zu den Kranken herzustellen, indem diese von anderen Menschen gepflegt und betreut werden. Zudem spielt der Zugang zu antiretroviralen Medikamenten eine große Rolle. Durch die erhöhte Möglichkeit, Zugang zu lebensaufwertenden Medikamenten zu erhalten, steigt die Hoffnung, dass sich mehr Menschen zu ihrer Krankheit bekennen (vgl. Weinreich/ Benn 2003: 68 -71).

3.4 Die politische Dimension

Im weitesten Sinne fließen alle bisher genannten Dimensionen in die der politischen mit ein. Alle Faktoren sind mit politischem Handeln verknüpft und decken daher einen bestimmten Policy-Bereich ab. So ist beispielsweise der Zustand des Gesundheitssystems auf politische Entscheidungen und Maßnahmen angewiesen.

Die politische Dimension umschließt im engeren Sinne all jene Komponenten, die als politisch gelten, wie zum Beispiel die Einstellung der Regierenden zu der HIV/AIDS Problematik einschließlich ihrer Regierungsprogramme. Auch das Mitwirken der Zivilgesellschaft in Bezug auf die Epidemie fällt mit in den Bereich der politischen Dimension.

> Effective responses to AIDS depend on strong leadership [.] It makes a dramatic difference between when a nation's top leader is committed and fully involved in the response. Communities are more likely to open up and become involved in the challenge to prevent HIV infections and care for those already infected (UNAIDS 2003: 25).

Ein Staat wird dann als leistungsfähig eingestuft, wenn er im Großen und Ganzen folgende drei Funktionen erfüllt: Erstens muss er die Sicherheit seiner Bürger vor physischer Gewaltandrohung garantieren. Zweitens soll er der Gesellschaft und Wirtschaft eine politische wie auch rechtliche Ordnung geben, die als legitim anerkannt wird. Als letzten Punkt soll ein funktionstüchtiger Staat ein Minimum an existenzieller und sozialer Infrastruktur bereitstellen. Hierzu zählen die Versorgung mit Energie, Wasser und Verkehrswegen ebenso wie Gesundheit und Bildung (vgl. Mair 2009: 8). Im afrikanischen Kontext kann nicht immer davon ausgegangen werden, dass alle drei Funktionen gewährleistet sind. Staatsversagen und Staatszerfall gehören wohl zu den größten politischen Herausforderungen des Kontinents. So sind dreiviertel der Staaten von strukturellem Mangel betroffen oder erst gar nicht als Staaten existent. Ein funktionstüchtiger Staat ist die oberste Voraussetzung für eine effektive AIDS-Politik bzw. AIDS-Bekämpfung, angefangen bei Agenda-Setting und Politikformulierung bis hin zur Verwirklichung der entsprechenden Policies (vgl. Tieze 2006: 32).

In diesem Zusammenhang ist darauf hinzuweisen, dass auch im Bereich der politischen Dimension der Abhängigkeit von Ursache und Wirkung von großer Bedeutung ist: Beispielsweise lassen in Somalia die hohen AIDS-Infektionsraten in den Polizeikräften und im Militär befürchten, dass die staatliche Ordnungsmacht und das Gewaltmonopol instabil wird. Der Aspekt des Staatszerfalls beschleunigt aber auch die Ausbreitung von AIDS, da die Funktionsfähigkeit staatlicher Institutionen stark eingeschränkt ist und daher ein wirksames Vorgehen gegen die Epidemie erschwert wird. Parallel steigern die ökonomischen und sozialen Folgen von AIDS die Tendenz zum Staatsversagen, da die Krankheit Lehrer, Beamte und Angestellte im Gesundheitssektor infiziert. Doch sind es gerade diese gesellschaftlichen Gruppen, die für eine erfolgreiche Entwicklungspolitik gebraucht werden. Zudem stellen sie den Großteil des Mittelstandes, der den afrikanischen Staat durch ihre Steuerzahlungen unterstützt. Die Todesfälle in diesem Milieu liegen zwischen 19 und 53 Prozent, was zu einem akuten Mangel an Fachkräften im Gesundheits- wie auch Bildungsbereich führt. Gerade diesen Fachleuten wird bei der AIDS-Bekämpfung eine Schlüsselrolle zu gesprochen. „Die Dezimierung dieser Bevölkerungsschicht behindert zunehmend den Kampf gegen die Seuche" (Tieze 2006: 36).

In vielen Staaten Afrikas hegt die Bevölkerung aufgrund autoritärer Herrschaft und korrupter Bürokratie Misstrauen gegenüber der Staatsgewalt. Deshalb werden Ratschläge und Empfehlungen meist überhört, demzufolge hängt eine überzeugende und effektive AIDS-Politik davon ab, inwieweit ein Politiker von der Bevölkerung anerkannt wird. Je höher sein Ansehen, desto mehr Einfluss hat dieser im Kampf gegen die HIV/AIDS-Epidemie. Hinzu kommt aber auch die Handhabung mit dem Problem HIV/AIDS seitens der Politiker, denn die Haltung der Regierung und Politiker ist ausschlaggebend für die Akzeptanz des Problems in der Bevölkerung. Wird die Gefahr von der Obrigkeit geleugnet, so verwundert es nicht, wenn sich diese Einstellung auch in den Köpfen der Bevölkerung festsetzt, insbesondere da es sich um ein so heikles und mit Stigmata (vgl. 3.3.) behaftetes Thema wie HIV/AIDS als sexuell übertragbare Krankheit handelt. Die Republik Südafrika mit ihrem relativ hohen Entwicklungsstand ist ein Beispiel für ein solches Phänomen, denn es ist ihr nicht gelungen, die Krankheit einzudämmen. Die Zahlen der Krankheitshäufungen liegen 1990 noch bei einem Prozent und steigen im Jahr 2000 explosionsartig auf 25 Prozent an (vgl. Tieze 2006: 37-39). Diese Erscheinung ist zum größten Teil dem kontraproduktiven Verhalten des südafrikanischen Präsidenten Mbeki zuzuschreiben, der 1999 die Existenz des HI-Virus anzweifelte (in Kapitel 4.2.5. zu der Fallstudie Südafrika wird noch ausführlich auf dieses Thema eingegangen).

Aber nicht nur die Regierungsinstitutionen tragen eine Verantwortung in der Problemlösung der Epidemie, sondern auch der Einfluss respektierter Personen und Organisationen der Zivilgesellschaft ist von maßgeblicher Bedeutung: „Civil-society actionism provides one oft he most important ways of overcoming unwillingness to act promptly on AIDS, whether it be at the individual level or societal" (UNAIDS/ WHO 2005: 30). Diese Menschen werden als beispielgebende Vorbilder angesehen und können daher die HIV/AIDS-Präventionsprogramme der breiten Bevölkerung näher bringen. Die Regierung arbeitet meistens nicht direkt mit den Menschen, deshalb sind nicht nur die Arbeiten der *Non Government Organizations* (Nichtregierungsorganisationen) wichtig, sondern auch die der *Community Based Organizations* (regionale karitative Organisationen) notwendig. Diese sogenannten CBOs arbeiten enger an den Problemen und Bedürfnissen der Menschen und können daher wichtige, zielgruppennahe Denkanstöße und Vorschläge liefern: „HIV prevention programmes should be planned with and not just for whom they are meant" (ebd.: 16).

Das Konzept des Ownership, also der Identifikation mit und der Eigenverantwortung für die HIV/AIDS-Policies, bekommt eine Schlüsselfunktion zugeteilt. Sobald sich die Regierenden in der Öffentlichkeit mit den HIV/AIDS-Konzepten bzw. -Programmen identifizieren, wirkt ihre Politik glaubwürdig und wird folglich von der Bevölkerung besser akzeptiert und letzten Endes auch verinnerlicht und umgesetzt (vgl. UNAIDS/ WHO 2005: 27ff.).

Marktorientierte Strukturanpassungsprogramme (SAPs) beinhalten wirtschaftliche Maßnahmen, die vom Internationalen Währungsfond (IWF) und der Weltbank als Bedingung für die Vergabe von Krediten verlangt werden. In Afrika erschufen diese Strukturprogramme eine besondere Vulnerabilität gegenüber der HIV/AIDS-Epidemie. Parallel zur Ankurbelung der Wirtschaft, förderten sie Arbeitsmigration und den Prozess der Urbanisierung (auf die fatalen Folgen, die durch zunehmende städtische Armut und Arbeitslosigkeit aufkommen, wurde bereits in Kapitel 3.1 dieser Arbeit eingegangen). Die Strukturanpassungsprogramme zielen nicht nur auf den Staatshaushalt ab, sondern befassen sich ebenso mit der Infrastruktur eines Landes. So erleichtern der Ausbau der Transportsysteme und die damit verbundene erhöhte Mobilität die Verbreitung des HI-Virus in andere Dörfer und Städte. Hinzu kommt, dass im Rahmen der Strukturprogramme im Sektor der Gesundheits- und Sozialsysteme die Gelder reduziert wurden (vgl. Kalipeni/ Craddock/ Gosh

2007: 65-69). Dementsprechend erhöht sich wieder auf Grund mangelnder gesundheitlicher Grundversorgung die Vulnerabilität gegenüber HIV/AIDS (vgl. Kapitel 3.1).

Die AIDS-Bekämpfungsprogramme auf nationaler wie internationaler Ebene sind hinsichtlich der Vulnerabilität der HIV/AIDS-Epidemie von großer Bedeutung. Es gibt eine Vielzahl an AIDS-Programmen, die länderspezifisch in Hinblick auf Umfang, Aufbau und Finanzierung variieren. Deswegen sollen in diesem Abschnitt lediglich die typischen Charakteristika der Reaktionen auf die HIV/AIDS-Epidemie aufgezeigt werden. Eine genauere Analyse erfolgt im Rahmen der Fallstudien in Kapitel 4.

Viele afrikanische Staaten erkennen zu spät den HIV/AIDS-Kreislauf, der Konsequenzen und Gefahren für jeden Einzelnen und seine Familie, aber auch für ganze Staaten und Regionen mit sich bringt. Erst Ende der 80er Jahre wird die HIV/AIDS-Epidemie von den meisten afrikanischen Regierungen als ernsthaftes Problem realisiert und thematisiert. Gründe für diesen Verzögerungseffekt sind zum einen der Verlauf der Krankheit, zum anderen gehen viele politische Führer dem heiklen Thema aus dem Wege und vertuschen die Tatsachen, indem sie sich mit eher akuten Krisen beschäftigen (vgl. Iliffe 2006: 65f.).

In den westlichen Industrieländern zeigen sich HIV/AIDS-Aufklärungskampagnen als erfolgreich. Aus diesem Grund beschränken sich die afrikanischen AIDS-politischen Maßnahmen auf Gleiches, denn „they found that the Western powers dominating international affairs had already defined strategies designed to tackle own less threatening epidemics" (ebd.: 65). Doch durch das Mitwirken des afrikanischen Kontextes erweisen sich jene Maßnahmen als ungenügend und minder effektiv. Zudem kommt noch verstärkt hinzu, dass es den Staatsoberhäuptern zu diesem Zeitpunkt an politischem Willen mangelt (dieses Phänomen wird jedoch im Rahmen der Fallstudien in Kapitel 4 noch ausführlich erläutert werden).

Auch auf internationaler Ebene wird anfangs die Gefahr durch HIV und AIDS nicht erkannt. Die WHO reagiert zögerlich und sieht bis Mitte der 80er Jahre das Thema AIDS eher als ein Problem der westlichen Industrieländer an. Daher richtet sich ihre AIDS-Politik auf die Kontrolle von Blutkonserven und Präventionsmaßnahmen für Homosexuelle. Die Aufmerksamkeit in Afrika gilt anderen Krankheiten wie Malaria. Als sich jedoch die Anzahl der AIDS-Opfer drastisch erhöht, gründet der Generaldirektor der WHO, Halfdan Mahler, im

Jahre 1986 das *Special Programme on AIDS* (später dann *Global Programme AIDS*). Mahler wird zu einer der wichtigsten Figur in der internationalen AIDS-Bekämpfung. Durch sein Engagement wird das Budget des Global Programme in nur vier Jahren von weniger als einer Million auf über hundert Millionen US$ erhöht. Inhalte des Programmes sind die Überprüfung von Blutprodukten, Ausbildung und Schulung des medizinischen Personals in Bezug auf AIDS, Aufklärungs- und Antidiskriminierungskampagnen sowie Stigmata brechende Maßnahmen. Aber auch trotz dieser Kampagnen der WHO kann die Epidemie nicht kontrolliert werden. Auch sie lassen Kontextmerkmale Afrikas unberücksichtigt und orientieren sich stark an westlichen Bekämpfungsmaßnahmen. Daneben konzentrieren sich ihre Kampagnen im Wesentlichen auf spezielle Risikogruppen, während die HIV/AIDS-Epidemie schon auf die allgemeine Bevölkerung übergegriffen hat. 1996 übernimmt das *Joint United Nations Programme on AIDS* (UNAIDS) unter der Leitung von Peter Piot die Verantwortung bezüglich der internationalen Aktivitäten der HIV/AIDS-Epidemie. In diesem Programm werden auch Aspekte berücksichtigt, die sich mit der Genderfrage, Menschenrechten, jungen Menschen und der AIDS-Politik beschäftigen. Peter Piot erklärt:

> I had two major objectives when I got into this job [...]. The first was to bring AIDS onto the political agenda in the affected countries and the second was in the north making sure that this remains a global issue (Iliffe 2006: 139).

Im Jahre 2001 wird von der Generalversammlung der Vereinten Nationen der *Global Fund to Fight AIDS, Tuberculosis and Malaria* gegründet. Dieser Global Fund „is an international financing institution that invests the world's money to save lives [.] to support large-scale prevention, treatment and care programs against the three diseases" (The Global Fund 2010: 5). Die Vereinten Nationen rufen den Global Fund mit dem ehrgeizigen Ziel ins Leben, jährlich 10 Milliarden US$ für die AIDS-Bekämpfung bereitzustellen. Die Realität des Global Fund sieht jedoch anders aus. Im Jahr 2005 werden lediglich 1,7 Milliarden US$ bewilligt. Seit seiner Einrichtung wird er chronisch unterfinanziert (vgl. Iliffe 2006: 139).

2007 unterstützt der Global Fund mit 7,6 Milliarden US$ weltweit 450 Programme. Es werden jene Empfängerländer ausgewählt, die derzeit am schlimmsten von Krankheitslast und hohem Risiko betroffen sind. Afrika wird mit 60 Prozent dieser Gelder subventioniert und mehr als 50 Prozent davon sind für AIDS bestimmt. Fast zwei Drittel der Fördermittel werden von Regierungen umgesetzt, ein Drittel von NGOs und anderen Organisationen, der Rest von Glaubensgemeinschaften und dem privaten Sektor. Des Weiteren folgt der Global Fund dem Konzept der leistungsbasierten Finanzierung. Dies bedeutet, dass nur jene Länder mit weiteren Subventionen unterstützt werden, die „[...] mit den erhaltenen Geldern messbare und nachhaltige Ergebnisse erzielen konnten" (The Global Fund 2010: 6). Der Empfang von weiteren Subventionsmitteln hängt demzufolge von erwiesenen Ergebnissen und erreichten Zielen ab. Manche Länder in Afrika haben bei der Umsetzung ihrer Programme Schwierigkeiten, da diese zum Beispiel mit überlasteten Gesundheitssystemen, schwachen Infrastrukturen u. a. zu kämpfen haben. Wenn die Ziele nicht realisiert werden, wird folglich die finanzielle Unterstützung gestrichen und den AIDS-Bekämpfungskampagnen fehlt es dann an ausreichenden Mitteln. Je weniger also die Programme dem speziellen Kontext des Landes angemessen sind und je kleiner der nationale und internationale Zusammenschluss derjenigen, die AIDS bekämpfen, desto höher wird die Vulnerabilität hinsichtlich HIV/AIDS (vgl. ebd.).

3.5 Zusammenfassung der Ergebnisse

Weltweit ist HIV/AIDS eine Krankheit, die durch Armut gefördert wird und demzufolge stark mit diesem Problem verknüpft ist. Armut fördert die Ausbreitung von HIV und verstärkt die Konsequenzen für Individuen und ganze Gesellschaften. Im Umkehrschluss verarmen aber Menschen, die mit HIV/AIDS leben immer weiter. Es kommt zu einem Kreislauf: die Ersparnisse müssen für Ausgaben medizinischer Behandlungen aufgebraucht werden, da meist der Verdiener wegfällt. Die Armen haben bei chronischen Krankheiten, wenn überhaupt vorhanden, nur minimalen Zugang zu Behandlung und Pflege. Die sozialen Sicherungssysteme sind in Entwicklungsländern kaum vorhanden, sodass der Zugang zu den nötigen Ressourcen wegfällt. Damit lassen sich die Konsequenzen von HIV für das Individuum, seine Familie und die Gesellschaft nicht mildern. Gesellschaften werden in ihrer Stabilität bedroht und die Armut nimmt weiter zu. Das ökonomische Zurückbleiben ist bedingt durch die von HIV/AIDS hervorgerufene vorzeitige Sterblichkeit der produktiven Gesellschaftsgruppen. Jedoch können antiretrovirale Medikamente den Kreislauf der HIV-Infektion durchbrechen. Auch die Todesraten und HIV-Begleiterkrankungen würden durch den Einsatz dieser Medikamente reduziert werden, folglich würden die ökonomischen und sozialen Auswirkungen der Epidemie gemildert werden. Dennoch kann die AIDS-Prävention nicht alleine nur auf der Basis von Medikamentenverteilung geschehen, denn der afrikanische Kontext darf hier nicht außer Acht gelassen werden. Medikamente alleine nützen nicht viel, wenn sie mit verseuchtem Wasser eingenommen werden oder aus der Not heraus verkauft werden. Entsprechend sind vorrangig die Folgen von AIDS gelöst, nicht aber die Ursache.

Es lässt sich festhalten, dass man Verhaltensweisen von Menschen nur dann effektiv ändern kann, wenn diese Entscheidungsfreiheit und vor allem Wahlmöglichkeiten besitzt. Die meisten AfrikanerInnen haben kaum eine Auswahlalternative. Für viele ergibt sich täglich das Problem: Wie bekomme ich für mich oder/und meine Kinder etwas zu essen? Hieraus geht schnell hervor, dass die Wahlmöglichkeiten sehr begrenzt sind und daher die Entscheidung, sich ungeschützt zu prostituieren, eine Entscheidung ist, die der Familie temporär das Überleben sichert. In der Welt der Frauen spielen sowohl sozioökonomische und kulturelle, aber zum Teil auch politische und rechtliche Systeme eine entscheidende Rolle. Diese Systeme benachteiligen und berauben Frauen ihrer Entscheidungsgewalt in Bezug auf Sexualität, Familienplanung und Arbeitsmöglichkeiten. Aus mangelnder Entscheidungsfreiheit und kaum vorhandenen Alternativen muss sich die Frau meistens dem „Verkauf von sexuellen Leistungen als Überlebensstrategie" (Terhorst 2001: 14) zuwenden. Es ist also zwingend notwendig, bei der HIV/AIDS-Prävention die kulturellen und traditionellen Werte zu berücksichtigen, denn die Immunschwächekrankheit AIDS ist ein Gesundheitsproblem, während jedoch die Epidemie ein weitreichendes Genderproblem darstellt. Afrikanische Frauen sind im hohen Maße abhängig von Männern. Die Rolle der Frau wird hauptsächlich über Heirat und Kinder definiert. Doch auch die Frauen beziehen ihr soziales Selbstwertgefühl noch größtenteils über diese kulturelle Sichtweise. Als Investition in die Zukunft werden Ehe und Kinder gesehen, da diese eine soziale Absicherung und materielle Existenz-grundlage darstellen. Folglich wächst die Abhängigkeit der Frauen von ihren Ehemännern und die autonome Entscheidungskraft fällt weg. Diese eingeschränkte Selbstbestimmung hat fatale Konsequenzen in Bezug auf Sex und die damit verknüpfte, steigende Vulnerabilität gegenüber HIV.

Auch das soziale Umfeld und insbesondere die sozialen Zusammenhänge sind signifikant in Bezug auf die Vulnerabilität hinsichtlich der HIV/AIDS-Epidemie. Ähnlich wie in der kulturellen Dimension wird also auch hier deutlich, dass es neben den Entscheidungs- und Wahlmöglichkeiten besonders darauf ankommt, dass die Menschen das Gefühl haben, ihr Handeln sei für ihr zukünftiges Leben relevant. In sogenannten Extremsituationen, wie Kriege oder Krisen, nehmen andere akute Probleme und Gefahren den Platz ein und begrenzen dadurch wiederum die Entscheidungs- und Wahlmöglichkeiten der einzelnen Menschen. Zudem kommt die erhöhte Konfrontation mit dem Tod, die dazu führt, sein Handeln nicht zukunftsorientiert auszurichten, was zu einer höheren Vulnerabilität gegenüber HIV/AIDS führt.

AIDS stellt zudem eine „Krankheit der Anderen" dar, sodass man sich selbst als nicht wirklich gefährdet begreift. Dieses Empfinden wird durch Stigmatisierung und Diskriminierung HIV-Positiver ausgelöst. Es verhindert aber auch den offenen Umgang mit der Krankheit und drängt damit die Epidemie zugleich ins Verborgene. Durch die Kultur des Verschweigens glauben die Menschen, niemanden zu kennen, der an HIV erkrankt ist, wodurch die Gefahr, sich dann letztlich selbst mit dem Virus zu infizieren, geringer scheint. Durch die Stigmatisierung wird dieser Effekt nochmals verstärkt, weil der Virus nur bestimmten Risikogruppen, zu denen man sich nicht zugehörig empfindet, zugeschrieben wird. Die Sprachlosigkeit wird durch die Stigmatisierung erhöht und damit auch zugleich die Vulnerabilität hinsichtlich der Epidemie, da sie zu einem verringerten Risikobewusstsein sowie Verleugnung führt. Das Verheimlichen einer Infektion führt dazu, dass keine Schutzmaßnahmen ergriffen werden, um Ansteckungen weiterer Menschen zu verhindern. Besonders in dieser Dimension wird deutlich, dass die HIV/AIDS- Epidemie eng mit dem Thema der Menschenrechte verknüpft ist. Die Menschenrechte HIV-positiver Menschen werden oftmals stark verletzt. Auch in kriegerischen Konflikten und im häuslichen Bereich findet man Menschenrechtsverletzungen, welche die Vulnerabilität in Bezug auf HIV drastisch erhöhen.

Die Beteiligung der Zivilgesellschaft „is essential for the viability of programmes and interventions" (UNAIDS/ WHO 2003:27).

Es reicht jedoch nicht aus, die extrem wichtigen Aufklärungskampagnen durchzuführen, wenn die Menschen Ohnmacht gegenüber ihrem Schicksal empfinden und über keine wirklichen Handlungsalternativen sowie Entscheidungsfreiräume verfügen. Die HIV/AIDS-Problematik zeigt den betroffenen Gesellschaften ihre eigenen Verhältnisse auf. Finanzielle und soziale Ungleichheiten, Missstände und Ungerechtigkeiten bezüglich des Arbeits-, Gesundheits- und Bildungssystems werden aufgezeigt. Ein weitgefächerter Ansatz zur Analyse des Problems der HIV/AIDS-Epidemie ist daher von entscheidender Rolle. Eine isolierte Betrachtung, zum Beispiel der politischen Faktoren, reicht nicht aus, denn erst das Zusammenspiel aller Aspekte bietet eine Basis für die HIV/AIDS-Problematik.

Effektive AIDS-Politik erfordert eine genaue Analyse der gesellschaftlichen Strukturen und kann nur dann fruchten, wenn die Staatsoberhäupter das Wohl des Volkes als oberstes Gebot ansehen. Dies setzt allerdings voraus, dass die Entscheidungsträger das Wohlbefinden ihres Volkes trotz finanziellen Schwierigkeiten und soziokulturellen Verknüpfungen nicht aus den Augen verlieren. Das erfordert zunächst, dass sich die nationale wie auch internationale Politik der Realität dieser Missstände stellt. AIDS ist zwar eine Krankheit, die sich erst mit massiven Zeitverzögerungen feststellen lässt, jedoch wird die Prävention und Bekämpfung von HIV/AIDS durch zusätzliche Tabus, Vorurteile, soziale Ausgrenzung und Verleugnung erheblich erschwert. Hier liegt zusammen mit der Zivilgesellschaft die Verantwortung der Regierenden. Sie sollen die extrem sensiblen Themen wie Sex, Fortpflanzung, Blut, Krankheit und Tod, aber auch Macht, Ohnmacht und Abhängigkeit an die Öffentlichkeit bringen, damit eine Stigmatisierung und die Kultur des Verschweigens durchbrochen werden kann.

Es wurde deutlich gezeigt, dass HIV/AIDS nicht nur in einen Bereich der Lebenswelt des Menschen fällt, sondern einen Kausalzusammenhang in vielen Dimensionen aufweist. Daher soll die Bekämpfung der HIV/AIDS-Epidemie als eine gesamtgesellschaftliche Aufgabe wahrgenommen werden, für die es keine pauschalen Patentlösungen gibt. Demzufolge müssen speziell auf die jeweilgen Kontextbedingungen eines Landes zugeschnittene Bekämpfungsstrategien entwickelt werden, um zu versuchen, das Problem effektiv lösen zu können. Wie aber kann der Epidemie begegnet werden? Wie sehen diese Kontextbedingungen aus und wie muss demzufolge eine effektive AIDS-Politik gestaltet werden? Diese Fragen möchte ich innerhalb der zwei Fallstudien in den nächsten Kapiteln beantworten.

4. Fallstudien

In diesem Kapitel sollen die bereits unter Punkt 3 entwickelten kausalen Mechanismen an der Realität betrachtet werden: Für jede Dimension hinsichtlich der HIV/AIDS-Epidemie soll geprüft werden, welche Ausprägungen die unabhängigen Faktoren annehmen. HIV/AIDS trifft nicht alle Länder im gleichen Ausmaß. Es gibt vielmehr große Unterschiede in der Ausbreitungsdynamik, Art der Verbreitung sowie der Verbreitungswege. Damit ist jedes Land und auch jede Kultur vor unterschiedliche Herausforderungen gestellt, die von den verschiedenen Ausprägungen politischer, kultureller und wirtschaftlicher Vorbedingungen abhängig sind. Südafrika und Uganda dienen hier als Fallbeispiele. An diesen beiden Ländern kann man deutlich erkennen, welche Faktoren zu den konträren Ergebnissen geführt haben. Südafrika als ein Land, das noch immer hohe AIDS-Raten aufweist, und Uganda als Gegenbeispiel, das häufig als Aushängeschild für gute AIDS-Politik dargestellt wird. Zunächst werden beide Länder als zwei Einzelfälle untersucht, damit die Ergebnisse in einem weiteren Schritt in Bezug auf die unterschiedlichen Dimensionen, besondere Vulnerabilität und AIDS-Politik sowie deren Erfolg anschließend verglichen werden können.

4.1 Südafrika

Im Vielvölkerstaat Südafrika leben etwa 49 Millionen Menschen, davon sind mehr als fünf Millionen mit HIV infiziert. Die durchschnittliche AIDS-Rate liegt weit über 30 Prozent (vgl. Hirschmann 2003: 20f.). Wie sich im Folgenden zeigen wird, ist die Lage in keinem anderen Regionalgebiet der Welt so einschneidend wie in Südafrika.

4.1.1 Die HIV/AIDS-Epidemie in Südafrika

1983 wird der erste AIDS-Fall in Südafrika diagnostiziert. Zunächst wird das HI-Virus bei Hämophilie-Patienten (bei ihnen ist die Blutgerinnung gestört), die sich durch verunreinigte Blutkonserven infiziert haben, nachgewiesen. Zwei Jahre danach werden sogenannte HIV-Antikörper Screenings bei Blutkonserven eingeführt, die gegen die Verunreinigung wirken. Dennoch werden weitere HIV-Infizierungen festgestellt. Unter homosexuellen Männern erlangt das Virus 1989 seinen Höhepunkt. Doch Ende 1989 wird das HI-Virus vermehrt auch unter der heterosexuellen Bevölkerung nachgewiesen, was bis dahin eine Seltenheit war. Die WHO verzeichnet zu diesem Zeitpunkt etwa 300.000 AIDS-Tote in ganz Afrika. Nicht einmal zehn Jahre später sind es im subsaharischen

Afrika alleine schon 2,2 Millionen Infizierte. Damit ist AIDS in nur zehn Jahren zu den führenden Todesursachen geworden (vgl. Hirschmann 2003: 24f.).

Anfangs ist AIDS ein Phänomen der Städte, greift aber rasant auch auf ländliche Gebiete über. Seitdem erfährt Südafrika die schnellste Ausbreitung der HIV-Epidemie weltweit. Nach dem aktuellen *AIDS Epidemic Update 2009* der Organisation UNAIDS leben im Jahr 2007 etwa 5,7 Millionen Südafrikaner mit dem HI-Virus. Zwei Jahre später, also 2009, sind es schon 22,4 Millionen (vgl. UNAIDS 2009: 1). Diese Daten bestätigen das enorme Ausbreiten der Immunschwächekrankheit. Die Krankheitsrate ist landesweit – von weniger als einem Prozent im Jahre 1990 – innerhalb von zehn Jahren auf fast 25 Prozent angestiegen. 2001 sterben schätzungsweise 360.000 SüdafrikanerInnen an AIDS. Die Zahl der AIDS-Waisen ist in den letzten zehn Jahren von 1.000 auf 662.000 gestiegen. Im Jahr 2010 werden knapp 1,7 Millionen Kinder ihre Mutter, ihren Vater oder beide Elternteile wegen der Krankheit verloren haben. Nach UNAIDS/WHO hat sich die Sterblichkeitsrate der südafrikanischen Bevölkerung zwischen 1997 und 2004 um 79 Prozent erhöht. Die natürlichen Todesfälle verdoppeln sich bei Männern mit einem Durchschnittsalter von 35 Jahren, bei Frauen zwischen 25 und 34 Jahren verfünffacht sie sich. Insgesamt lässt sich festhalten, dass Frauen stärker von der Krankheit betroffen sind als der männliche Teil der Bevölkerung, und dass junge Frauen im Vergleich zu jungen Männern häufiger schon in der Pubertät infiziert werden. Der heterosexuelle Geschlechtsverkehr ist in Südafrika die treibende Kraft der Epidemie. 80 Prozent der befragten sexuell aktiven Männer und Frauen haben bei ihrem letzten sexuellen Kontakt keine Verhütung benutzt. Dies zeigt, dass die Benutzung eines Kondoms noch immer nicht weit genug verbreitet ist (vgl. UNAIDS/WHO 2006: 12-14).

Im subsaharischen Afrika sterben bereits mehr Menschen an AIDS als an Hungerskatastrophen und Kriegen. Unwissenheit, Promiskuität und armutsbedingte Prostitution fördern die Vulnerabilität hinsichtlich HIV/AIDS. Südafrika ist zudem im extremen Ausmaß von der Epidemie betroffen, weil die Mehrzahl der Bevölkerung nicht an das konkrete Wissen über HIV/AIDS glaubt. Wie ist es also um die jeweiligen Faktoren in den einzelnen Dimensionen bestellt? Sind diese tatsächlich so charakterisiert, dass sie die HIV/AIDS-Vulnerabilität erhöhen? Dieses Phänomen werde ich in den nachfolgenden Kapiteln anhand der verschiedenen Dimensionen der HIV/AIDS-Epidemie analysieren.

4.1.2 Die sozioökonomische Dimension

4.1.2.1 Wirtschaft, Arbeitslosigkeit und Armut

Südafrika hat eine Fläche von 1.221.037 km^2 und 46,9 Millionen Einwohner. Die Zuwachsrate liegt knapp unter einem Prozent. Nach Schätzungen des statistischen Amtes sind etwa 80 Prozent *Africans*, zehn Prozent *Whites* und knapp neun Prozent *Coloureds* sowie zwei Prozent *Asians*. Südafrika hat einen Anteil von 54 Prozent städtischer Bevölkerung und ist das am stärksten urbanisierte und industrialisierte Land in Subsahara-Afrika. Allgemein lässt sich sagen, dass Südafrika auf dem afrikanischen Kontinent sowohl das wirtschaftliche Machtzentrum hinsichtlich Industrie- und Mineralienproduktion als auch der größte Energieerzeuger ist. Das Land besitzt eine Fülle an Bodenschätzen sowie hoch entwickelte Finanz-, Energie-, Kommunikations-, Rechts- und Transportsektoren. Die Entwicklung der Gesetzgebung bezüglich Handel, Arbeit und Hochseeangelegenheiten ist sehr weit, sodass die „Wettbewerbsgesetze sowie die Gesetze zu Urheberrecht, Patenten, Warenzeichen und Rechtsstreitigkeiten [den] internationalen Normen und Gepflogenheiten" (SouthAfrica.Info 2008) entsprechen. Das Finanzsystem ist sehr robust und die Regulierung des Bankwesens gehört zu den besten der Welt. Seit 1999 ist die Wirtschaft Südafrikas im Aufschwung. Die jährliche Wirtschaftswachstumsrate liegt durchschnittlich über vier Prozent – vor 1994 beträgt das Wirtschaftswachstum weniger als ein Prozent. Das reelle Bruttoinlandsprodukt steigt innerhalb von fünf Jahren von 3,7 Prozent (2002) auf 5,1 Prozent (2007) an. Dies ist auf die Generalüberholung der Wirtschaft zurückzuführen. Nach dem Einzug der Demokratie im Jahre 1994 kurbeln die neuen makroökonomischen Reformen die Wirtschaft an und verbessern zudem die Wettbewerbsfähigkeit. Folglich werden Arbeitsplätze geschaffen und Südafrika erlangt einen Platz auf den Weltmärkten (vgl.ebd.).

Durch die südafrikanische stabile makroökonomische Struktur kommt es zu Steuersenkungen und Abgabenstreichungen. Zudem wird das Steuerdefizit beseitigt und die Inflation gemäßigt. 2007 wird zum ersten Mal ein Haushaltsüberschuss von 0,3 Prozent erreicht. Ungeachtet der Steuersenkungen erhöhen sich die Staatseinnahmen durch die boomende Wirtschaft auf 475,8 Milliarden Rand – dies entspricht etwa dem Dreifachen, was im Jahr 1996/97 erzielt wird. 2007 notiert der IWF in seinem jährlichen Länderbericht in Punkto südafrikanischer Wirtschaft, dass diese die „längste je verzeichnete Expansion durchmacht" (ebd.). Dennoch ist der IWF „über das derzeitige Leistungsbilanzdefizit und die Inflationsrate des Landes" (ebd.) besorgt. Als die größten Herausforderungen für das Wirtschaftswachstum entpuppen sich das stetige Problem der Arbeitslosigkeit ebenso wie die hohe Diskrepanz zwischen Arm und Reich. In diesem Zusammenhang steht auch das gehäufte Auftreten des HIV/AIDS-Virus. Diese Probleme bedeuten für die Wirtschaft Südafrikas eine entwicklungstechnische Herausforderung (vgl. ebd.).

Zurzeit liegen nur Schätzungen vor, wie stark der Ausfall an Arbeitskräften zuzüglich des Anfalls an Kosten die Wirtschaftsleistung beeinträchtigen wird. Man geht davon aus, dass das Brutto-Inlands-Produkt im Jahr 2010 „um 17 Prozent niedriger [ist] als es ohne AIDS wäre" (Nuscheler 2004: 161). Demzufolge werden etwa 750.000 erwerbsfähige Erwachsene an dem HI-Virus erkrankt sein und über eine halbe Millionen werden daran sterben. Daneben werden die Haushalte durch die hohen Kosten für die Krankenpflege und für die Versorgung von Waisenkindern zusätzlich belastet. Infolgedessen wird die Armut ansteigen (vgl. ebd.: 161).

Die florierende Wirtschaft Südafrikas darf nicht darüber hinwegtäuschen, dass die Einkommen extrem ungleich verteilt sind und noch immer viele Menschen in Armut leben. Nach Angaben eines Berichtes des *United Nation Development Programme* leben noch immer mehr als die Hälfte der SüdafrikanerInnen unter der nationalen Armutsgrenze von etwa 51 US-Dollar pro Monat. Auf den Tag umgerechnet sind das weniger als 2 US-Dollar, mit denen 34,1 Prozent der Bevölkerung auskommen muss (vgl. UNAIDS 2006:455). Südafrika ist daher ein Land mit mittlerem Einkommen, das auch noch heute durch die sozialen und regionalen Gegensätze des Apartheid-Regimes gekennzeichnet ist. Auf hohem Niveau entwickelte Industrie-, Finanz- und Dienstleistungszentren stehen den ärmlichen Townships und ehemaligen Homelands gegenüber. Um die Lücke zwischen Arm und Reich zu vermindern, werden Projekte wie die *Spatial Development Initiative* oder *New Economic Partnership for Africa* durchgeführt. Jedoch erzielen sie keine entscheidende Veränderung, denn wie am Human Development Index festzustellen ist, liegt Südafrika auf Rang 120 von 177 Ländern und ist daher seit dem Jahr 2000 um 35 Plätze zurückgefallen. Demnach ist Südafrika ein Land mit mittlerer menschlicher Entwicklung. Gründe für diesen Abstieg sind unter anderen der soziale Sektor (Sozialleistungen), die Armut und die geringe Beschäftigung. Würde man nur die wirtschaftliche Leistung Südafrikas messen, läge das Land in der Weltrangliste von 177 untersuchten Ländern auf Rang 52. Der neoliberale Wirtschaftskurs des südafrikanischen Staatspräsidenten Mbeki führt allerdings zur Eindämmung von Budgetdefizit, Staatsverschuldung und Inflation sowie zu relativ stabilem Wirtschaftswachstum. Der Fokus dieser Politik liegt auf Investitionen und Wirtschaftswachstum, damit eine höhere Beschäftigung geschaffen werden kann. Gleichzeitig sollen die Maßnahmen dazu führen, Export und Handelsverträge mit der EU sowie den USA zu fördern. Das *Black Economic Empowerment* stellt ein wichtiges Instrumentarium dar, das auf die Erweiterung der wirtschaftlichen Basis abzielt und ein weiteres Wirtschaftswachstum unterstützen will, damit neue Arbeitsplätze geschaffen werden können. Somit spielt das neue Sozialpolitikprogramm bei der Armutsbekämpfung eine wesentliche Rolle, denn es fördert besonders kommunale Projekte in verarmten ländlichen Regionen. Zusätzlich kurbelt es das Bildungs- und Gesundheitswesen an und hilft bei der Bekämpfung von HIV/AIDS (vgl. Slezak 2007: 4).

4.1.2.2 Das Bildungssystem

In der Zeit der Apartheid haben nur weiße Kinder Zugang zu guter Schulbildung. Jedoch gilt dies nicht für schwarze Kinder, denn für sie gibt es nur die seit 1953 durch Gesetz eingeführte Bantu Education. Dort werden lediglich die Grundkenntnisse im Lesen, Schreiben und Rechnen gelehrt. Den Schülern werden aber auch praktische Fähigkeiten wie Kochen, Putzen, Handarbeit und Gärtnern vermittelt. In den schwarzen Schulen fällt die Ausstattung wie auch die Qualifikation der Lehrkräfte sehr gering aus. Aus diesem Grund werden viele dieser „Primitiven-Schulen" boykottiert. Jedoch erkennt man schnell, dass der Boykott nur zu noch größeren Bildungsunterschieden zwischen Weißen und Schwarzen führt, sodass er wieder aufgegeben wird. Dieses zweifellos schwere Erbe aus der Zeit der Apartheid erklärt aber nicht die heutigen Probleme im Bildungssystem Südafrikas: In den Townships stehen den Schulen nur ungenügende Mittel zur Verfügung. Die Schulgebäude befinden sich meist in einem schlechten Zustand, die Klassen sind mit 80 bis 90 Kindern enorm überfüllt und insgesamt fehlen landesweit etwa 1.000 Schulen. Folglich schicken viele Schwarze ihre Kinder notgedrungen auf teure, ehemals weiße Schulen. Doch die Kosten für die Schulgebühr, den weiten Schulanfahrtsweg und für die Schuluniform können von vielen schwarzen Familien erst gar nicht aufgebracht werden. Dies führt unweigerlich zu einem steten Rückgang des Leistungsniveaus und die Bildungsmisere setzt sich an den Hochschulen weiter fort. Hier fehlt es ebenfalls an Geldern und an Personal (vgl. Auswärtiges Amt 2010).

Demnach sieht die südafrikanische Regierung die Reorganisation der staatlichen Bildungspolitik und des Erziehungswesens als kulturpolitische Schlüsselaufgabe. Das Curriculum sowie die Strukturreformen sollen mit Blick auf die Entwicklungschancen verbessert werden. Ende Februar 2010 wird das Erziehungsministerium in zwei neue Ministerien geteilt. Zum einen entsteht das *Department of Basic Education*, das bis einschließlich Sekundärabschluss tätig ist, und zum anderen das *Department of Higher Education and Training*. Dennoch trüben Schul- und Studiengebühren, die HIV/AIDS-Problematik und der Mangel an Fachkräften, wie Lehrer und Professoren, die Erfolgschancen vieler Schüler und Studenten. Weitere Faktoren, die die Leistungsfähigkeit von Schulen auch in Bezug auf die Eindämmung von HIV/AIDS infrage stellen, sind ein sich abzeichnender Mangel an Systemadministratoren sowie finanziellen Möglichkeiten, die nämlich unter anderem durch konkurrierende Ansprüche des Gesundheits- und anderer sozialer Systeme mit beansprucht werden (vgl. ebd.).

4.1.2.3 Gesundheitssystem

In Südafrika gibt es ein nationales Gesundheitsministerium und neun Gesundheitsministerien auf Provinzebene, die auch für die Umsetzung der AIDS-Programme zuständig sind. Das südafrikanische Gesundheitssystem wird durch den öffentlichen Sektor, die privaten Haushalte, Arbeitgeberfonds und NGOs sowie internationale Geber finanziert. In den letzten Jahren büßt, so wie auch der gesamte öffentliche Dienst, die medizinische Versorgung an Qualität ein. Es fehlt in den staatlichen Kliniken sowohl an Personal als auch an moderner Ausrüstung. Auf Grund der schlechten Bezahlungen sind viele medizinische Arbeitskräfte in den privaten Sektor gewandert oder sogar emigriert (vgl. Garbus 2003: 41f.).

Die Republik hat wegen ihrer vielen AIDS-Infizierten die Mittel zur Ausbildung von Krankenschwestern/-pflegern aufgestockt, doch das Geld reicht noch immer nicht für deren gute Entlohnung aus. Im Monat verlassen etwa 300 ausgebildete Krankenschwestern/-pfleger das Land, um vorwiegend nach Großbritannien abzuwandern. In den dortigen Kliniken sind zwischen 2000 und 2006 circa 16.000 Afrikanerinnen angestellt worden, darunter beinahe 10.000 aus Südafrika. Folglich kann der Schwestern-/Pflegerbedarf in Südafrika nur zu 50 Prozent gedeckt werden (vgl. Schmidt 2007: 82). Insgesamt lässt sich sagen, dass die HIV/AIDS-Situation in Südafrika das gesamte Gesundheitswesen widerspiegelt. Der Gesundheitszustand und die medizinische Versorgung der Bevölkerung weisen konträre Niveaus auf. Der kleinere Bevölkerungsteil, der die qualitativ guten, aber teuren Leistungen aus den privaten Krankenhäusern bezahlen kann, ist begünstigt. Aber die Mehrheit der südafrikanischen Bevölkerung ist auf den qualitativ schlechteren Massenbetrieb in öffentlichen Kliniken angewiesen. Die mit Abstand bedeutendste medizinische Herausforderung liegt im Kampf gegen HIV/AIDS. Dieser Kampf wird die weitere Entwicklung Südafrikas entscheiden, denn „elf Prozent der Südafrikaner sind bereits heute infiziert, in der beruflich aktiven Bevölkerung zwischen 15 und 49 sind es sogar 20 Prozent" (KfW-Entwicklungsbank 2010). Obwohl das Land die höchste Zahl an HIV-positiven Menschen aufzeigt und auf eine soziale wie auch wirtschaftliche Katastrophe zusteuert, wird eine Zeitlang nicht offen über HIV und AIDS gesprochen. So empfiehlt zum Beispiel die frühere Gesundheitsministerin Manto Tshabalala-Msimang im Jahr 2006 den HIV-infizierten Menschen, sich mit Rote Beete und Knoblauch zu waschen, anstatt Medikamente einzunehmen. Nicht nur das Wissen über HIV ist mangelhaft, sondern auch die medizinische Versorgung. Für nur 30 Prozent der Infizierten besteht Zugang zu antiretroviraler Therapie (vgl. ebd.).

Den eigenen HIV-Status überhaupt zu kennen, bildet die Basis für eine effektive HIV/AIDS-Prävention. Jedoch schrecken in Südafrika noch immer viele Menschen davor zurück, sich in Gesundheitszentren auf HIV testen zu lassen. Gründe hierfür sind die Ängste vor sozialer Ausgrenzung und Diskriminierung. Hinzu kommt, dass viele Testzentren in Südafrika nicht den erforderlichen medizinischen Standards entsprechen und es ihnen an qualifizierter und vertraulicher Beratung fehlt. Daher unterstützt zum Beispiel die KfW Entwicklungsbank fünf der neun südafrikanischen Provinzen mit dem Aus- und Aufbau von Testzentren, die an schon bestehende Gesundheitseinrichtungen angebunden sind. Da der öffentliche Gesundheitssektor alleine noch nicht in der Lage ist, diese Zentren flächendeckend anzubieten, werden unter Einbindung des privaten Sektors Einrichtungsmaßnahmen für staatliche wie auch nicht staatliche Testzentren finanziert. Zudem informieren verstärkt Aufklärungs- und Sensibilisierungskampagnen die Bevölkerung über das Beratungs- und Testangebot. Innerhalb der letzten Programmlaufzeit ist festzustellen, dass die Betroffenen das Angebot positiv aufnehmen. Des Weiteren stimmt im Jahre 2003 die südafrikanische Regierung – die sich jahrelang verweigert – einem landesweiten Anti-AIDS-Programm zu. Dieses Programm versichert die Behandlung von 500.000 HIV-Infizierten mit AIDS-Medikamenten (vgl. ebd.). Die AIDS-Patienten-Organisation *Treatment Action Campaign* (TAC) kündigt an, sich mit der Regierung zu versöhnen, um gemeinsam „Leben zu retten und ein besseres Gesundheitswesen aufzubauen" (vfa 2003).

Nach Angaben der UNO werden 927 Millionen US-Dollar in das nationale HIV/AIDS-Programm investiert. Die Präventionskampagnen verstärken die Zusammenarbeit der Behörden mit nichtstaatlichen Organisationen, fördern den Zugang zu HIV-Tests, verbessern die Prävention von Mutter-zu-Kind-Übertragungen und erweitern die Behandlung mit antiretroviralen Medikamenten. Aber diese Maßnahmen reichen nicht aus, denn Südafrika weist noch immer weltweit die höchste Rate an sexuell übertragbaren Krankheiten auf. Jährlich treten etwa 11 Millionen Fälle auf (vgl. Garbus 2003: 42). Die Folgen, die dies für die Verbreitung der Epidemie hat, werden bereits in Kapitel 3.1 beschrieben.

Ein ambivalentes Phänomen zeigt sich in der medizinischen Behandlung und AIDS-Prophylaxe, die in Südafrika grundsätzlich kostenlos sind und daher für jeden zugänglich sein sollten. Doch gerade letzteres ist nicht garantiert, denn diese Dienstleistungen werden hauptsächlich in städtischen Krankenhäusern angeboten und daher sind Frauen aus ländlichen Regionen praktisch von der Versorgung ausgeschlossen. Die Einrichtungen sind durch die weite Entfernung und die damit verbunden Transportkosten für diese Frauen meist unerreichbar (vgl. Amnesty International 2009).

4.1.2.4 Arbeitsmigration und Prostitution

In der Sozial- und Raumstruktur Südafrikas lassen sich bis heute noch Spuren der Apartheidpolitik erkennen. Zwar öffnen sich nach der Apartheid um 1994 – zum Beispiel durch den Wegfall der gesetzlichen Wanderungsbeschränkung – neue Möglichkeiten, aber zugleich kann der damit verbundene politische Wandel die wirtschaftliche Situation in den Dörfern nicht deutlich verbessern. Auch wenn sich die politischen Rahmenbedingungen geändert haben, die negativen Auswirkungen aus dieser Zeit bleiben für einen Großteil der Bevölkerung erhalten. Daher ist „eine Auseinandersetzung mit der Urbanisierung Südafrikas auch noch immer eine Auseinandersetzung mit der Apartheidgeschichte" (Steinbrink, 2008: 161). Die neuen Chancen, die eigenen Lebensbedingungen zu verbessern, entstehen andernorts, denn im Zuge der Urbanisierung entwickeln sich in den städtischen Zentren große Arbeitsmärkte; damit verbunden ist ein hoher Bedarf an billigen Arbeitskräften. Da es jetzt nicht mehr gesetzlich geregelt ist, wer wie lange und wo leben darf bzw. muss, ergeben sich daraus neue Perspektiven. Die Land-Stadt-Migration wird zur Existenzsicherung genutzt. Beispielsweise werden seit Ende des 19. Jahrhunderts schwarze Arbeitskräfte für die Mienen- und Farmarbeit rekrutiert.

Dieses Phänomen der zirkulären Arbeitsmigration ist auch heute noch stark verbreitet und unter dem Namen der Wanderarbeit bekannt. Die lange Zeit fernab von der eigenen Familie sowie die Entwurzelung der Menschen, führen zur Suche nach neuen Bindungen. Für die Arbeitsmigranten sind Alkohol, Sex und Prostitution die einzigen verfügbaren Freizeitbeschäftigungen. Besonders in den Mienen ist die Zahl der Prostituierten sehr hoch, sodass hier die Zentren von sexuell übertragbaren Erkrankungen, darunter HIV/AIDS, zu finden sind (vgl. ebd.: 163ff.).

4.1.4.5 Zwischenergebnis der sozioökonomischen Dimension

Die gesamtwirtschaftliche Lage Südafrikas hat sich in den letzten Jahren sehr gut entwickelt. Dennoch darf man sich von dieser positiven Tendenz nicht darüber hinweg täuschen lassen, dass immer noch ein enormes Ungleichgewicht in der sozioökonomischen Lebenswelt der südafrikanischen Bevölkerung herrscht. Die aussichtsreiche Verbesserung ist nämlich für einen Großteil der Bevölkerung erfolglos geblieben, denn die Zugänge zu Bildung, Gesundheitssystem und Arbeitsmarkt sind noch immer nicht für jeden gewährleistet. Arbeitsmigration und Prostitution gehören zu den Begleiterscheinungen des südafrikanischen Alltags, welche die hohe Vulnerabilität hinsichtlich HIV/AIDS mit verantworten.

4.1.3 Die kulturelle Dimension

4.1.3.1 Gender

Vor allem in Südafrika werden die Frauen noch immer von vielen Männern als „being inferior to men, as possessions, and as needing to be led and controlled" (Garbus 2003: 45) angesehen. Mittels des *Gender-related Development Index* (GDI), misst das *United Nations Development Programme* die Genderungleichheit. Im *Human Development Report 2009* steht Südafrika von 155 untersuchten Ländern auf Rang 109. Dieser Index untersucht sowohl die Lebenserwartung als auch die Bildung und das Einkommen beider Geschlechter. Die Messwerte liegen zwischen 0 für die niedrigste Gendergleichheit und 1 für die Höchste. Südafrika bekam einen Wert von 0,68 zugewiesen (vgl. Human Development Report (Table j) 2009: 3).

Die sexuelle Ungleichheit in der Republik Südafrika ist eine der Hauptursachen für die schnelle HIV/AIDS-Ausbreitung. In Südafrika haben sich beispielsweise die Todesfallraten zwischen 1997 und 2004 bei Frauen verfünffacht, bei Männern jedoch nur verdoppelt. Zurückzuführen ist diese überproportionale

Betroffenheit von Frauen auf das Geschlechterverhältnis, welches durch traditionelle patriarchale Wert- und Normvorstellungen geformt ist. Die Diskrepanz zwischen den Geschlechtern wird durch das geringe Wissen vieler Frauen über ihre Rechtslage und die soziokulturellen Hürden, durch die Frauen daran gehindert werden, von ihren Rechten Gebrauch zu machen, verstärkt. So trat zum Beispiel im Jahr 2000 ein Ehegesetz in Kraft, durch das die Frauen, die nach traditionellen Regeln heiraten, den gleichen Rechtsstatus erlangen wie ihre Ehemänner. Allerdings haben die meisten Südafrikanerinnen kein Wissen von diesem Gesetz. Des Weiteren können in Südafrika polygame Ehen eingegangen werden, indem einem schriftlichen Antrag, der gerichtlich bewilligt werden muss, zugestimmt wird. Der Mann muss allerdings die Besitzaufteilungen regeln und die Frauen, mit denen er bereits verheiratet ist, müssen der zusätzlichen Ehe zustimmen (vgl. Inwent 2010) Auch hier zeigt sich der gesetzliche Versuch, eine Gendergleichheit zu erzeugen, jedoch scheitert die Realität auch hier an der Unwissenheit der Frauen über ihre eigene Rechtslage. Ein weiterer Faktor, den die Genderungleichheit hervorbringt und gleichzeitig ein erhöhtes Infektionsrisiko für HIV darstellt, ist die Tatsache, dass Frauen in Südafrika in hohem Maße Opfer sexueller Gewalt sind. Nach einer jüngsten Studie von *Amnesty International* sind 55 Prozent der HIV-Positiven in Südafrika Frauen. Häusliche Gewalt und „eine mangelhafte Umsetzung des Gesetzes zum Schutz vor häuslicher Gewalt („Domestic Violence Act") durch Polizeibeamte hindern sie daran, ihr Recht auf Gesundheit wahrzunehmen" (Amnesty International 2009). Die Polizeibeamten sind zwar gesetzlich dazu verpflichtet, den Opfern häuslicher Gewalt zu helfen, aber in der Realität weist die Polizei Frauen mit der Aussage zurück, es sein ein familiäres Problem und folglich keine Angelegenheit, welche die Polizei zu regeln habe. Normalerweise werden daher die Delikte der häuslichen Gewalt bzw. Vergewaltigung innerhalb der Ehe von den betroffenen Frauen erst gar nicht gemeldet (vgl. ebd.).

2007 werden offiziell über 52.000 Vergewaltigungen registriert, die Dunkelziffer liegt allerdings weit höher. Im November 2008 findet in Kapstadt die internationale Frauenrechtskonferenz der *Association for Women's Rights in Development* (AWID) statt. Hier können sich Frauen zum ersten Mal auf einem Diskussionsforum untereinander über sexuelle Gewalt austauschen. Aber die Frauen Südafrikas fürchten sich nicht nur vor Vergewaltigungen. Unterdrückung, Schläge, sexueller Missbrauch – jede vierte Südafrikanerin lebt in einer gewalttätigen Beziehung – gehören zu ihrem Alltag. Die Verfassung und Gesetzgebung Südafrikas stellt durch die Gleichstellung der Geschlechter gute Voraussetzungen für die Frauen, um aus diesen Beziehungen zu entkommen. Doch die Umsetzung gestaltet sich schwierig, wenn nicht gar unmöglich: finanzielle Abhängigkeit und Angst – etwa von der Familie verstoßen zu werden oder das Sorgerecht für die Kinder aberkannt zu bekommen – halten viele Frauen von der Einleitung rechtlicher Schritte ab (vgl. ebd.). Hinzu kommt, dass Frauen und Mädchen die Benutzung eines Kondoms bei ehelichen wie auch bei außerehelichen sexuellen Kontakten nur selten einfordern. Wie bereits an anderer Stelle ausführlich beschrieben, bringen vor allem die südafrikanischen traditionellen Gesundheitskonzepte den Austausch von Körperflüssigkeiten positiv mit der Reinigung in Verbindung und erschweren daher zusätzlich die Frage nach dem Gebrauch eines Kondoms. Südafrikanischen Mädchen und Frauen wird beigebracht, dass Sex der Fortpflanzung wegen zwar natürlich sei, dieser aber als unmoralisch anzusehen ist, wenn er dem eigenen Vergnügen diene. Solche Aussagen gelten allerding nicht für Männer, denn bei ihnen ist häufiger Sex, auch mit wechselnden Sexualpartnern, ein Zeichen von ausgeprägter Männlichkeit. Gleichzeitig zwingt wirtschaftliche Not viele Frauen dazu, *transactional sex* zuzustimmen. Hierbei werden sexuelle Dienste im Tausch gegen Geld oder Güter angeboten. Doch ist dieses „Tauschgeschäft" in Südafrika nicht nur auf Armut zurückzuführen, sondern auch auf das Verlangen nach Luxusgütern wie Schmuck, Mobiltelefonen oder ähnliches. Laut einer Studie im Jahr 2001 ist ein solches Verhalten besonders unter Jugendlichen der Fall. Nach einer Befragung antworteten 28 Prozent der südafrikanischen Jugendlichen, jemanden ihres Alters zu kennen, der im Austausch für Luxusgüter sexuelle Leistungen erbringt (vgl. Tietze 2006: 34-35).

4.1.3.2 Jugendliche Sexualität

Täglich infizieren sich etwa 25.000 Menschen mit dem HI-Virus, davon fallen 60 Prozent in die Gruppe der Jugendlichen von 15 bis 24 Jahren. In den Townships Südafrikas sind etwa ein Viertel aller jungen Mädchen mit HIV/AIDS infiziert. Trotz dieser hohen Infektionsraten fühlen sich viele Jugendliche im Hinblick auf die Seuche nicht vulnerabel. Die Wahrnehmung, dass sie keinem Infektionsrisiko ausgesetzt sind, wurzelt in dem Unverständnis über ihren eigenen Körper sowie über Sexualität. Obwohl heute in den meisten südafrikanischen Schulen Präventionsarbeit betrieben wird, scheinen die Aufklärungen über Sexualität und HIV/AIDS nur oberflächlicher Natur zu sein. Die Infektionszahlen bei Jugendlichen lassen darauf schließen, dass zwar ein Grundwissen über HIV/AIDS vorhanden ist, es aber nicht verinnerlicht wird –

und es kann nichts verstanden werden, was nicht auch verinnerlicht wird (vgl. Hirschmann 2003: 44-47).

Aus diesem Grunde wird gegenwärtig der Prävention und der sexuellen Aufklärung eine besondere Rolle zugeteilt. Daher unterstützt zum Beispiel der *Global Pharma Health Fund* gemeinsam mit der *Deutschen Stiftung Weltbevölkerung* ein neuartiges Aufklärungskonzept für südafrikanische Jugendliche. Dieses setzt sich aus einer Kombination aus traditionellen Medien wie Theater, dem Einsatz moderner Print- bzw. elektrotechnischer Medien und der direkten Ansprache der Jugendlichen zusammen. Das Konzept zielt auf die sexuelle Aufklärung der Jugendlichen „unter Einbeziehung ihres unmittelbaren Lebensumfeld[es] und der spezifischen sozioökonomischen Lebensbedingungen" (Global Pharma Health Fund E.V. 2007). Durch breit angelegte Aufklärungskampagnen sowie die gezielte Ansprache von Eltern und Lehrern erreicht dieses Projekt über 11 000 Jugendliche und bewirkt dadurch eine nachhaltige Verhaltensänderung. „So wurde nicht nur zukünftigen HIV-Infektionen vorgebeugt, sondern auch ungewollten Teenagerschwangerschaften" (ebd.).

Ein weiteres Projekt wird durch die Zusammenarbeit mit dem südafrikanischen Sozialministerium und der *KfW*[259] ins Leben gerufen. Es soll in erster Linie den AIDS-Waisen, aber auch den schutzbedürftigen Kindern und Jugendlichen zugutekommen, die zunehmend Risiken wie Missbrauch und Schulabbruch ausgeliefert sind. Dieses Projekt zielt darauf ab, die Folgen von HIV/AIDS abzuschwächen, indem es sogenannte Community Care Center errichtet. Diese Anlaufstellen dienen dazu, den Kindern und Jugendlichen Schutz und Hilfe bereitzustellen, damit das Infektionsrisiko an HIV für sie eingedämmt werden kann (vgl. ebd.).

4.1.3.3 Traditionen, Rituale und sexuelle Praktiken

Angesichts der fortschreitenden Modernisierung des Landes lassen sich keine allgemeingültigen Aussagen treffen. So ist beispielsweise der Glaube an traditionelle Praktiken in ländlichen Gegenden stärker vertreten als in den Townships. Dennoch gibt es auch in letzteren noch viele Menschen, die

---

[259] Die KfW ist eine Entwicklungsbank und ein wichtiger Partner in der Entwicklungszusammenarbeit. Im Auftrag der Bundesregierung arbeitet sie an verschiedenen Projekten mit. Diese Projekte zielen auf eine Verbesserung der Lebensumstände in verschiedenen Entwicklungsländern ab. Im Jahr 2009 förderte die KfW-Bank mit fünf Millionen Euro das Projekt HIV/ AIDS-Prävention in Afrika.

unterschiedlich stark mit ihren Traditionen und Ritualen verwurzelt sind. In Südafrika leben sehr viele verschieden Völker, deren unterschiedliche Vorstellungen innerhalb dieser Arbeit nicht nachgegangen werden kann. Jedoch soll im Wesentlichen auf die kulturellen Konzeptionen der Xhosa wie auch der Sotho und Shangan eingegangen werden.

Die größte Volksgruppe stellen die patriarchalisch traditionell aufgebauten Xhosa, denen auch Nelson Mandela[260] angehört. Jene Volksgruppen sind im Westen und Osten des Landes angesiedelt. Der Ahnenkult, also die Geister der Vorfahren, bestimmt zum größten Teil das traditionell religiöse System der Xhosa. Nach ihrem Glauben beeinflussen die Vorfahren aktiv das Leben des Stammes: So werden beispielsweise Unglück und Krankheit als Vorbedingungen des Todes angesehen. Der Körper ist von Geburt an im Besitz bestimmter Kräfte, die eine spirituelle Bedeutung besitzen. So bekommen auch die Körperflüssigkeiten eine besondere Rolle zugeschrieben.

Blut wird nicht nur als Lebensenergie des Körpers verstanden, sondern stellt auch eine Verbindung zu den Vorfahren her, da das Blut nach ihren Vorstellungen von Generation zu Generation weitergegeben wird. Blut und Atem symbolisieren die spirituellen Kräfte eines Menschen, die abhängig von Alter, Geschlecht und sozialer Stellung unterschiedlich ausgeprägt sind. Diese Körperkräfte können aber zum Beispiel durch die Berührung eines kranken Menschen oder durch Hexenkraft geschwächt werden. Letzteres zählt nach dem Glauben der Xhosa zu den Hauptursachen von Krankheit und Tod. Eine längere Krankheit wird als Strafe, die von den Ahnen auferlegt wurde, angesehen (Pabst 2007: 25ff.).

Sowohl die Sotho als auch die Shangan, die vor allem das südafrikanische Lowveld bewohnen, sehen den Körper, ebenfalls wie die Xhosa, als eine durchlässige Membran an. Nach den Vorstellungen beider Volksgruppen wird durch das Sperma – das weiße Blut des Mannes – bei der Zeugung das Blut der Vorfahren weitergegeben. Daher würde das Benutzen eines Kondoms diesen

---

[260] Nelson Mandela war von 1994-1999 der erste schwarze Staatspräsident von Südafrika, der auf Grund demokratischer Wahlen gewählt wurde. Im Zeitraum von 1991-1997 hatte er auch das Amt des Präsidenten des Afrikanischen Nationalkongresses ANC. Er verbrachte während der Apartheid 27 Jahre als politischer Gefangener in Haft und kämpfte Jahrzehnte lang für die Befreiung Südafrikas von diesem System. Neben Martin Luther King wurde er zur Leitfigur für Menschenrechte und erhielt 1993 für seinen gesellschaftspolitischen Kampf um die Demokratisierung von Südafrika den Friedensnobelpreis (vgl. Who´s Who 2008).

Austausch behindern und folglich den Menschen seiner Kräfte berauben und letztlich die Ahnenlinie durchbrechen (vgl. ebd.). Nach diesen kulturellen Konzeptionen werden sowohl übersinnliche Kräfte als auch Hexerei als Ursache für Krankheiten angesehen. Demnach steigt die Vulnerabilität hinsichtlich HIV/AIDS als Folge der lethargischen Einstellung gegenüber dem eigenen Schicksal, welches als vorbeistimmt und zudem nicht durch seine eigenen Entscheidungen sowie Handlungen beinflussbar ist. Nach den traditionellen Ansichten der zuvor genannten Volksgruppen „stirbt [man] nicht an AIDS, verursacht durch ungeschützten Geschlechtsverkehr, sondern an Verhexung, verursacht durch böswillige Dritte" (Hirschmann 2003: 86). Zudem erschwert der Glaube, durch den Austausch von Körperflüssigkeit die Ahnenlinie zu erhalten, die Arbeiten der Präventionskampagnen (vgl. Kapitel 3.2).

Zwar ist das Ritual der Witwenreinigung durch den Geschlechtsverkehr nicht mehr so gängig, doch wird es nach wie vor – besonders in ländlichen Gegenden Südafrikas – von einigen ausgeübt. Daneben ist in Südafrika auch die Praktik des *dry sex* (vgl. Kapitel 3.2.) weitverbreitet. Solche Vorgänge spielen sich jedoch meist im Geheimen ab. Man kann dennoch davon ausgehen, dass diese Rituale in Südafrika zu einem erhöhten Risiko einer HIV-Infektion beitragen (vgl. Grill 2003: 266).

4.1.3.4 Kirche und Glaube

In Südafrika bekennen sich etwa 70 bis 80 Prozent der Bevölkerung zu christlichen Glaubensgemeinschaften. Ein kleiner Prozentanteil zwischen einem und zwei Prozent sind Muslime sowie Hindus. Weitere zwei Prozent sind Anhänger von Stammesreligionen und ungefähr 15 Prozent gehören keiner Religion an (vgl. Issa 2010). Der Glaube der südafrikanischen Bevölkerung besteht im Wesentlichen aus der traditionalen Kosmologie und der eingeführte Hochreligion, dem Christentum, denn „[d]er traditionelle Glaube an ein höchstes Wesen bot bei der Christianisierung [...] viele Parallelen und Anknüpfungspunkte" (Hirschmann 2003: 83). Bei den heiklen Themen HIV/AIDS, Sexualität und der Nutzung von Kondomen ist es von großer Bedeutung, welche Einstellungen die Würdenträger der großen Kirchen vertreten. Allgemein lässt sich festhalten, dass der Mensch im südlichen Afrika den göttlichen Mächten mit einem weit geringeren Selbstbewusstsein gegenüber steht, als dies bei westlichen Glaubenspraktiken der Fall ist. „Schicksal und die Bestimmung desselben durch höhere Mächte, haben aber einen entscheidenden Einfluss auf den kognitiven Gesundheitsbegriff" (ebd.: 83).

So ist die katholische Kirche noch immer gegen die Verwendung von Kondomen. Die übrigen Glaubensgemeinschaften fördern die Ansichten, dass die Infizierung mit dem HI-Virus dem Willen Gottes unterliegt und daher nicht durch das Handeln des Einzelnen verhindert werden kann. Auf der *Southern African Bishop Conference* im Jahr 2001 trafen sich die Bischöfe aus Südafrika, Swaziland und Botswana, um ihre Position diesbezüglich abzugleichen. In ihrer *Message of Hope* appellierten die Bischöfe an ihre Gläubigen, AIDS-kranke Menschen nicht zu diskriminieren und stigmatisieren, sondern diese im Sinne der Nächstenliebe zu versorgen. Des Weiteren betonten sie die Notwendigkeit zur Abstinenz bis zur Ehe und die Treue innerhalb dieser. Kondome seien nach ihrer Ansicht ein unmoralischer und törichter Bekämpfungsansatz, denn sie seien nicht menschenwürdig und könnten daher keinen sicheren Schutz gegenüber HIV/AIDS garantieren. Ihrer Meinung nach würde der Gebrauch von Kondomen die traditionell religiöse Ansicht hinsichtlich Sex brechen, indem der Akt nicht mehr rein der gottgewollten Fortpflanzung dient, sondern lediglich das sündige sexuelle Vergnügen fördert. Zusätzlich würde die Befürwortung von Kondomen zum moralischen Zerfall der Gesellschaft führen. Daher sei Abstinenz und eheliche Treu der einzige Weg aus der HIV/AIDS-Problematik (vgl. ebd. 83ff.).

Solche Glaubenseinstellungen erschweren die HIV/AIDS-Prävention erheblich. Doch es gibt auch einige Geistliche, die hinsichtlich der HIV-Infizierung die Kondome für gerade noch akzeptabel befinden. In Südafrika sind mittlerweile auch immer mehr religiöse Organisationen und auch einige Kirchen vorzufinden, denen eine bedeutende Rolle in Bezug auf die Versorgung von infizierten und sterbenden Menschen sowie der zahlreichen AIDS-Waisen zukommt (vgl.ebd. 85).

4.1.3.5 Zwischenergebnis der kulturellen Dimension

In dieser Dimension ist deutlich zu erkennen, wie schwer es ist, soziale Verhaltensmuster zu ändern, die durch eine stark patriarchalisch geprägte Gesellschaft entstanden sind. In Südafrika herrscht ein großes Ungleichgewicht zwischen den Geschlechtern. Hierbei spielen der Einfluss von Armut, die Genderfrage und auch Religion und Kultur eine wesentliche Rolle. Zum Beispiel ermutigen soziale Normen wie auch kulturelle Werte die Männer dazu, Macht über Frauen auszuüben. Diese Machtüberlegenheit zeigt sich darin, dass der Wille der Frau unter dem des Mannes steht, und gerade bei sexuellen Kontakten ist ein solches Muster signifikant. Durch diese machtmissbrauchenden Verhaltensweisen erhöht sich die Vulnerabilität bezüglich HIV/AIDS. Weitere Faktoren, die das Risiko einer HIV-Infektion begünstigen, sind die traditionellen Vorstellungen über Krankheit und Tod. Viele SüdafrikanerInnen sind der Überzeugung, dass Hexerei, Ahnenstrafe und der Heilige Geist für eine Erkrankung verantwortlich sind. Demnach hat der Mensch selbst keinen Einfluss darauf, ob er sich mit HIV infiziert oder nicht. Folglich besteht eine Diskrepanz zwischen traditionellem Glauben, dem Wissen über HIV/AIDS und dem eigenen Handeln, da die Mehrzahl der südafrikanischen Bevölkerung auf das Benutzen von Verhütungsmitteln verzichtet. Der größte Teil der Bevölkerung gehört einer Glaubensgemeinschaft an und daher ist es wichtig, dass hier die Präventionsarbeit von religiösen Organisationen sowie Kirchen ansetzt, damit das Wissen über die tödliche Immunschwächekrankheit auch im täglichen Leben umgesetzt wird.

4.1.4 Die soziale Dimension

4.1.4.1 Soziale Kohäsion und soziale Exklusion

Um das Gesellschaftssystem im heutigen Südafrika zu verstehen, muss man sich einige prägende Ereignisse in der südafrikanischen Geschichte vor Augen führen, denn „[b]lack South Africans have been subject to a long history of systematic social disruption and dislocation" (Garbus 2003: 6). Allerdings kann im begrenzten Rahmen dieser Arbeit nicht im Detail auf die gesamte Geschichte eingegangen werden, dennoch sollen jene Aspekte aufgezeigt werden, an denen man die Problematik bezüglich sozialer Kohäsion bzw. Exklusion in Südafrika verständlich machen kann.

Mit dem Beginn der Kolonialzeit beginnt auch die ökonomische und politische Macht sowohl der afrikanischen als auch der britischen Weißen über die schwarze Bevölkerung Südafrikas. Eine Gesetzgebung wird gestaltet, „to ensure that they [die schwarze Bevölkerung] were stripped off rights, forced to offer their labour and firmly controlled" (Barnett/ Whiteside, 2007: 150). Zudem werden strenge Passgesetze verhängt, durch die alle Nicht-Weißen dazu verpflichtet sind, immer und überall einen Pass bei sich zu tragen. In diesem Pass steht, neben persönlichen Daten und Fingerabdrücken, die Erlaubnis, an welchem Ort sich die Person aus welchem Grund aufhalten darf. Die meisten Menschen, die in den Townships leben – den einzigen Orten in den Städten, an denen Schwarze leben dürfen – haben keinen vollständig korrekten Pass, da man die notwendigen Aufenthalts- und Arbeitserlaubnisse nur sehr schwer bekommt. In regelmäßigen Abständen gibt es in den Townships Polizei-Razzien und

Passkontrollen, bei denen bis Mitte der 80er Jahre etwa 20 Millionen Schwarze verhaftet, zur Zwangsarbeit in die Mienen verlagert oder in die Homelands umgesiedelt werden (vgl. Zimmermann, 2004: 161).

Nach dem Beschluss, die schwarze Bevölkerung von der Wahl auszuschließen, teilen die Kolonialmächte das Land unter sich auf. Die Weißen bekommen das fruchtbarste Land zugewiesen, sodass die Schwarzen – um ihre Familien ernähren zu können – gezwungen sind, Arbeit auf den Farmen von Weißen anzunehmen oder in deren Mienen bzw. anderen Industriezweigen zu arbeiten. 1917 wird der sogenannte *Native Land Act* erlassen. Durch ihn wird gesetzlich festgelegt, dass die schwarze Bevölkerung von der weißen geographisch getrennt leben soll. Schwarze dürfen außerhalb ihrer Reservate keinerlei Land erwerben. Im weiteren Verlauf folgen ähnliche extrem repressive Gesetze. Mit der Machtübernahme der *Nationalist Party*[261] im Jahr 1948 wird das Apartheidsystem gegründet. Durch dieses System wird die Mehrheit der schwarzen und indischen Bevölkerung all ihrer Rechte beraubt. Die gesamte Lebenswelt dieser Menschen wird durch die Regierung der weißen Minderheit, indem ihnen Vorschriften auferlegt werden, beherrscht. Hierzu gehören Regelungen zu Wahlrecht, Wohnort, Arbeitsplatz, Heirat, Bildungs- und Gesundheitsvorsorge. Die schwarze Bevölkerung wird in eingerichteten Homelands untergebracht. Folglich zerbrechen sowohl ihre traditionellen und kulturellen als auch ihre sozialen Strukturen mit samt ihren Lebensgewohnheiten. Durch den Mangel an medizinischer Versorgung bleiben viele Krankheiten, insbesondere sexuell übertragbare wie HIV/AIDS, unbehandelt (vgl. ebd.: 161-168).

Da die ideologisch geprägte Theorie der Rassentrennung in der Praxis nicht durchsetzbar ist, steuert die Politik der Apartheid von Beginn an in eine Sackgasse. Dies zeigt sich insbesondere im wirtschaftlichen Sektor, denn die Umsetzung der Apartheidideologie verlangt von der Politik eine bedingungslose Rassentrennung, während die Wirtschaft nicht auf die billigen schwarzen Arbeitskräfte verzichten kann. Ähnliche Widersprüche zeigen sich in der Bildungspolitik mit der sogenannten *Bantu-Education*, die ab Mitte der 50er Jahren eingeführt wird. Hierdurch versucht die weiße Regierung, eine asymmetrische Bildung zu schaffen. Die Regierung sorgt dafür, dass das Niveau der schwarzen und indischen Schulabgänger deutlich unter dem der weißen

---

[261] Die Nationalist Party war von 1948 bis 1994 die regierende Partei in Südafrika. Ihre Grundsätze beinhalten u. a. Apartheid (Rassentrennung) und die Erschaffung einer Republik (vgl. Zimmermann 2004: 166)

liegt. Folglich soll die Konkurrenz der Schwarzen auf dem Arbeitsmarkt zugunsten der Weißen geschwächt werden. Jedoch wird diese Bildungspolitik in den späten 70er Jahre von der ökonomischen Realität überholt (vgl. ebd.: 172f.).

In Südafrika herrscht zu dieser Zeit eine konfliktreiche Atmosphäre. Als der *African National Congress*[262] (ANC) verlauten lässt, dass im Augenblick keine Verhandlungen mit dem Apartheidregime möglich seien, beginnen in den frühen 60er Jahren die bewaffneten Widerstände. Diese bleiben jedoch bis zu dem Zeitpunkt, als auch internationaler Druck hinzukommt, erfolglos. Sowohl die innenpolitische Destabilisierung und Isolation als auch die Boykotte von internationaler Seite führen schließlich 1989/90 zur Auflösung des Apartheidsystems. Im Mai 1994 geht der ANC aus den ersten Wahlen des Landes, bei denen auch Schwarze wählen durften, unter der Führung von Nelson Mandela als stärkste Partei in Südafrika hervor. Mandela wird somit zum ersten schwarzen Präsidenten in Südafrika (vgl. ebd.: 178).

Allerdings sind bis heute noch die Spuren dieser Zeit sichtbar und üben daher maßgeblich Einfluss auf das Ausmaß und die Struktur der HIV/AIDS-Epidemie aus:

> Inequality, mobility, and violence are partly the legacy of centuries of colonial exploitation and racial segregation, culminating in the institution of apartheid in the second half of the 20th century. Epidemiologically this segregation translates as differential HIV seroprevalence between black and white groups and between social classes (Garbus 2002: 35).

Nach dem Ende der Apartheid werden weder das Land neu aufgeteilt noch werden die Einkommensungleichheiten der Bevölkerung reduziert. Das Leben der Südafrikaner ist dementsprechend noch immer durch Rassen- bzw. Klassentrennung gekennzeichnet: Beispielsweise ergibt eine Umfrage in Südafrika, dass 81 Prozent aller befragten schwarzen SüdafrikanerInnen, noch nie mit einem weißen Menschen gegessen haben (vgl. Grill 2003: 316). Nachdem so viel Hoffnungen und Erwartungen in den neuen demokratischen Staat gesetzt werden, führt die Tatsache, dass sich die Lebensbedingungen für

---

[262] Der African National Congress wurde 1912 als eine gewaltfreie Bürgerrechtsorganisation gegründet, um die Interessen der Schwarzafrikaner zu vertreten. 1955 proklamiert der ANC eine Freiheitscharta. Dieses Gegenprogramm zur Apartheid beinhaltet die Forderungen nach Demokratie, nach Gleichberechtigung aller Einwohner Südafrikas unabhängig von ethnischer Zugehörigkeit, Hautfarbe oder Geschlecht (vgl. Zimmermann 2004: 178).

viele Schwarzafrikaner nicht geändert bzw. verbessert haben, zu Resignation und Frustration. Daraus resultiert häufig eine zunehmende Gewaltbereitschaft, da Apartheid eine soziale und moralische Verwahrlosung hinterlassen hat, durch die das menschliche Leben, Eigentum und die Gesetze geringgeschätzt werden (vgl. Grill 2003: 306).

Das Erbe der Apartheid, die Aussichtslosigkeit und die alltägliche Kriminalität tragen demzufolge dazu bei, dass sich eine Bedeutungslosigkeit angesichts der eigenen Zukunft und dem Leben anderer herauskristallisiert. Solche Aussagen wie „[i]f AIDS kills me in five years' time, so what?" (Barnett/ Whiteside, 2007: 153) spiegeln das Lebensgefühl vieler SüdafrikanerInnen wider und wirken somit einer AIDS-Prävention entgegen.

4.1.4.2 Migration und Flüchtlinge

Im Mittelpunkt der sozialen Entwicklung Südafrikas steht die Migration, denn „the story of Southern Africa is the story of migration" (Meyns 2000: 123). Die Bevölkerungsbewegungen innerhalb des südlichen Afrikas haben eine lange Tradition. Sie tragen durch ihre Interaktion von Menschen unterschiedlicher Herkunft zur Schaffung eines regionalen Zusammenhangs bei. Dagegen ist in Südafrika der Begriff Migration mit dem Namen „illegal aliens" (ebd.) behaftet, denn in der Entwicklung nach der Apartheid ist Migration zu einem gesellschaftlichen Phänomen geworden, „das bei vielen Menschen Gefühle der Abkehr von den Nachbarländern weckt" (ebd.).

Durch die demokratischen Veränderungen sowie die wirtschaftlich führende Rolle unter den Ländern des subsaharischen Afrikas übt Südafrika eine große Anziehungskraft für die Bevölkerung der Nachbarländer aus. In der Hoffnung auf eine bessere Zukunft werden viele Menschen, gerade aus so armen Nachbarländern wie Mosambik, vom Reichtum der Republik angezogen. Für die Herkunftsländer beinhaltet die Nachfrage nach Wanderarbeitern eine soziale Destabilisierung. In den Herkunftsräumen lösen sich nämlich die Produktionsgemeinschaften aus Alten und Jungen auf, sodass sich zugleich die Produktions- und Ernährungssituation verschlechtert (vgl. Schmidt-Wulffen 2007: 96).

Der Bedarf der südafrikanischen Industrie an ungelernten und angelernten Arbeitern fördert die Immigration. Die arbeitslosen Südafrikaner sehen allerdings diese Immigranten als Konkurrenz und aktuelle Ereignisse zeigen, dass die Gewalt gegen Ausländer in Südafrika zunimmt. In den letzten beiden

Jahren dokumentierten Menschenrechtsgruppen und -organisationen Dutzende von Gewaltakten gegenüber Ausländern (vgl. Projecthelp e.V. 2010).

Durch die politische und humanitäre Krise in Simbabwe fliehen im Jahr 2009 zwischen Juli und September Tausende von simbabwischen Frauen und Männern nach Südafrika. Es werden 46.000 Asylanträge gestellt. Am Ende des Jahres „erk[e]nnt[...] das Innenministerium an, dass die Nutzung des Asylsystems zur Identifikation und Abschiebung von Wirtschaftsflüchtlingen der Krise nicht gerecht geworden sei" (Amnesty International 2009). Viele der Zimbabwer erhalten weder eine Arbeitserlaubnis noch eine Unterkunft. Einige sind mit dem HI-Virus infiziert, haben aber keinen Zugang zu medizinischer Versorgung. Achtzig Prozent der Flüchtlinge bekommen kein politisches Asyl und daher beschließt die südafrikanische Regierung 2009, die Bedingungen für Arbeitsmigranten zu lockern und den Flüchtlingen befristete Aufenthaltsgenehmigungen zu gewähren sowie ihnen Zugang zu medizinischer Versorgung bereitzustellen (vgl. ebd.).

Flüchtlingspopulationen haben generell durch Zerstörung ihrer traditionellen Strukturen und Fehlen eines gesicherten Einkommens eine hohe Vulnerabilität gegenüber HIV/AIDS. Besonders betroffen sind hier die Frauen oder jungen Mädchen, die für Unterkunft, Essen usw. sexuelle Beziehungen eingehen. Darüber hinaus sind Flüchtlinge meist nicht in HIV-Präventionsprogramme einbezogen (vgl. Weinreich/ Benn 2003: 37).

4.1.4.3 Kriminalität

In Südafrika stellt die hohe Kriminalität ein gravierendes, gesellschaftlich geprägtes Problem dar, denn die Republik zählt zu den „most crime-ridden and most crime concerned societies in the world" (Garbus 2003: 41). Etwa alle sechs Minuten wird in Südafrika ein Raubüberfall begangen, alle 18 Minuten eine Frau vergewaltigt und alle 25 Minuten geschieht ein Mord. In den letzten zehn Jahren gibt es 219.000 Mordfälle und 118.000 Fälle von Totschlag. Durch die Arbeiten der Regierung und der Polizei ist zwar die Kriminalität gesunken, jedoch herrscht in Südafrika noch immer die höchste Kriminalitätsrate weltweit. Die Anzahl der Überfälle ist innerhalb der letzten Jahre um 18 Prozent, der versuchten Morde um fast 17 Prozent und die der Körperverletzungen um etwa 16 Prozent gesunken. Damit erreicht die südafrikanische Polizei ihre festgelegten Ziele, die Straftaten um etwa zehn Prozent zu reduzieren. Die Morde wie auch die Vergewaltigungen haben sich allerdings nur um zwei bzw. ein Prozent gemindert (vgl. South African Police Service 2009). Doch es ist gerade letzteres Verbrechen, das die größte Gefahr in Südafrika hinsichtlich des HIV-Infektionsrisikos darstellt. Die südafrikanische Gewaltkultur entsteht vor allem durch die großen sozialen Ungleichheiten und die extremen Gegensätze von armen und reichen Bürgern in den Städten Südafrikas. Gleichzeitig führt die durch Arbeitslosigkeit bedingte Armut unter der schwarzen Bevölkerung zu extremen Verhaltensweisen. Beispielsweise nimmt die Bereitschaft, eine kriminelle Handlung auszuüben, um möglicherweise die eigene Existenz zu sichern, zu. Weitere Faktoren wie Geschlecht, Hautfarbe, ethnische Zugehörigkeit, Alter, Wohnort sowie Einkommen beeinflussen das Risiko, Opfer einer kriminellen Handlung zu werden. So sind zum Beispiel Schwarze eher von Gewalttaten betroffen als Weiße, wohingegen Weiße stärker Opfer von Diebstählen und Überfällen werden. In urbanen Gegenden, besonders in den Townships, gehören Diebstähle und andere Gewaltdelikte zum Alltag der Südafrikaner (vgl. Garbus 2003: 40f.).

Die hohe Kriminalitätsrate und die hohe Anzahl der Gangs in den Townships bergen weiteres bedrohliches Aggressionspotential: „rape and gang rape have become potent methods of spreading HIV" (Barnett/Whiteside 2007: 154). Zudem lassen die hohe Anzahl an Vergewaltigungen Rückschlüsse auf die Vulnerabilität in Bezug auf HIV/AIDS ziehen, denn HIV wird bei erzwungenem Sex sehr viel eher übertragen, als bei freiwillig praktiziertem.

4.1.4.4 Stigmatisierung HIV-positiver Menschen

Noch immer ist in Südafrika die HIV-Stigmatisierung weit verbreitet und beeinflusst dadurch maßgeblich die individuellen Entscheidungs- und Handlungsmöglichkeiten in Bezug auf einen HIV-Test sowie den Umgang mit dem Ergebnis. Nach einer Studie, die von UNAIDS und WHO durchgeführt wurde, glauben 0,5 Prozent daran, jemanden mit HIV/AIDS in der Familie zu haben. 92 Prozent der Befragten sagen aus, dass sie ihren PartnerInnen nicht mitteilen würden, wenn sie HIV-positiv wären. So schätzen UNAIDS und WHO, dass es etwa zwei Millionen HIV-infizierte Menschen gibt, die nichts von ihrer Krankheit wissen. Dieses Schweigen hat zur Folge, dass HIV/AIDS nicht als persönliche Bedrohung angesehen wird und somit das eigene Umfeld nicht betroffen scheint. Eine Haushaltsumfrage im Jahr 2005 bringt dagegen andere Ergebnisse zum Vorschein. Mehr als die Hälfte der innerhalb dieser Studie Getesteten geben zu Beginn an, sie seien keinem Infektionsrisiko ausgesetzt, doch der Test ergibt letztlich ein positives Ergebnis (vgl. UNAIDS/ WHO 2006). Man sieht deutlich, dass die hohe Anzahl an Menschen, die mit dem HI-Virus infiziert ist, in Widerspruch zu der geringen Anzahl an SüdafrikanerInnen steht, die angeben, jemanden zu kennen, der HIV-positiv ist oder sich selbst als Risikofaktor wahrnimmt. Das daraus resultierende erhöhte HIV-Infektionsrisiko wurde bereits in Kapitel 3.3 erläutert.

4.1.4.5 Zwischenergebnis der sozialen Dimension

Sowohl die langjährigen politischen Konflikte und die damit verbundenen gewalttätigen Auseinandersetzungen als auch die wirtschaftlichen Ungleichheiten haben sich auf die soziale Entwicklung ausgewirkt. Das Erbe der Apartheid hat noch immer in Form von sozialer Exklusion Auswirkungen auf die Lebenswelt der SüdafrikanerInnen. Abgesehen vom Wahlrecht hat sich für die Mehrzahl der schwarzen Bevölkerung Südafrikas nicht viel verbessert. Dadurch herrscht in diesen Bevölkerungsteilen eine resignative Grundstimmung, die das Empfinden, eigene Handlungskompetenz zu besitzen und somit seine Zukunft selbst bestimmbar zu machen, mindert. Dies erschwert das Ergreifen von Schutzmaßnahmen hinsichtlich HIV/AIDS und letztlich verkompliziert es den Kampf gegen diese Epidemie.

Zudem zeigt die soziale Realität noch immer die Folgen des Apartheidsystems, da ein Großteil der Täter des Apartheidsystems zur reichen Oberschicht gehört, während die meisten der Opfer in ärmlichen und elenden Bedingungen leben müssen. Durch dieses soziale Gefälle steigt das Potential an Frustration und Aggression. Die Gewaltbereitschaft kann durch solche Empfindungen gesteigert werden, worauf unter anderem die hohe Kriminalitätsrate zurückzuführen ist. Die in diesem Kontext zu erwähnenden hohen Vergewaltigungsraten tragen ferner erheblich dazu bei, HIV/AIDS zu verbreiten.

Einen weiteren Faktor spielt die in Südafrika weit verbreitete Stigmatisierung von HIV-infizierten Menschen. Dadurch fehlt vielen die Bereitschaft, sich auf HIV testen zu lassen. Demnach erhöht sich wiederum das eigene Infektionsrisiko sowie das der Anderen, da die Geheimhaltung des HIV-Status zur Annahme führt, dass HIV/AIDS nicht weit verbreitet und somit nicht direkt im eigenen Umfeld anzutreffen ist. Durch diese Vorstellungen kann die HIV-Präventionsarbeit kaum Erfolg erzielen.

Die soziale Dimension trägt demnach massiv dazu bei, die Vulnerabilität hinsichtlich HIV/ AIDS zu erhöhen.

4.1.5 Die politische Dimension

4.1.5.1 Die AIDS-Politik

Um die heutige Situation hinsichtlich der hohen Zahlen an HIV/AIDS-infizierten Menschen in Südafrika zu begreifen, muss man sich vorab den Verlauf der AIDS-Politik vor Augen führt. Die Geschichte der südafrikanischen AIDS-Politik „is a tale of missed opportunities, inadequate analysis, bureaucratic failure and political mismanagement" (Natrass 2004: 41).

Während der Apartheid treten bereits erste Fälle von HIV/AIDS auf. Nachdem das Apartheidregime feststellt, dass die Epidemie nicht nur weißen Homosexuellen betrifft, werden erste Maßnahmen ergriffen, wie die Kontrolle von Blutspenden, die Einrichtung von einigen Informations- und Testzentren – vor allem in den Wohngebieten der weißen Bevölkerung – und es werden jährlich fortgeführte Statistiken über die HIV/AIDS-Ausbreitung erstellt. Während der letzten Jahre des Apartheidsystems wird jedoch der Aufklärungsunterricht an den Schulen ungleich politisiert. In den Townships haben die Schulen grundsätzlich eine eher ablehnende Haltung gegenüber Regierungsprogrammen eingenommen, denn die Inhalte der HIV/AIDS-Kampagnen werden bezüglich weißen und schwarzen Bevölkerungs- schichten unterschiedlich ausgelegt. Aus diesem Grunde werden die HIV/AIDS-Aufklärungsversuche von der Mehrheit der schwarzen Einwohner Südafrikas als eine weitere rassistische Propaganda seitens der Apartheidsregierung verstanden (vgl. ebd.: 41f.).

Solche Vermutungen werden verständlicher, wenn man sich verschiedene Aussagen südafrikanischer Politiker ins Gedächtnis ruft. Beispielsweise wird am 18. Mai 1990 durch den Gesundheitsminister der *Conservative Party Clive Derby-Lewis* vor dem *Parliament of Republic of South Africa* folgende Äußerung festgehalten: „If AIDS stops black population growth, it would be like Father Christmas" (Fassin 2007: 155). Der *National Party* wird vorgeworfen, dass ihre Wahlkämpfer den potentiellen Wählern versichern, „that the majority rule posed no threat because AIDS would ensure that blacks became a minority within five years"(ebd.: 155). Diese Äußerungen zeigen, wie die Krankheit AIDS während der Apartheid zu einer politischen Waffe wird, wobei anzumerken ist, dass die südafrikanische Population zu diesem Zeitpunkt 75 Prozent Schwarze aufweist. Obwohl sich Südafrika im Jahr 1992 in einer Phase massiven politischen und gesellschaftlichen Umbruchs befindet, gründen das *Health Secretariat* und der ANC zusammen mit dem Gesundheitsministerium der Apartheidregierung angesichts der zunehmenden Dringlichkeit der HIV/AIDS-Problematik die *National AIDS Convention of South Africa* (NACOSA). Dieser Zusammenschluss aus verschiedenen politischen Parteien, Gewerkschaften, Arbeitgeberverbänden, religiösen Organisationen, Wissenschaftlern und Angestellten des Gesundheitswesens verfolgt das Ziel, ein gemeinsames und umfassendes AIDS-Programm zu entwickeln. Dieses Programm beinhaltet unter anderen die Verteilung von Kondomen, Aufklärung an Schulen sowie am Arbeitsplatz und Maßnahmen gegen die Stigmatisierung und Diskriminierung HIV-positiver Menschen. 1994 wird nach den ersten freien Wahlen ein NACOSA-Mitglied, Dr. Nkosazana Dlamini-Zuma, zur Gesundheitsministerin der neuen afrikanischen Regierung ernannt. Das zuvor entwickelte AIDS-Programm der NACOSA wird mit der Aussage „[t]his gives us a fighting chance. The last government did try, but it had a history of controlling people's lives, so people saw AIDS prevention as another form of control. I don't think it's going to be easy for us, but we stand a better chance" (ebd.: 37), zum nationalen AIDS-Plan. Doch diese hoffnungsvolle Entwicklung wird davon getrübt, dass der nationale AIDS-Plan nicht direkt in den Verantwortungsbereich des Präsidenten fällt, sondern in den des Gesundheitsministeriums, wo er „unconsulted, unimplemented and largely ignored" (ebd.) wird.

Die Implementierungskapazität der neuen Regierung wird von den NACOSA überschätzt, denn deren Augenmerk liegt auf der Annäherung zwischen der weißen und der schwarzen Bevölkerung, sodass die Pläne bezüglich AIDS-Kampagnen und dergleichen in den Hintergrund gedrängt werden. Zudem erschweren „weak finance and information systems, and lack of managerial skills" (Garbus 2003:80) die Implementierung des Plans. So erfordert beispielsweise die Umsetzung des AIDS-Plans etwa 257 Millionen Rand, was ungefähr das Zehnfache des gesamten AIDS-Budgets des Jahres 1994 ausmacht (vgl. ebd. 80f.).

Im Jahr 1996 verdoppelt sich die AIDS-Rate auf Grund der mangelnden Umsetzung des nationalen AIDS-Plans. Die Ideologie, dass Südafrika gegen die HIV/AIDS-Epidemie ankämpfen wolle, schwindet zusehends. Das Gesundheitsministerium handelt nicht nach den im AIDS-Plan entwickelten Strategien, sondern ergreift eigene Instrumente zur AIDS-Prävention, wie beispielsweise das 1995 aufgeführte Musical Sarafina II, welches sich mit der HIV/AIDS-Problematik auseinandersetzt und der AIDS-Aufklärung dienen soll. Dieses Musical trägt zur Kehrtwende in den Beziehungen zwischen dem

Gesundheitsministerium und der Zivilgesellschaft bei. Viele Organisationen der Zivilgesellschaft kritisieren die im Musical enthaltenen, unklaren Botschaften sowie die zum Teil inhaltlich falschen Informationen über HIV/AIDS (vgl. Fassin, 2007: 37).

Während der Debatte um Sarafina II wird eine weitere Diskussion über die Zulassung eines Medikamentes namens Virodine PO58 als Mittel gegen AIDS entfacht. Dieses Medikament soll ursprünglich gegen Krebs eingesetzt werden, gilt jedoch nicht nur als wirkungslos, sondern vor allem auch als giftig und wird daher wieder zurückgenommen. Doch wird in diesem Zusammenhang der Leiter des *Medicines Control Council* von Vizepräsident Thabo Mbeki und der Gesundheitsministerin unter Druck gesetzt, die Einstufung des Medikamentes als „gefährlich" zurückzuziehen. Der Leiter, Peter Folb – ebenfalls ein ANC-Mitglied – verweigert aber das Anliegen, wird daraufhin im folgenden Jahr entlassen und durch ein neues Kontrollgremium ersetzt. Daraufhin debattieren die Parteien und die *Democratic Party* beschuldigt den ANC „of having a financial link with the developers of Virodine" (ebd.: 38).

Im Spätjahr des Jahres 1998 verhärten sich die Fronten erneut, nachdem die Gesundheitsministerin Dlamini-Zulu der Bereitstellung eines Medikamentes namens Ziduvodine (AZT), welches die Mutter-zu-Kind- Übertragung von HIV um etwa 50 Prozent verringern soll, nicht einwilligt. Sie begründet ihre Ablehnung dadurch, dass sie eine erhöhte Konzentration auf Prävention als effektiver empfinde. Die Einwände, dass AZT auch der Prävention diene, überzeugt die Gesundheitsministerin nicht, denn die Medikamente seien auch nach einer drastischen Preissenkung seitens des Herstellers *Glaxo Welcome* nicht zu finanzieren. Diese Entscheidung ist für viele monatelange Streitigkeiten, sowohl in der Presse als auch im Parlament, verantwortlich, denn der „Sarafina II scandal and the Virodine affair had mainly concerned questions of governance, the good managment of public funds and respect for decision-making or evaluation procedures" (ebd.: 50). In dieser Zeit gründet der HIV-positiv getestete Anti-Apartheid-Aktivist Zacki Achmat mit weiteren Aktivisten die *Treatment Action Campaign* (TAC). Diese Aktivistengruppe verfolgt die Ziele, die Zugänglichkeit sowohl zu Medikamenten der AIDS-Prävention als auch zur medikamentösen Versorgung für bereits infizierte Menschen zu fördern. Die TAC prangert die internationalen Pharmakonzerne an und entlarvt die fragwürdigen politischen Maßnahmen der Regierung (Lodge 2002: 257).

Der südafrikanische Präsident Nelson Mandela äußert sich kaum zur AIDS-Politik. Er hält zwar im Ausland einige Reden über die HIV/AIDS-Epidemie, doch im eigenen Land bringt er das Thema nur selten zur Sprache. Erst Jahre später - er selbst ist nicht mehr Präsident Südafrikas -, als sein Sohn im Februar 2005 an AIDS gestorben ist, verkündet Mandela in der Öffentlichkeit sein Bedauern, dass seine Regierung nicht alles in ihrer Macht stehende getan hat, um der Epidemie entgegenzuwirken (vgl. Fassin 2007: 43).

Im Jahr 1999 tritt Nelson Mandela aus seinem Amt zurück und Vizepräsident Thabo Mbeki wird nach den zweiten demokratischen Wahlen zum neuen südafrikanischen Präsidenten. Außenministerin wird Dlamini-Zula und Dr. Manto Tshabalala-Msimang wird zur neuen Gesundheitsministerin ernannt. Mbeki ernennt eine Gruppe sogenannter AIDS-Dissidenten zu seinen Ratgebern in der AIDS-Politik. Die von Mbeki ernannte Gruppe besteht unter anderen aus Wissenschaftlern, die die Existenz von AIDS bestreiten, indem sie die Krankheitssymptome lediglich auf ein armutsbedingtes gesellschaftliches Phänomen zurückführen und nicht auf einen sexuell übertragbaren Virus. Von diesen Wissenschaftlern lässt Mbeki nochmals die Wirksamkeit der Medikamente AZT und Nevirapin bei der Bekämpfung der AIDS- Symptome untersuchen, da er die Gutachten namhafter internationaler (auch südafrikanischer) Wissenschaftler ablehnt, die darin einen deutlich verlangsamten Krankheitsverlauf bei der Einnahme beider Medikamente nachweisen. Mbeki stellt einen Sachverständigenausschuss, das President International Panel of Scientists on HIV/AIDS in Africa zusammen, in welchem er neben AIDS-Experten eine hohe Anzahl aus dem Kreis der AIDS-Dissidenten beruft. Das Aufgabenfeld dieses Ausschusses umfasst das Prüfen der Fakten bezüglich HIV/AIDS und das Erarbeiten von, speziell für den afrikanischen Kontext, anwendbaren Lösungswegen. Allerdings werden keine Maßnahmen ergriffen (vgl. Zimmermann 2004: 297-301).

Mitte des Jahres 2000, kurz vor der AIDS-Konferenz in Durban, wird in der Zeitschrift Nature die sogenannte *Durban Declaration* mit dem Titel „A Declaration by Scientists and Physicians Affirming HIV is the Cause of AIDS" (Kalichman/ Nattrass 2009: 136) veröffentlicht. Diese Deklaration unterzeichnen mehrere Nobelpreisträger, Direktoren führender Forschungsinstitute und fast 5 000 Wissenschaftler, darunter auch einige Anhänger, die Mbeki in den Sachverständigenausschuss berufen hat. Jedoch lehnt die Gesundheitsministerin Tshabalala-Msimang die Deklaration als ein „elitist document" (ebd.) ab, indem sie erklärt: „[Y]ou can`t have a certain exclusive group of people saying this is what we believe about HIV and AIDS" (ebd.).

Durch diese Debatte wird der Eröffnungsrede Mbekis auf der AIDS-Konferenz im Jahre 2000 besondere Aufmerksamkeit geschenkt. Zudem hoffen viele, dass der südafrikanische Präsident seine Chance nutzt und sich von der abweichenden Meinung hinsichtlich HIV/AIDS abwendet, indem er den HI-Virus als Ursache für AIDS anerkennt. Die Hoffnung wird jedoch durch seine Rede, in der er kein Wort über diese Problematik verliert, wieder zurückgedrängt. Der HIV-positiv getestete homosexuelle Richter am Obersten Gerichtshof, Edwin Cameroon, kritisiert Mbeki in seiner Nachrede, indem er die Regierung unter Mbeki als lächerlich bezeichnet und verkündet, dass jene Haltung eine Atmosphäre kreiert, die die Arbeit der AIDS-Aktivisten bzw. AIDS-Kampagnen maßgeblich erschwert. Hinzu kommt, dass aus Mbekis Reihen, also durch seine Koalitionspartner und Teile des ANC, selbst Kritik geübt wird. Sie erklären öffentlich, dass die Verbindung von HIV und AIDS unwiderlegbar ist. Folglich verstärken sich während der Konferenz, entgegen der erhofften Annäherung, die Kontroversen zwischen Regierung und ihren Kritikern, vor allem AIDS-Organisationen und -Aktivisten, aber auch zahlreichen Wissenschaftlern. (vgl. ebd.: 138ff.).

Ende 2001 bringt die TAC zusammen mit weiteren AIDS-Aktivisten die Regierung vor Gericht. Man klagt sie an, das in der Verfassung garantierte Recht auf Gesundheitsfürsorge zu missachten und fordert in einer 600 Seiten langen Anklageschrift, die von mehr als 250 Ärzten unterstützt wird, die Regierung unverzüglich auf, ein umfassendes Programm zur Reduzierung der Mutter-zu-Kind-Übertragung sowie die Bereitstellung von Nevirapin zu entwickeln. Die Regierung verteidigt sich mit dem Argument, es sei nicht Aufgabe eines Gerichts, aktiv Politik zu gestalten und dass die Regierung auch die finanziellen und organisatorischen Auswirkungen eines solchen Programms bedenken müsse. Mitte Dezember des gleichen Jahres kommt das Gericht zu dem Entschluss, dass die Regierung dazu verpflichtet ist, das Medikament Nevirapin in allen staatlichen Gesundheitseinrichtungen zur Verfügung zu stellen. Des Weiteren muss die Regierung bis Ende März 2002 einen Plan zur Reduzierung der Mutter-zu-Kind-Übertragung entwickelt haben. Die südafrikanische Regierung erhebt gegen dieses Urteil zwar Einspruch, jedoch bleibt dieser erfolglos. Nachdem zunehmend Kritik an der AIDS-Politik von Seiten der AIDS-Aktivisten, der Wissenschaftler, der Judikative, dem medizinischen Personal, den religiösen und wirtschaftlichen Führungsfiguren und auch von der internationalen Medienlandschaft und INGOs sowie von staatlichen internationalen Organisationen wie der UNAIDS geübt wird, stimmt der südafrikanische Staatspräsident Mbeki erstmals im April 2002 öffentlich einem Zusammenhang zwischen HIV und AIDS zu. Zusätzlich willigt er ein, das von der deutschen Firma Boehringer Ingelheim hergestellte und über einen Zeitraum von fünf Jahren kostenlos angebotene Anti-Viren-Mittel Antivirapin an HIV-positive Schwangere, Vergewaltigungsopfer und infiziertes Klinikpersonal abzugeben (vgl. Nattrass 2004: 47ff.).

Dieses politische Zugeständnis bringt allerdings nicht die von vielen erhoffte Kehrtwendung, denn kurze Zeit später empfiehlt nämlich die Gesundheitsministerin Tshabalala-Msimang der südafrikanischen Bevölkerung, sie solle Knoblauch und Olivenöl zur Stärkung ihres Immunsystems essen, damit sie zugleich vor AIDS geschützt wird. Diese Äußerungen führen dazu, dass die zivilgesellschaftlichen Organisationen den Rücktritt der Gesundheitsministerin fordern. Jedoch wird dieser Forderung nicht nachgegeben und Mbeki selbst hält sich mit weiteren Kommentaren bzw. Vorschlägen zur HIV/AIDS-Epidemie bedeckt. Beispielsweise wird die HIV/AIDS-Problematik in seiner Rede zur Lage der Nation im Februar 2003, die insgesamt 21 Seiten umfasst, in nur zwei Sätzen abgehandelt (vgl. Engel et all 2005: 43).

Ein weiteres Beispiel für die „bad governance" (ebd.) hinsichtlich HIV/AIDS bezieht sich auf den EX-Vizepräsidenten Jacob Zuma. Ihm wird im Jahr 2005 die Vergewaltigung einer HIV-positiven Frau vorgeworfen. Es kommt daraufhin zu einer Gerichtsverhandlung, bei der Zuma selbst bestätigt, diese Frau vergewaltigt zu haben. Weiter gibt er an, da er von der HIV-Infektion wusste, nach dem sexuellen Kontakt geduscht zu haben, um einer eigenen Infektion an dem HI-Virus vorzubeugen. Zuma wird allerdings im Mai 2006 von dem Vorwurf der Vergewaltigung aufgrund mangelnder Beweislage freigesprochen. Neben dem Freispruch sorgen die Äußerungen Zumas für Aufregungen unter den AIDS-Organisationen und FrauenrechtlerInnen. Besonders schockiert die Tatsache, dass Zuma als Regierungsmitglied unter anderem für die AIDS-Kampagnen zuständig ist (vgl. Pabst 2008: 153).

Am 16. Dezember 2007 wird Jacob Zuma zum neuen Vorsitzenden des ANC gewählt und nachdem die Korruptionsklage[263] im September 2008 gegen ihn fallen gelassen wird, tritt Mbeki nach einem Machtkampf mit seinem Rivalen Zuma und auf Druck seiner Partei vom Amt des Präsidenten der Republik Südafrika zurück, da er angeblich in dem Gerichtsverfahren gegen seinen Rivalen Zuma eingegriffen hat. Das Parlament wählt mit großer Mehrheit den bisherigen stellvertretenden Vorsitzenden der Regierungspartei ANC Kgalema Motlanthe – bis zu den Wahlen im April 2009 – zum neuen Präsidenten des Landes. Bei den Wahlen siegt der ANC mit 65 Prozent aller Stimmen und Jacob Zuma wird am 09. Mai 2009 zum neuen Staatspräsidenten der Republik ernannt. In einer seiner ersten Reden verkündet Zuma, er werde den bisherigen Kurs der letzten Regierung weiterführen und sein Augenmerk liege auf der weiteren Ankurbelung der Wirtschaft sowie der Versöhnung der schwarzen und weißen Bevölkerung, denn „Südafrika gehöre [allen], Schwarzen und Weißen" (ebd.: 101).

Am 01. Dezember 2009 kündigt der Staat Südafrika auf dem Weltaidstag ein ehrgeiziges Bekämpfungsprogramm an. Zuma will, anders als sein Amtsvorgänger Mbeki, das staatliche Anti-AIDS-Programm ausweiten. Beispielsweise sollen künftig alle HIV-positiven Kleinkinder unter einem Jahr mit lebensverlängernden Medikamenten versorgt werden. Zudem werden für die mit dem Virus infizierten schwangeren Frauen Medikamente zur Verfügung gestellt, die eine Mutter-zu-Kind-Übertragung verhindern sollen. Der Präsident lässt einen HIV-Test durchführen und wird negativ getestet. Mit dieser Tat will er die Kultur des Schweigens brechen und plädiert in seiner Rede dafür, dass jeder in der Lage sein sollte, zu einem Gesundheitszentrum zu gehen, um Beratung, einen Test und wenn nötig Behandlung zu erhalten. Zudem betont er, dass Vorsorge die beste Möglichkeit im Kampf gegen die HIV/AIDS-Epidemie darstellt. Im Rahmen seiner Kampagne sollen bis zum Juni 2011 insgesamt 15 Millionen Menschen in Südafrika auf das HI-Virus getestet werden (vgl. Friedrich Ebert Stiftung 2009: 2).

---

[263] Den Anlass für diese Korruptionsklage gibt ein Urteil der Richterin Hilary Squires gegen den Geschäftsmann Shabir Shaik wegen Bestechlichkeit und Betrugs. Shaik, der auch als Finanzberater für Jacob Zuma tätig war, wird für schuldig befunden, Schmiergeldzahlungen einer südafrikanischen Tochterfirma des französischen Waffenkonzerns Thales angenommen zu haben. Die Richterin verhängt eine Haftstrafe von 15 Jahren, zudem bezeichnet sie das Verhältnis zwischen Zuma und Shaik als generell korrupt. Jedoch wird gegen Zuma keine vollständige Anklageschrift vorgelegt, sodass das Verfahren eingestellt wird (vgl. Werner 2009: 100).

Neben der Investition in den Bildungssektor, stellt die Schaffung neuer Arbeitsplätze eine weitere Maßnahme dar, die die Vulnerabilität hinsichtlich HIV/AIDS senken kann. Wie schon an anderen Stellen meiner Arbeit beschrieben, sind Armut und HIV/AIDS eng miteinander verbunden. Das südafrikanische Staatsoberhaupt sieht im Zentrum seiner Wirtschaftspolitik die Schaffung von Arbeitsplätzen, indem er „eine vom Staat geführte Industriepolitik initiiert, die öffentliche und private Investitionen in die Schaffung von Arbeitsplätzen leitet und zu einer umfassenden Transformation unserer Volkswirtschaft beiträgt" (Friedrich Ebert Stiftung, 2009: 4).

Die Zahl der Neuinfektionen sinkt, doch ohne die Hilfe internationaler Organisationen kann Südafrika die HIV/AIDS-Problematik nicht lösen. Zu den größten Geldgebern gehört der Global Fonds, der seit 2004 das Land mit mehr als 100 Millionen Dollar unterstützt hat. Der Direktor Michel Kazatchkine lobt die gute Kooperation zwischen ihm und Zuma, der sich als Ziel gesetzt hat, allen AIDS-Kranken, die eine Therapie nötig haben, den Zugang zu Medikamenten zu gewährleisten (ebd.).

Zugleich schadet aber Zuma selbst seiner neuen AIDS-Politik, indem er ein polygam lebender Mann ist, der auch weiter ungeschützten Sex mit mehreren Frauen hat. Zudem wird er von einigen auf Grund der Anklage, die HIV-positive Frau vergewaltigt zu haben, kritisiert. Auch wenn die Anklage vor seinem Amtsantritt erhoben und wegen mangelnder Beweislast fallengelassen wird, werfen Aussagen wie „Ich habe nach dem sexuellen Verkehr heiß geduscht, um eine HIV-Infektion zu verhindern" (Afrika Süd 2006) ein schlechtes Licht auf das Staatsoberhaupt. Er verteidigt sein Verhalten dadurch, dass kein Kondom in der Nähe war und es gegen die Zulu-Kultur, der er sich angehörig fühlt, verstößt, eine Frau im erregten Zustand zu lassen, ohne darauf einzugehen (vgl. ebd.).

Mit solchen Äußerungen und mit seinen nicht wissenschaftlich belegten Präventionsmaßnahmen hat sich Zuma in den vergangen Jahren selbst zum Gespött der Medien gemacht und von vielen Seiten massiv Kritik geerntet. Doch das neue und ambitionierte Regierungsprogramm gegen die Immunschwäche soll die Fehler der Vergangenheit wieder ausgleichen. Wie effektiv die politischen Maßnahmen gegen HIV/AIDS von Jakob Zuma und seinen MinisterInnen sein werden, wird sich erst in Zukunft herauskristallisieren. Es wird sich erst zeigen müssen, ob die Vulnerabilität hinsichtlich HIV/AIDS eingedämmt wird und ob die Lösungswege für die schon vorherrschende HIV/AIDS-Problematik umgesetzt werden können.

4.1.5.2 Die Rolle der Zivilgesellschaft

Das Apartheidsystem stellt für die Rolle der Zivilgesellschaft eine schwierige Ausgangslage dar. Doch trotz dieser Hürde haben sich heute eine Reihe zivilgesellschaftlicher Organisationen herausgebildet, denen in Bezug auf die südafrikanischen Reaktionen hinsichtlich der HIV/AIDS-Epidemie eine bedeutende Schlüsselfunktion zukommt.

Aus Kapitel 4.1.5.1 geht deutlich hervor, dass die zivilgesellschaftlichen Organisationen in Südafrika allerdings ihre Aktivitäten nicht in Zusammenarbeit mit der Politik, sondern eher als Gegenspieler dieser durchführen. In diesem Zusammenhang ist das Beispiel zu nennen, dass sich die Regierung erst bereit erklärt, die Medikamente zur Prävention bei Mutter-zu-Kind-Übertragungen zuzulassen, nachdem die TAC gerichtlich gegen sie vorgeht und den Prozess gewinnt. Einer der möglichen Gründe für das problematische sowie strittige Verhältnis zwischen Regierung und AIDS-Organisationen liegt darin, dass auch heute noch ein starkes Spannungsverhältnis zwischen Weißen und Schwarzen vorzufinden ist. So hat die Mehrzahl der AIDS-Aktivisten eine weiße Hautfarbe, während die Regierung von Schwarzen gestellt wird (vgl. Barnett/Whiteside 2002: 154).

Die neue Regierung unter Staatsoberhaupt Jacob Zuma setzt bei der Lösung sozialer Probleme auf die Kooperation mit der Zivilgesellschaft. Beispielsweise lässt sich im Oktober 2009 eine positive Auswirkung hinsichtlich des Rechts auf Gesundheit erkennen. Diese zuversichtliche Entwicklung ist auf die bessere Zusammenarbeit zwischen der Zivilgesellschaft und der neuen Gesundheitsministerin Babara Hogan zurückzuführen. Das Ministerium für soziale Entwicklung kündigt eine Erhöhung der Zuwendungen für Menschen an, die in Armut mit HIV und Tuberkulose leben. Zusätzlich versichert das Verkehrsministerium, eine Strategie zu entwickeln, durch die der Zugang zu Gesundheitsleistungen in ländlichen Regionen verbessert wird (vgl. Amnesty International 2009).

AIDS-Aktivisten begrüßen die Einstellung der neuen Gesundheitsministerin, denn Hogan ist eine der wenigen ANC-Abgeordneten, die sich immer gegen AIDS-Leugner ausgesprochen hat. Mit Worten wie „Die Politik unserer Regierung in den vergangen zehn Jahren hat versagt. Wir können die

Kehrtwende in unserem Gesundheitssystem in den kommenden fünf Jahren schaffen" (ebd.) weckt sie bei vielen AIDS-Aktivisten und -Organisationen Hoffnung auf einen effektiven Kampf gegen die HIV/AIDS-Problematik in Südafrika. Inwieweit diese innovative Politik erfolgreich sein wird, kann allerdings zum gegenwärtigen Zeitpunkt nicht beurteilt werden.

4.1.5.3 Zwischenergebnis der politischen Dimension

Die bis heute andauernde Skepsis hinsichtlich vieler Fakten bezüglich HIV/AIDS hat ihren Ursprung in der AIDS-Politik des Apartheidregimes. In dieser Zeit wird AIDS von den Schwarzen als eine Art Maßnahme angesehen, die zum Ziel hat, den Schwarzen den Spaß am Sex zu nehmen und deren Fortpflanzung zu reduzieren. Die HIV/AIDS-Problematik wird als politisches Instrument missbraucht, indem sich das dringend nötige Handeln lediglich auf Debatten reduziert. Deshalb gibt es lange Zeit keine tatsächliche AIDS-Politik. Folglich trägt dieses Verhalten zur Stigmatisierung HIV/AIDS-Infizierter bei. Neben der großen Unsicherheit hinsichtlich des Wissens über die Krankheit, die Infektionswege und die Schutzmöglichkeiten, wird dadurch auch das Risikobewusstsein der Menschen herabgesetzt. Dementsprechend kann keine Kooperation zwischen staatlichen Organisationen und der Zivilgesellschaft im Kampf gegen HIV/AIDS gefunden werden.

Die Vulnerabilität hinsichtlich HIV/AIDS ist auch deutlich von der Politik eines Landes abhängig. Unter der Regierung von Thabo Mbeki wird das Thema jahrelang totgeschwiegen und verdrängt. Die Problematik der Krankheit wird verleugnet. Auch die Wirkung antiretroviraler Medikamente wird seitens der Regierung in Frage gestellt. Hinzu kommt das Versagen der Gesundheitspolitik, denn die Gesundheitsministerin Tshabala-Msimang hat die wissenschaftlichen Erkenntnisse über die Pandemie schlichtweg ignoriert oder gar geleugnet. Erst durch Druck von außen wird versucht, das Thema in Angriff zu nehmen und Bekämpfungspläne zu entwickeln. Man kann am Beispiel Südafrika also erkennen, wie Vorurteile und mangelnder politischer Wille die effizienten Bekämpfungsversuche der Seuche von Seiten der AIDS-Organisationen und -Aktivisten erschweren.

Nach einer Studie der Harvard School of Public Health, hat die Regierung Mbeki in den Jahren 2000 bis 2005 den Tod von mindestens 330 000 Südafrikanern zu verantworten, die vorzeitig mangels medizinischer Behandlung an AIDS sterben (vgl. Havard School of Public Health 2009).

Die südafrikanischen Faktoren der politischen Dimension erhöhen demnach maßgeblich die Vulnerabilität in Bezug auf HIV und AIDS. Es ist jetzt abzuwarten, ob der neu entfachte politische Wille unter Staatsoberhaut Zuma und der Gesundheitsministerin Hogan zu einer Verbesserung der HIV/AIDS-Problematik führt.

4.1.6 Fazit Südafrika

Durch den Prozess der Modernisierung werden jahrhundertealte Wirtschaftsformen, kulturelle und religiöse Traditionen sowie die soziale Ordnung und ihre Sicherungssysteme zerstört. Folglich geht die Lebenswelt des alten Afrika unter. Der Soziologe Reimer Gronemeyer sieht „in der Globalisierung den letzten Akt einer Tragödie, die mit der Kolonisierung beg[innt]" (Grill 2003: 270), denn „HIV/AIDS nähre sich aus den Verheerungen eines ganzen Jahrhunderts" (ebd.). Daher gehören der ökonomische Niedergang und der Aufstieg der HIV/AIDS-Epidemie zusammen. „So wie das Virus das Immunsystem der menschlichen Körperzellen zerstört, zersetzt es die letzten Abwehrkräfte der afrikanischen Gesellschaft" (ebd.). Daher ist es kein Zufall, dass gerade Südafrika – eine Gegend, die besonders in Bergbau- und Industriezentren von der Modernisierung rücksichtslos vorangetrieben wird – die größte Verbreitung an HIV/AIDS in ganz Afrika aufweist.

Der Fall Südafrika zeigt zum einen, dass das Land erhebliche und viele Faktoren aufweist, die eine Vulnerabilität hinsichtlich der HIV/AIDS-Epidemie extrem fördern. Insbesondere nährt sich dieses Risiko-Milieu aus hoher Arbeitslosigkeit, Migration, niedriger sozialer Kohäsion und der Stellung der Frau in der Familie und in der Gesellschaft. Neben diesen Faktoren ist auch die kulturelle Dimension mit bedeutenden Punkten wie Sexualität, Krankheit und Tod maßgeblich an der erhöhten Infektionsbereitschaft von HIV beteiligt. Zum anderen kann man am Beispiel Südafrika erkennen, dass die Bevölkerung noch immer unterschiedlich von den risikofördernden Faktoren betroffen ist. Die schwarzen SüdafrikanerInnen sind deutlich vulnerabler als die weißen. Besonders in den Townships stellt HIV/AIDS kein unmittelbares Problem dar und wird daher meist durch Faktoren wie Armut bzw. Hunger und/oder Gewalt in den Hintergrund gedrängt. Folglich prägt dies die Verhaltensmuster der Menschen, denn wenn wenig Hoffnung auf die Zukunft besteht, sinkt die Bereitschaft, verantwortungsbewusst mit dem eigenen Leben umzugehen, indem zum Beispiel ein Kondom benutzt wird. Ein solches Phänomen der Hoffnungslosigkeit für die Zukunft lässt sich insbesondere unter den Opfern des

Apartheidregimes feststellen, die in sozioökonomischer Hinsicht kaum eine Verbesserung erlebt haben. Südafrikanische Frauen sind extrem vulnerabel, da sie sowohl mit der Rassen- als auch mit der Genderproblematik konfrontiert sind.

Die Folgen aus dem Apartheidsystem und die noch immer vorzufindende Kluft zwischen den Bevölkerungsgruppen hat das Thema HIV/AIDS politisiert. Die Regierung, besonders unter der Führung Mbeki, hat dem jedoch nicht entgegengewirkt, sondern teilweise noch verstärkt, indem sie die Entwicklung und Umsetzung von Präventionsmaßnahmen ignoriert hat. Die südafrikanische Regierung hat sich in dieser Zeit durch fehlgeleitetes Regierungshandeln ihrer Verantwortung, Leben zu schützen, völlig entzogen. Zudem erschwert eine kontraproduktive AIDS-Politik die Arbeit der anderen Akteure, die sich für eine AIDS-Bekämpfung entscheiden. Die Aussagen von ranghohen Politikern, wie die des Präsidenten Mbeki, der Gesundheitsministerinnen Dlamini-Zula und Tshabalala-Msimang, zerstören jegliche Grundlagen einer HIV/AIDS-Bekämpfung sowie die Hoffnung, Südafrika könne mit gemeinsamen Kräften von staatlichen und zivilgesellschaftlichen Akteuren gegen die HIV/AIDS-Epidemie ankämpfen.

Je länger man wartet, der Epidemie entgegenzutreten, desto schlimmer werden die Folgen sein. Die Lebenswelten der Menschen werden sich weiter verschlechtern und gleichzeitig steigt ihre Vulnerabilität. Es sind aber nicht nur die vielen Menschenleben, die von einer Wende in der AIDS-Politik abhängen, sondern zugleich auch die Zukunft des demokratischen Südafrikas. Daher lässt die neue AIDS-Politik unter Präsident Zuma und der Gesundheitsministerin Hogan hoffen, eine Verbesserung zu erlangen. Mit ihrem innovativen und ehrgeizigen Bekämpfungsprogramm mindern sie zunehmend die Stigmatisierung und Diskriminierung HIV-Infizierter und ermöglichen den AIDS-Kranken einen besseren Zugang zu den lebensverlängerten Medikamenten. Dennoch kommt diese Kehrtwende in der AIDS-Politik für viele Menschen in Südafrika zu spät und der Staat Südafrika wird noch mehrere Jahre unter den Folgen der Versäumnisse in der Vergangenheit zu leiden haben.

4.2 Uganda

Die Epidemien in Ostafrika sind etwas weniger ausgeprägt als im südlichen Afrika. Entweder haben sie bereits ihren Höhepunkt erreicht oder gehen zurück. So stellt Uganda ein Gegenbeispiel zu Südafrika dar, denn an diesem Land kann man deutlich aufzeigen, wie eine HIV-Epidemie unter Kontrolle gebracht werden kann.

Die verschiedenen Dimensionen der HIV/AIDS-Epidemie helfen dabei, die unterschiedliche Herangehensweise hinsichtlich der HIV/AIDS-Problematik im Vergleich zu Südafrika darzulegen.

4.2.1 Die HIV/AIDS-Epidemie in Uganda

1982 werden in Uganda an den Küstenstreifen der Region Rakai die ersten HIV/AIDS-Fälle diagnostiziert. Die Epidemie breitet sich daraufhin schnell aus, besonders betroffen sind die städtischen Gegenden. Die Infektion wird in Uganda hauptsächlich über heterosexuellen Kontakt verbreitet. In dieser Zeit wird durch das Gesundheitsministerium das erste Nationale AIDS Kontrollprogramm ins Leben gerufen, um die Bevölkerung in Hinblick auf HIV/AIDS zu sensibilisieren und zugleich aufzuklären. Dieses Programm beinhaltet unter anderem die HIV/AIDS-Prävention, die zum Beispiel das richtige Benutzen von Kondomen erklärt (vgl. UNIADS/WHO 2010: 16).

Zu Beginn der 90er Jahre sterben viele der infizierten ugandischen Bevölkerung an den Folgen der Immunschwächekrankheit, wobei hier der Anteil in den Städten höher liegt als in den ländlichen Regionen. Die Infektionsrate liegt in dieser Zeit bei 25-30 Prozent in den Städten und bei 18 Prozent in der ländlichen Region. Die Epidemie wird in Uganda schnell als eine kollektive Angelegenheit verstanden, die nur durch Engagement und Offenheit kontrolliert werden kann (vgl. ebd.).

Zwischen 1992 und 2000 verringert sich im Land die Verbreitung des HI-Virus. Zurückzuführen ist dieser Rückgang auf die von der Regierung unterstützten Beratungs- und Testzentren. Aber auch in den ländlichen Gebieten wird beispielsweise durch die Verbreitung sowie Benutzung von Kondomen, durch die Treue in der Ehe und/oder durch das höhere Eintrittsalter in sexuelle Beziehungen ein Rückgang der HIV-Neuinfizierungen festgestellt (vgl. ebd.: 17).

Seit dem Jahr 2000 ist eine relative Stabilität des HIV-Vorkommens erreicht. Die Infektionsrate liegt seither zwischen sechs und sieben Prozent. Bis 2003 steigt die Zahl der AIDS-Toten in Uganda unvermindert weiter, doch danach sinkt die Zahl der Sterbenden – von etwa 110.000 Menschen im Jahr 2003 auf immerhin noch 91.000 im Jahre 2005 (vgl. Schmidt-Wulffen 2007: 92). Heute leben laut UNAIDS knapp eine Millionen Menschen in Uganda, die mit dem HI-Virus infiziert sind. Dabei liegt die Rate der Frauen mit etwa acht Prozent deutlich über der der Männer mit fünf Prozent. 110.000 Kinder im Alter von 0 bis 14 Jahren leben mit der Infektion und eine Million Kinder und Jugendliche im Alter von 0 bis 17 Jahren sind durch HIV/AIDS zu Waisen geworden (vgl. UNAIDS/ WHO 2010: 31).

Ohne die HIV/AIDS-Epidemie würde die Lebenserwartung in Uganda schätzungsweise neun Jahre höher sein als mit ihr. Frauen erreichen im Durchschnitt das Alter von 51 Jahren, bei Männern liegt es bei 48 Jahren. Für die kommenden Jahre zwischen 2010 und 2015 wird jedoch bei beiden Geschlechtern ein Anstieg auf etwa 55 Jahre prognostiziert (vgl. ebd.)

Nach einer landesweiten Studie des Gesundheitsministeriums in Uganda im Jahr 2001 geben 100 Prozent aller befragten Männer und 99,7 Prozent aller Frauen an, schon von HIV/AIDS gehört zu haben. Jedoch wissen 4,7 Prozent der Männer und 13,4 Prozent der Frauen nicht oder nur ungenau, wie man sich gegen das Virus schützen kann. Dennoch stellen diese Daten eine Verbesserung gegenüber vorangegangenen Befragungen dar und sind im Vergleich zu anderen afrikanischen Ländern relativ gut (vgl. Garbus 2003: 64ff.).

In Uganda entstehen 84 Prozent aller Neuinfektionen durch heterosexuellen Geschlechtsverkehr. Die Mutter-zu-Kind-Übertragung macht etwa 15 Prozent aller Fälle aus und für fünf Prozent sind infizierte Blutkonserven verantwortlich. Bei dem Übertragungsweg des HIV durch Homosexualität und Drogenkonsum liegen allerdings keine Zahlen vor. Das Durchschnittsalter beim ersten sexuellen Kontakt hat sich in den letzten Jahren deutlich erhöht. So liegt es im Jahr 2001 durchschnittlich bei 18,8 Jahren bei Männern und 16,7 Jahren bei Frauen. Das Durchschnittsalter steigt jedoch bis zum jetzigen Zeitpunkt stetig an: es erleben nur noch 12,2 Prozent Frauen und 16,3 Prozent Männer in der Altersklasse zwischen 15 und 24 Jahren ihren ersten Geschlechtsverkehr mit weniger als 15 Jahren. Von den befragten Frauen und Männern im Alter zwischen 15 und 49 Jahren haben 26 Prozent der Frauen und 74 Prozent der Männer in den letzten zwölf Monaten mit mindestens einem/einer PartnerIn sexuellen Kontakt gehabt und über 50 Prozent beider Geschlechtergruppen benutzten dabei ein Kondom (vgl. UNAIDS/WHO 2010: 37f.).

Uganda sieht sich Anfang der 80er Jahre ebenso mit einer starken HIV/AIDS-Epidemie konfrontiert wie andere Länder. Doch wie kommt es dazu, dass Uganda in Hinblick auf die HIV/AIDS-Bekämpfung als „Hoffnungsschimmer" Afrikas angesehen wird? Welche Schlüsselfaktoren führen zu dieser Reihe beachtlicher Erfolge – vor allem der Senkung der Infektionsrate im Jahr 2009 bei Erwachsenen auf 6,4 Prozent und bei Kindern auf 0,4 Prozent (vgl. UNAIDS/WHO 2010: 14)? Welche Kontextbedingungen braucht demnach ein Land, um das HIV/AIDS-Risiko zu vermindern? Dies soll anhand der verschiedenen Dimensionen der HIV/AIDS-Epidemie untersucht werden.

4.2.2 Die sozioökonomische Dimension

4.2.2.1 Wirtschaft, Arbeitslosigkeit und Armut

Uganda hat eine Fläche von 236.840 km^2 und etwa 30 Millionen Einwohner. Die Zuwachsrate liegt bei 3,5 Prozent. Dieses Land verzeichnet mehr als 40 ethnische Gruppen, unterteilt in die beiden großen Gruppen der Bantu und Niloten (vgl.: Auswärtiges Amt 2010).

Seit Beginn der 90er Jahre verbessert sich die wirtschaftliche und soziale Lage in Uganda, vor allem durch die Armutsbekämpfung sowie durch die Reduzierung der HIV-Infektionen. Seit 1987 arbeitet das Land zusammen mit der Weltbank an einem umfassenden Programm der Armutsreduzierung. Als erstes Land der *HIPC-Initiative*[264] legt Uganda eine eigene Armutsbekämpfungsstrategie (PRSP) vor und erreicht im Jahr 2000 den Vollendungszeitpunkt für die Entschuldung. Ebenso qualifiziert sich das Land für die *Multilaterale Entschuldungsinitiative* (MDRI) (vgl. BMZ 2009).

Im Jahr 1992 leben noch 56 Prozent der ugandischen Bevölkerung unterhalb der nationalen Armutsgrenze und im Jahr 2007 sinkt die Zahl bereits auf 31 Prozent. Doch von dieser – mit anderen afrikanischen Ländern verglichenen – positiven Entwicklung haben bisher nicht alle gleichermaßen profitieren können, denn besonders Frauen, Bewohner ländlicher Gegenden und die Menschen im

---

[264] HIPC steht für "Heavily Indebted Poor Countries" (hoch verschuldete arme Länder). Die HIPC- Initiative ist eine auf Anregung der G7 von Weltbank und IWF 1996 beschlossene Entschuldungsinitiative für hoch verschuldete arme Länder. Ziel der Initiative ist, die Verschuldung der betroffenen Länder auf ein tragfähiges Niveau zu reduzieren (vgl. BMZ 2009).

krisengeschüttelten Norden des Landes leiden noch immer unter großer Armut. Etwa ein Fünftel der Bevölkerung ist unterernährt und das Land ist trotz allem mit einem jährlichen Bruttonationaleinkommen von 340 US-Dollar eins der ärmsten Länder der Welt. Auf dem Index menschlicher Entwicklung (HDI) des Entwicklungsprogramms der Vereinten Nationen steht Uganda im Jahr 2008 von insgesamt 177 Ländern auf Rang 154. Obwohl Uganda bereits erfolgreiche Fortschritte nachweist, gibt es hinsichtlich der Sicherung der ökologischen Nachhaltigkeit, der Kindersterblichkeit und bei der Verbesserung der Gesundheit von Müttern noch einige Defizite. Diese Entwicklungshemmnisse sind auf einen schwach entwickelten Finanzsektor – insbesondere in ländlichen Regionen – einen niedrigen Bildungsstand und fehlende Infrastruktur, hinsichtlich des Zuganges zu sauberem Trinkwasser, zurückzuführen (vgl. ebd.).

Das ugandische Bruttoinlandsprodukt beträgt 15,7 Milliarden US-Dollar, wovon 20 Prozent aus der Landwirtschaft erwirtschaftet wird, von der etwa 80 Prozent der Einwohner leben. Uganda liegt im Hinblick auf seine Wirtschaftsleistung weltweit zu den 100 besten Ländern und gehört zudem zu den Nationen mit dem höchsten Wirtschaftswachstum, das in den vergangenen 20 Jahren im Durchschnitt bei sechs Prozent liegt.

Trotz der Weltwirtschaftskrise hat das Land eine Wachstumsrate im Jahre 2009 über sieben Prozent. Dies darf aber nicht darüber hinwegtäuschen, dass die Produktivität der Gesamtwirtschaft dennoch niedrig ist. In Uganda gibt es etwa 12 Millionen Arbeitskräfte, jedoch üben davon 42 Prozent keine Arbeit aus. Außerdem ist ein Wohlstandgefälle zwischen dem Norden und dem reicheren Süden des Landes zu spüren. Nach Angaben des ugandischen Statistikamtes liegt in den Jahren 2008/09 der Prozentsatz der Menschen, die von weniger als einem US-Dollar pro Tag leben müssen, bei 34. Dagegen leben im Norden 75 Prozent der Menschen mit einem Einkommen, das weniger als einem US-Dollar täglich entspricht (vgl. Bertelsmann Stiftung 2010).

4.2.2.2 Das Bildungssystem

Als Präsident Museveni 1986 sein Amt antritt, ist Uganda eines der ärmsten Länder der Welt. Durch die jahrelangen Unruhen kollabieren das Bildungs- sowie das Gesundheitssystem. Obwohl sich das Bildungssystem seitdem in einem schwachen Zustand befindet, sind in den letzten Jahren erhebliche Verbesserungen durch zunehmende Investitionen abzuzeichnen. Seit der Regierungsinitiative *Universelle Grundbildung für alle* im Jahr 1997, ist die Schulpflicht in der Verfassung verankert und eine Befreiung von Schulgebühren bis zu vier Kindern pro Familie wird eingeführt. Daraufhin steigen die Einschulungsraten im Grundschulbereich an und verdoppeln sich seither jedes Jahr. Die Grundschul-Einschulungen von Mädchen und Jungen sind zum jetzigen Zeitpunkt beinahe gleich. Jedoch sind die Unterschiede bei höheren Altersgruppen noch deutlich sichtbar, denn 27 Prozent aller Frauen haben nie eine Schule besucht, während es bei den Männern lediglich 15 Prozent sind. Auch der prozentuale Anteil an Männern, die einen Sekundärabschluss erreichen, liegt gegenüber dem der Frauen wesentlich höher (vgl. Ellis et al 2006: 37). Ebenso macht sich ein ungleiches Verhältnis zwischen dem armen und dem reichen Teil der Bevölkerung bemerkbar. Etwa 63 Prozent der Schüler der Sekundarschule kommen aus einem Elternhaus, das im oberen Fünftel der Einkommensskala liegt. Aus diesem Grund entwickelt derzeit die ugandische Regierung Strategien, mit denen sich der Zugang zu sekundärer und tertiärer Bildung verbessern lässt. Trotzdem kann man in den letzten Jahren schon erste Verbesserungen erkennen. Beispielsweise entwickelt sich das Zahlenverhältnis von Lehrer zu Schüler positiv: im Jahr 2000 unterrichtet ein Lehrer 65 Schüler, heute sind es nur noch 54 (vgl. BMZ 2010). Hinzu kommt, dass HIV/AIDS bereits an allen ugandischen Grundschulen Unterrichtsthema ist. Es ist zu erkennen, dass bei jungen Leuten, welche die Grundschule bis zum Ende besuchen, die Ansteckungsrate in den Folgejahren auf ein Drittel jener, die die Schule früh abbrechen, sinkt (vgl. Schmidt-Wulffen 2007: 92). Aufgrund einer bekannten Theatergruppe, die von Dorf zu Dorf zieht und ihre Stücke spielt, in denen gezeigt wird, was zu HIV/AIDS führt, wie man sich davor schützen kann und wie das nötige Umdenken von der Nachbarschaft positiv aufgenommen wird, bilden sich hunderte von Schülergruppen, die diesem Vorbild folgen. Die Schülergruppen stellen ihre persönlichen Erfahrungen im Familienkreis vor und diese Auftritte verstehen „die Menschen auf dem Lande besser als bloße Aufrufe und Appelle" (ebd.).

In Uganda gibt es immer noch zu wenige staatliche Berufsschulen und die „Ausstattung der Bildungseinrichtungen ist oftmals mangelhaft, das Management und das Lehrpersonal schlecht ausgebildet" (Inwent 2010). Jedoch kann Uganda durch die Kooperation mit der Bundesrepublik Deutschland in diesem Bereich schon deutliche Fortschritte aufweisen. Beispielsweise gibt es landesweite private Ausbildungszentren, in denen junge Menschen sowohl leben können als auch unterrichtet werden. Dies garantiert eine gute Ausbildung und kommt dem Ziel im Kampf gegen die Armut näher, denn eine gute Ausbildung stellt eine der Grundvoraussetzung für eine Einkommenssicherung dar (vgl. Inwent 2010).

4.2.2.3 Das Gesundheitssystem

Das ugandische Gesundheitssystem zählt bis Mitte der 60er Jahre zu den besten im subsaharischen Afrika, allerdings wird es unter anderem durch Krieg und ökonomischen Rückfall stark geschwächt. Die größte Herausforderung stellt die geringe Lebenserwartung sowie die hohe Kinder- und Müttersterblichkeitsrate dar. Insbesondere die Auswirkungen der HIV/AIDS-Epidemie sind noch immer gravierend, sodass die Regierung dieser Krankheit entschlossen den Kampf angesagt hat. Die ugandische Regierung ist durch ihre entschlossene HIV/AIDS-Policies international beispielgebend für HIV/AIDS-Prävention sowie -Aufklärung. Seit 2000 sind in diesem Bereich große Erfolge zu erkennen: die HIV/AIDS-Infektionsrate der Erwachsenen zwischen 15 und 49 Jahren beträgt in diesem Jahr sechs Prozent und bereits sieben Jahre später sinkt sie auf nur noch fünf Prozent und zeigt seither keine Veränderung (vgl. BMZ 2010).

Die UNAIDS berichtet, dass es bisher nur drei Länder in Afrika gibt, die betreffend der Versorgung mit ARVs eine (landesweite) Versorgung von 50 Prozent erreicht. Somit zählt die ugandische Versorgung mit ARVs zu den besten in ganz Afrika. Weitere Schwerpunkte der Gesundheitspolitik bilden die Bekämpfung von Malaria und der Impfschutz von Kindern gegen Polio und Masern (vgl. UNAIDS/WHO 2006: 15).

4.2.2.4 Arbeitsmigration und Prostitution

Von 1971 bis 1979 herrscht in Uganda der Diktator Amin. Zu dieser Zeit ist das System durch Terror und ökonomisches Fehlverhalten geprägt. Im Rahmen der Wirtschaftspolitik von Armin stagnieren die Preise für die Agrarprodukte. Daraufhin werden großen Mengen an *cash crops* (weltmarktabhängige Monokulturen) in den Schwarzmarkt überführt. Demzufolge entsteht eine durch Schwarzhandel und Schmuggel geprägte Wirtschaft. Es werden Kaffee, Zucker, Gold und Petroleum ins Ausland geschmuggelt, Fahrzeugersatzteile und Güter des täglichen Bedarfs illegal ins Land eingeführt und Nahrung innerhalb Ugandas auf dem Schwarzmarkt im ganzen Land verkauft. In dieser Zeit dienen Reisen dazu, Geld zu verdienen. Ein solches System ist „a risk environment par excellence and fertile ground für the development of an epidemic of HIV/AIDS" (Barnett/ Whiteside 2006: 133). Ebenso massiv von der HIV/AIDS-Epidemie ist die nähere Umgebung der Haupthandelsstraße durch Uganda betroffen. Im Jahr 1986 sind bereits 35 Prozent der Langstrecken-LKW-Fahrer an dem HI-Virus infiziert (vgl. Iliffe 2006: 25). Die durch diese Wirtschaft bedingte Mobilität fördert Prostitution und transaktionalen sexuellen Kontakt. Der

Schmuggelhandel wird fast nur von den Männern geführt und da es für Frauen nur wenige Arbeitsmöglichkeiten gibt, sind sie finanziell verstärkt von den Männern abhängig. Die Nachfrage nach Prostituierten nimmt zu, als eine erhöhte Anzahl von Händlern durch das Land und die Nachbarländer reist, um ihre Ware zu verkaufen bzw. einzukaufen. So ergeben sich für Frauen hier neue Möglichkeiten, sich das eigene Überleben zu sichern. Aber nicht nur das Phänomen der Prostitution nimmt zu, sondern auch das der sogenannten *kept women*. Diese Frauen führen eine Beziehung mit einem Mann, der alleine lebt oder bereits mit anderen Frauen liiert ist. Der Mann besucht in regelmäßigen Abständen die *kept woman* und bringt ihr als Gegenleistung Geschenke mit, die ihren Haushalt finanzieren. Durch die hohe Anzahl der wechselnden Sexualpartner steigt das HIV-Infektionsrisiko (vgl. Barnett/Whiteside 2006: 135ff.). Ein weiterer Faktor, der die Vulnerabilität hinsichtlich HIV/AIDS erhöht ist, das Barschfischen im Viktoria-See:

> Since perch-fishing began, [...] temporary fishing camps of grass huts und shed have grown up seasonally on the lakeshore, with predominately male populations. Male labour relies, for food, drink and sexual services, on cafés, teashops, and bars, largely run by women (ebd.: 23).

In dieser Umgebung sind neben der Prostitution auch häufig wechselnde Sexualpartner keine Seltenheit. Es gibt Studien darüber, dass in einem Fischerdorf des Masaka-Districts, die ansässigen Männer etwa alle 12 Tage eine neue Sexualpartnerin haben. So kommt es, dass in den späten 80er Jahren 80 Prozent der infizierten Frauen und 76 Prozent der Männer mit einem Partner zusammen sind, der auch mit dem HI-Virus angesteckt ist (vgl. ebd.: 24).

Im Jahr 2003 tragen eine Reihe von Dürren dazu bei, dass ein Großteil der Landbevölkerung in den städtischen Gebieten nach Arbeit sucht. Diese Arbeitsmigranten bringen das Virus, sobald sie wieder nach Hause kommen, folglich in ihre Heimatdörfer. Der Infektions-Kreislauf beginnt von neuem (vgl. ebd.: 25).

Die Arbeitslosigkeit der Frauen liegt deutlich höher als die der Männer. Von den Frauen, die eine Arbeit finden, arbeiten mehr als die Hälfte im landwirtschaftlichen Sektor. Ein Viertel der arbeitenden Frauen erhält als Lohn ein tatsächliches Gehalt, die restlichen werden durch Naturalien entlohnt (vgl. Ellis et al 2006: 28). Dementsprechend steigt die Rate der Prostitution bzw. des käuflichen Sex, da viele Frauen gezwungen sind, sich dadurch ihr Einkommen zu sichern. Welche Folgen dies bezüglich der Vulnerabilität von HIV/AIDS mit sich bringt, wurde bereits an anderen Stellen ausführlich erläutert (vgl. Kapitel 3.1).

Jüngsten Studien zufolge ist die Arbeitsmigration im Gesundheitswesen „in den am schwersten von HIV/AIDS betroffenen Regionen besonders hoch" (BMZ 2010). 26 Prozent aller befragten Ugander, die im Gesundheitswesen tätig sind, wollen ihr Land verlassen, um im Ausland zu arbeiten. Folglich reicht das von der WHO empfohlene Verhältnis von mindestens 100 Krankenschwestern pro 100.000 Menschen nicht annähernd aus – in Uganda kommen auf zehn Krankenschwestern/-pfleger etwa 100.000 Menschen (vgl. ebd.).

4.2.2.5 Zwischenergebnis der sozioökonomischen Dimension

Die gesamtwirtschaftlichen Daten sind in Uganda, unter anderen durch fortwährendes Wirtschaftswachstum und Reduzierung der Armut, beispielhaft gegenüber anderen afrikanischen Ländern. Unter näherer Betrachtung zeigt sich aber, dass diese Erfolge enorm von den internationalen Geldgebern abhängig sind, da die Lücke zwischen Einnahmen und Ausgaben des Staates vermehrt durch die Zuwendung von außen geschlossen wird. So erhält Uganda sowohl von der Weltbank als auch dem IWF Kredite, mit denen sie erfolgreiche Maßnahmen zur Armutsminderung einsetzt (vgl. Hofmeier/ Mehler 2003: 345). Hier ist deutlich zu erkennen, dass sich der Verlauf des Entwicklungsprozesses in Uganda zwar langsam, aber stetig gestaltet – sowohl gesamtwirtschaftlich als auch in Bezug auf das Bildungs- sowie Gesundheitssystem. Die Arbeitsmöglichkeiten für Frauen sind noch immer rar, wohingegen Arbeitsmigration bei Männern durch Wanderarbeit aufkommt. Dementsprechend sind Prostitution und andere Formen transaktionaler sexueller Beziehungen häufig. Die sozioökonomische Dimension trägt folglich dazu bei, das Infektionsrisiko an HIV/AIDS zu erhöhen.

4.2.3 Die kulturelle Dimension

4.2.3.1 Gender

Die Stellung der Frauen in Uganda ist geprägt durch einen niedrigen sozialen Status, wirtschaftliche Abhängigkeit von den Männern sowie „weaker negotiation skills within relationships" (Garbus 2003: 60). Daher unterscheidet sich die Gender-Situation in Uganda nicht grundlegend von der in anderen afrikanischen Staaten. Obwohl 1995 in der Verfassung die Gleichheit der Geschlechter verankert wird, beherrschen noch immer traditionelle genderspezifische Gesetze und Praktiken die ugandische Gesellschaft. So gehören Unterdrückung, überdurchschnittliche Arbeitsbelastung, Gewaltanwendung durch den Ehepartner und Vergewaltigungen zum Alltag der Uganderinnen. Die Mehrzahl der verheirateten Frauen sehen sich nicht in der Lage, ein risikoreiches Verhalten ihres Partners zu kontrollieren und Safer Sex einzufordern – und das, obwohl diese Frauen über ausreichend Kenntnisse über HIV/AIDS und die Übertragungswege verfügen (vgl. Inwent 2010). Auch Rituale wie Witwenvererbung bzw. Witwenreinigung (s. h. Kapitel 3.2.) und das Zahlen des Brautpreises sind in Uganda noch immer weit verbreitet. Solche Phänomene lassen Rückschlüsse darauf zu, dass die Frau von vielen nicht als eigenständiges Individuum gesehen, sondern vielmehr durch ihre Rolle und Funktion in der Familie definiert wird – in der sie häufig nur dem Mittel zum Zweck, nämlich der Kinderzeugung dient, durch die der Mann seinen Status gegenüber anderen Männer positioniert. Der Status des Mannes misst sich „at least partly in terms of sexual conquest and the procreation of children" (Barnett/ Whiteside 2006: 135). Demzufolge steigt die Vulnerabilität hinsichtlich HIV/AIDS, solange die Frau eine minderere Stellung als der Mann besitzt und daher auch nicht über ihre Sexualität frei bestimmen kann. Auch das UNDP bescheinigt Uganda bezüglich der Gender-Gerechtigkeit erhebliche Defizite, so liegt das Land nach dem Gender-Related Development Index (GDI) von 177 untersuchten Staaten auf Rang 154 (vgl. Inwent 2010).

Durch verschiedene Fördermaßnahmen versucht die Regierung, dieser Gender-Ungleichheit entgegenzuwirken. Beispielsweise müssen laut Gesetz ein Drittel der Sitze im Parlament von Frauen besetzt werden und 30 Prozent der Stellen im öffentlichen Dienst müssen Frauen bereitgestellt werden (vgl. ebd.).

4.2.3.2 Jugendliche Sexualität

Ein Großteil der Jugendlichen in Uganda hat wenig oder gar keine sekundäre Schulausbildung erhalten, sodass die Mehrheit arbeitslos ist. Die Raten der HIV-Neuinfektionen bei Mädchen zwischen 15 und 24 Jahren haben sich in einigen Provinzen Ugandas zwar in den letzten zehn Jahren halbiert, jedoch im Verhältnis zu den gleichaltrigen Jungen sind sie immer noch sechsmal häufiger betroffen. Dies liegt zum einen daran, dass diese Jugendlichen nicht ausreichend über die HIV/AIDS-Epidemie aufgeklärt werden, und zum anderen steigt die Risikobereitschaft bzw. Kriminalität durch ihre Perspektivlosigkeit an (vgl. Hirschmann 2003: 48).

Aus diesem Grund richtet sich die heutige HIV/AIDS-Prävention in erster Linie an die junge Bevölkerung, denn bei einer ugandischen Bevölkerungszahl von über 28 Millionen macht der Anteil der Altersgruppen von Kindern bzw. Jugendlichen bis 14 Jahren 50 Prozent aus. Die Regierung erkennt, dass im Kampf gegen HIV/AIDS die Jugendlichen eine aktive Rolle übernehmen müssen, um ihr Verhalten diesbezüglich ändern zu können. Zu diesem Zweck entwickelt die Regierung die *Presidential Initiative on Aids Strategy for Communicating to Young People* (PLASCY). Unter dieser Initiative gibt es ausführliche Lehrpläne und Unterrichtsmaterialien für alle Primär- und Sekundarschulen. Zudem gibt es sogenannte *Counsellors Clubs*, die aktiv bei der Prävention von HIV/AIDS mitwirken. Diese Clubs ermöglichen den Kindern, sich gegenüber der HIV/AIDS-Problematik zu öffnen, um ein gesundes Gefühl für sich selbst und zu anderen Menschen zu entwickeln. Die Kinder werden ermutigt, ihre Gefühle, ihre Ansichten und ihre Erlebnisse bezüglich HIV/AIDS offen zu berichten und sich gegenseitig zu beraten. Dadurch werden sie weniger empfänglich für Verführung durch Erwachsene und sind besser in der Lage, eigene Entscheidungen hinsichtlich ihres Sexualverhaltens zu treffen. Da viele Kinder noch immer keine Möglichkeit besitzen, eine Schule zu besuchen, erarbeiten die Club-Kinder Theaterstücke sowie Rollenspiele, welche sie an öffentlichen Veranstaltungen zu HIV/AIDS anderen Kindern vorspielen und dadurch eine HIV/AIDS-Präventions-Botschaft übermitteln können. Durch die öffentliche Auseinandersetzung, das Engagement zahlreicher Aufklärungskampagnen und die aktive Kooperation seitens der ugandischen Regierung, sind sich Kinder und Jugendliche der HIV/AIDS-Ansteckungsgefahr bewusster geworden. Diese Entwicklung hat dazu beigetragen, dass sich bei vielen das Sexualverhalten verändert hat. Erste Erfolge lassen sich beispielsweise am Eintrittsalter in den ersten sexuellen Kontakt erkennen, denn das ist enorm gestiegen. Zudem steigt das Wissen über HIV/AIDS und folglich benutzen etwa 45 Prozent der befragten ugandischen Mädchen im Alter zwischen 15 und 24 Jahren bei sexuellen Kontakten Kondome. Bei Jungen des gleichen Alters sind es allerdings nur 25 Prozent (vgl. UNAIDS/ WHO 2010: 16ff.).

4.2.3.3 Traditionen, Rituale und sexuelle Praktiken

Die Tradition des Brautpreises stellt in Uganda keine Seltenheit dar. Der Brautpreis wird bei einer Hochzeit vom Bräutigam oder seiner Familie der Braut oder deren Familie übergeben. Durch die Zahlung des Brautpreises wird zugleich die Fruchtbarkeit der Frau gekauft, sodass sich diese dadurch verpflichtet fühlt, die Ahnenlinie des Ehemanns weiterzuführen. Die Frau wird durch den Kauf zu einer Ware degradiert. Der Mann sieht die Frau als sein

Eigentum und nimmt dadurch eine übergeordnete Stellung ein. Verweigert die Frau, ihrem Mann die Nachkommen zu zeugen oder ist sie nicht fähig, Kinder zu gebären, verliert sie das Recht, weiterhin im Haus ihres Mannes zu leben. Die Frau ist von ihrem Mann sozial und wirtschaftlich abhängig. Folglich führt dies zu einer größeren Bereitschaft an Gewalt gegenüber der Frau, falls sich diese dem sexuellen Kontakt verweigert. Zudem bestimmt der Mann über die Verhütung und da dieser die Ahnenlinie fortführen will, aber zugleich die Erlaubnis hat, mit weiteren Frauen in sexuellem Kontakt zu stehen, steigt demzufolge die Vulnerabilität hinsichtlich HIV/AIDS an (vgl. Agorsah 2010: 40f.).

Besonders in den ländlichen Gebieten Ugandas ist die bereits in Kapitel 3.2 ausführlich erklärte Witwenvererbung noch bis heute weit verbreitet (vgl. ebd.).

Eine weitere traditionelle Ansicht, die das HIV/AIDS-Infektionsrisiko erhöht, ist der Glaube daran, dass früher und regelmäßiger Sex für die Ausbildung und Gesunderhaltung der männlichen Genitalien von großer Bedeutung sei. Für die Frau sei die Aufnahme von Sperma für ihren Körper nahrhaft und gesund. So glauben in Kampala sowohl die meisten Männer als auch die Frauen, dass der Austausch von Körperflüssigkeiten nicht durch ein Kondom verhindert werden darf, da dies für den Körper ungesund sei und sogar zu Geisteskrankheiten führen könne. Hieran wird deutlich, dass die Sichtweisen unter Jugendlichen, die auf dem Land leben, oder älterer Menschen noch oftmals stark in alten kulturellen Vorstellungen verwurzelt sind (vgl. ebd.: 43)

4.2.3.4 Kirche und Glaube

Über 85 Prozent der ugandischen Bevölkerung gehören dem Christentum an. 45 Prozent sind römisch-katholisch und 35 Prozent Protestanten. 12 Prozent sind Anhänger der sunnitischen Muslime und nur ein Prozent der Bevölkerung fühlt sich traditionellen Religionen zugewandt. Hinsichtlich der HIV/AIDS-Prävention engagieren sich in Uganda zahlreiche religiöse Organisationen, für einen wertorientierten Ansatz in der Bekämpfung von HIV/AIDS durch Verhaltensänderung (vgl. Inwent 2010).

In den Anfangsjahren der HIV/AIDS-Epidemie, als die Präventionsarbeit im Zentrum der Regierungsmaßnahmen steht, engagieren sich Glaubensgemeinschaften schwerpunktmäßig für die Pflege und Beratung der an HIV infizierten Menschen. Viele verschiedene christliche Konfessionen unterstützen den Kampf gegen HIV/AIDS, wobei die katholische Kirche als

Vorreiterin anzusehen ist. In Uganda errichtet nämlich das Sekretariat der katholischen Kirche eine eigene Anlaufstelle für Frauen innerhalb des sogenannten *Catholic Medical Bureaus* sowie eine eigene Stelle einer/eines AIDS-Programm-Koordinatorin/Koordinators. Eine herausragende Stellung nehmen die Bischöfe in Uganda ein. Im Jahre 1989 nehmen sie öffentlich zu dem Thema HIV/AIDS Stellung und betonen ausdrücklich, dass die Seuche nicht als eine Strafe Gottes anzusehen ist. Zudem plädieren sie auf eine intensive Aufklärung der Jugendlichen in Hinblick auf christliche Werte, wie Ehe und das dazugehörige Treuegelübde. Des Weiteren appellieren die Bischöfe an ihre Gemeinden und Hilfsorganisationen, bei Aufklärungskampagnen zu helfen und sich an Gottesdiensten zu beteiligen sowie den Kranken spirituelle Unterstützung zu leisten (vgl. Garbus 2003: 100).

Ein weiteres Beispiel für die effektive Mitarbeit der Kirchen in Bezug auf die HIV/AIDS-Problematik ist der Priester Canon Gideon. Nach dem Tod seiner Frau informiert Canon Gideon 1992 seinen Bischof darüber, dass er HIV-positiv ist. Dieser reagiert daraufhin unerwartet positiv und unterstützt Canon Gideon hinsichtlich seiner Arbeit für HIV/AIDS-Infizierte. Canon Gideon gilt heute als erster HIV-positiver Priester Afrikas, der das Schweigen über diese Krankheit zu durchbrechen weiß. Sein Auftreten ermöglicht den HIV-positiven Menschen ein akzeptierteres Leben in der Gemeinschaft, da er sich gegen die Stigmatisierung und Diskriminierung jener Menschen einsetzt (vgl. Marshall/ Keough 2004: 113f.).

Auch die religiöse Glaubensgemeinschaft des Islams hat sich unter dem Islamischen Medizinischen Verband Ugandas (IMAU) zum Ziel gesetzt, sich effektiv am Kampf gegen die Immunschwächekrankheit zu beteiligen. Der IMAU ist seit den späten 80er Jahren ein Pionier der HIV/AIDS-Prävention, denn das 1992 ins Leben gerufene Familienerziehungs- und Präventionsprogramm zu AIDS kann sich in den darauf folgenden fünf Jahren in 12 Landesteilen etablieren (vgl. ebd.: 114).

Ein Thema, das unter fast allen Glaubensgemeinschaften zu Debatten führt, ist das der Empfehlung von Kondomen im Rahmen der AIDS-Aufklärung. Anfangs nehmen diesbezüglich viele Kirchen eine eher ablehnende Haltung ein, da laut ihnen jeder eheliche Verkehr für die Zeugung offen sein muss und die künstliche Empfängnisverhütung wider die Natur und die Würde des Menschen sei. Trotz alldem nehmen seit einigen Jahren viele Kirchen eine modernere Position ein. Obwohl der Papst selbst auf seinen Afrikareisen eine ablehnende Meinung gegenüber dem Gebrauch von Kondomen äußert, plädiert gerade die katholische Kirche in Afrika für eine Benutzung, die als Schutzmaßnahme hinsichtlich der Krankheit dient (vgl. ebd.: 115).

4.2.3.5 Zwischenergebnis der kulturellen Dimension

Trotz einiger politischer Maßnahmen herrschen in der Gender-Frage noch immer Ungleichheiten. Abgesehen von der Einschulungsrate sind Frauen noch immer keinesfalls gleichberechtigt und können daher insbesondere im Bereich der Sexualität nicht selbstbestimmt entscheiden. Hinzu kommt, dass Traditionen wie der Brautpreis die Abhängigkeitsbeziehungen der Frau vom Ehemann verstärken. Demnach liegt die Infektion mit dem HI-Virus außerhalb der individuellen Verantwortlichkeit. Solche kulturell bedingten Faktoren erhöhen die Vulnerabilität bezüglich HIV/AIDS.

Dahingegen bewirkt das Engagement sowie die Kooperation der beiden am weitesten verbreiteten Religionen – Christentum und Islam – hinsichtlich des Kampfes gegen HIV/AIDS eine Verringerung der Vulnerabilität angesichts der Epidemie.

4.2.4 Die soziale Dimension

4.2.4.1 Soziale Kohäsion und soziale Exklusion

Eines der Ziele, die der ugandische Präsident Museveni zum Zeitpunkt seiner Machtübernahme verfolgt, ist die Reduzierung der Konflikte zwischen ethnischen und religiösen Gruppen. Diese Konflikte basieren auf der Situation nach der Unabhängigkeit von Großbritannien im Jahre 1962. Uganda ist in diesem Zeitraum durch politische Instabilität und Kämpfe zwischen den verschiedenen ethnischen und religiösen Gruppen sowie zwischen jenen, die für einen zentralistisch organisierten Staat eintreten und denen, die eine Föderation bevorzugen. Letztere Struktur soll sich an nach ethnischen Kriterien aufgebauten Königreichen orientieren. Museveni sieht seine Aufgabe darin, diese Konflikte zu minimieren, um eine allgemeine nationale Identität zu erlangen, die eine soziale Kohäsion fördert und mit deren Hilfe die gemeinsamen Ziele der Stabilität und Armutsreduzierung erreicht werden sollen. Studien aus dem Jahr 2002 zufolge, fühlen sich über 70 Prozent eher einer nationalen Identität zugehörig als den jeweiligen Identitäten ihrer Bevölkerungsgruppe (vgl. Garbus 2003: 40).

Dagegen leben in Norduganda die Menschen seit mehr als 20 Jahren unter bürgerkriegsähnlichen Umständen. Die Rebellengruppe *Lord`s Resistance Army* (LRA) hat sich das Ziel gesetzt, Yoweri Museveni zu stürzen. Die Rebellen kämpfen für die Herstellung eines Gottesstaats, der auf den christlichen zehn Geboten basiert. Ihre Aktivitäten richten sich meistens gegen die Zivilbevölkerung, indem sie die Dörfer und Felder in Brand setzen, ihre Bewohner misshandeln und die Kinder entführen. Inzwischen wurden über 20.000 Kinder entführt (vgl. Inwent 2010). Die Miliz der LRA besteht vor allem aus diesen Kindern, die zum Dienst an der Waffe gezwungen werden. Die Aufgabe der Mädchen besteht zum größten Teil aus der sexuellen Befriedigung der Soldaten (vgl. Spitzer 1999: 44).

Im Februar 2008 soll ein erstes Friedensdokument unterzeichnet werden, das unter anderem einen dauerhaften Waffenstillstand vereinbart. Doch am Tag der Unterzeichnung erscheint der Rebellenführer Joseph Kony nicht. Er begründet sein Verhalten mit der Aussage, „es seien noch Details zu klären" (Inwent 2010.). Dennoch ist seither in Norduganda eine Veränderung zu erkennen, denn die Sicherheitslage hat sich verbessert und es werden kaum noch Entführungen sowie Überfälle gemeldet. Die Rebellen terrorisieren allerdings weiterhin Dorfbewohner im Kongo und von dort aus im Sudan (vgl. ebd.).

Der Krieg in Norduganda entwurzelt über 1,2 Millionen Menschen (vgl. ebd.). Diese Gewaltkonflikte haben starke Auswirkung auf die gesellschaftliche Exklusion. Die Kinder befinden sich in Krisen- und Postkonfliktsituationen und sind daher potenziell bedroht, vom Prozess der sozialen Exklusion erfasst zu werden (vgl. Spitzer 1999: 44).

Durch den Besitz von Waffen und die Ausübung von Gewalt lernen die Kinder Macht über andere zu erlangen. Dieser „Prozess der Asozialisierung" (ebd.: 29) ersetzt den normalen Sozialisationsprozess, der im Familien- und Gemeinschaftsleben stattgefunden hätte. Falls diese Strukturen nicht mehr vorhanden sind, besteht die Gefahr, dass es zu Problemen bei der Reintegration kommt und die Betroffenen folglich keine nationale Identität mehr finden können, die für eine soziale Kohäsion grundlegend ist (vgl. ebd.).

4.2.4.2 Migration und Flüchtlinge

Die Migration aus und nach Uganda ist stark von den eigenen kriegerischen Konflikten und denen der Nachbarländer Sudan, Kongo und Ruanda abhängig. Sowohl in den 70er als auch in den 80er Jahren treten in Uganda politische Konflikte auf und damit zusammenhängend zahlreiche Menschenrechtsverletzungen. Insbesondere der nördliche Teil Ugandas ist von diesen Konflikten stark betroffen. Wie bereits im letzten Abschnitt beschrieben, herrscht hier ein andauernder Bürgerkrieg zwischen der Regierung und der Widerstandsarmee *Lord's Resistance Army* (LRA). Aufgrund dieser kriegerischen Konflikte gibt es in Uganda sowohl Zu- als auch Abwanderungen. Im Jahr 2000 leben auf der einen Seite 529 000 Immigranten in Uganda, davon sind 236 000 Flüchtlinge aus den Nachbarländern Sudan, Kongo und Ruanda. Gerade der Genozid in Ruanda hat eine große Flüchtlingswelle in die Nachbarländer ausgelöst. Auf der anderen Seite fliehen aber auch ugandische Flüchtlinge und Mitglieder der LRA in den südlichen Sudan und den Garamba National Park im Kongo (vgl. Garbus 2003: 50).

Hinzu kommen die Binnenflüchtlinge, die vor Auseinandersetzungen in andere Gebiete Ugandas fliehen. Ende der 90er Jahre zwingt die Regierung Ugandas die Zivilisten, ihre Häuser zu verlassen und in sogenannte beschützte Dörfer umzuziehen. Die Siedlungen liegen in der Nähe der Armeeposten und sind Lager für Binnenflüchtlinge. Derzeit gibt es etwa 1,7 Millionen Binnenvertriebene. Im Jahr 2006 können nach Friedensgesprächen etwa 350.000 Menschen in ihre Heimatregionen zurückkehren (vgl. Inwent 2010).

Nachdem die Kämpfe im Osten der Republik Kongo wieder entfacht und ausgeweitet werden, verlassen ab Anfang August 2008 Flüchtlinge und Asylsuchende das Land. In Uganda kommen Mitte November etwa 13.000 Menschen an (vgl. Amnesty International 2009: Uganda).

4.2.4.3 Kriminalität

In Uganda ist die häusliche Gewalt ein großes Problem. Laut einer Parlamentskommission werden 78 Prozent der Frauen von ihren Ehemännern geschlagen. Davon sind 77 Prozent der Meinung, die Schläge durch den Ehemann seien gerechtfertigt, da dieser schließlich den Brautpreis für weibliche Leistung bezahlt hat. Es können starke Zusammenhänge zwischen Alkoholkonsum auf Seiten der Männer und Gewalt gegen Frauen nachgewiesen werden. Zudem besteht eine Korrelation zwischen zunehmendem Bildungsstand der Frauen und abnehmender sexueller und häuslicher Gewalt (vgl. Weinreich/Benn 2003: 43).

Ein weiterer Aspekt, der auch mit der sozialen Kohäsion zusammenhängt und in Bezug auf die Vulnerabilität hinsichtlich der HIV/AIDS-Epidemie eine wesentliche Rolle spielt, ist der Menschenhandel und die damit verbundenen Entführungen innerhalb Ugandas. Seit den kriegerischen Konflikten im Norden des Landes hat die LRA zehntausende Kinder und Erwachsene entführt und „forced them to work as porters and cooks, serve as sex slaves, and become rebel soldiers" (Garbus 2003: 51). Die Regierung erklärt, dass sie gerade in der sexuellen Ausbeutung der Kinder ein wachsendes Problem sieht, denn hier ist die Gefahr, dass sich die Kinder mit dem HI-Virus infizieren, relativ hoch (vgl. ebd.).

Allgemein ist festzuhalten, dass die Kriminalitätsrate erheblich niedriger liegt als zum Beispiel im benachbarten Kenia, wenngleich Diebstahl in der Hauptstadt Ugandas ein wachsendes Problem darstellt. So sinkt die Kriminalitätsrate in den Jahren 2000 bis 2002 um 41 Prozent. Zudem gilt die Menschenrechtssituation in Uganda als eine der besten in ganz Afrika (vgl. Hofmeier 2003: 347).

4.2.4.4 Stigmatisierung HIV-positiver Menschen

In Uganda ist die Stigmatisierung trotz der Bemühungen von Seiten der Regierung sowie der *AIDS Support Organisation* (TASO), die seit ihrer Gründung im Jahr 1986 die HIV-Infizierten und AIDS-Kranken unterstützt, bis in die 90er Jahre relativ hoch. Solche Stigmata zeigen sich sowohl innerhalb der Familien als auch in der beruflichen Welt. Beispielsweise führt in dieser Zeit die Bekanntgabe der Infektion am Arbeitsplatz zu einer Kündigung. Ein weiteres Beispiel zeigt eine Studie, in der 10 Prozent der befragten Frauen und 8,9 Prozent der Männer nicht bereit sind, ein Familienmitglied, das an HIV/AIDS erkrankt ist, zu pflegen (vgl. UNIADS/ WHO 2005: 34f.).

Doch bereits im Jahre 1995 erzielen die HIV/AIDS-Bekämpfungsinitiativen der TASO sowie der Regierung erste Erfolge in Bezug auf die Abnahme der Stigmatisierung. Laut einer Studie im selben Jahr geben 89 Prozent der UganderInnen zu, einen Menschen mit HIV/AIDS zu kennen und über 70 Prozent der in den Städten Lebenden verzeichnen mindestens einen durch AIDS verursachten Todesfall in den Familien oder im engen Freundeskreis. Durch diese große Betroffenheit begreift die Bevölkerung Ugandas zunehmend das

HIV/AIDS-Problem als ein Problem, welches nicht nur den engsten Umkreis, sondern auch die eigene Person gefährdet. Unter anderem wissen die Menschen in Uganda besser über ihren HIV-Status Bescheid als in den Nachbarländern. Die Zahl der freiwilligen HIV-Tests ist in Uganda im Vergleich zu den anderen afrikanischen Ländern am größten. Zudem hat die Regierung drastische Maßnahmen ergriffen, um einer Stigmatisierung HIV-positiver Menschen entgegen zu wirken. So wird bspw. in Todesanzeigen für an AIDS verstorbenen Ministern oder Regierungsbeamten ausdrücklich auf die Krankheit als Todesursache hingewiesen, um der Bevölkerung begreiflich zu machen, dass die Immunschwächekrankheit jederzeit jeden treffen kann (vgl. ebd.: 35-37).

4.2.4.5 Zwischenergebnis der sozialen Dimension

Die soziale Dimension ist geprägt von Faktoren, die in Uganda die Vulnerabilität hinsichtlich HIV/AIDS verringern, aber auch von solchen, die diese erhöhen.

Die blutigen Auseinandersetzungen zwischen den Regierungstruppen und den Rebellen in Norduganda haben die Lebensbedingungen der Menschen stark beeinflusst. Neben der hohen Armut ist dieser Teil des Landes von Entführungen durch die LRA geprägt, welche dem Zweck dienen, die entführten Kinder als Kämpfer zu rekrutieren oder sie sexuell auszubeuten. Durch diese besonders problematischen und gefährlichen Lebensumstände steigt die Vulnerabilität gegenüber HIV/AIDS. Zudem lösen Konflikte Migrationsbewegungen aus, und mit den kämpfenden Truppen und fliehenden Zivilisten gerät auch das HI-Virus in Umlauf.

Jedoch ist in anderen Teilen Ugandas die soziale Kohäsion aufgrund des Wunsches nach Stabilität relativ hoch. Hier fruchten auch die Aktivitäten der Regierung sowie der TASO, die Stigmatisierung von HIV/AIDS-Infizierten zu durchbrechen und somit das Ansteckungsrisiko zu mindern.

4.2.5 Die politische Dimension

4.2.5.1 Die AIDS-Politik

Ende der 80er Jahre hat sich die HIV/AIDS-Epidemie bereits in mehreren afrikanischen Staaten ausgebreitet. Im Jahr 1986 tritt Museveni sein Amt als Präsident Ugandas an und erkennt als einer der ersten, zusammen mit seiner Regierungspartei *National Resistance Movement* (Bewegung des Nationalen Widerstands), das Ausmaß der HIV/AIDS-Epidemie. Museveni legt im Kampf gegen HIV/AIDS von Anbeginn eine große Offenheit an den Tag. So teilt er über öffentliche Medien der Bevölkerung seine große Sorge bezüglich HIV/AIDS mit. Zusätzlich ruft er die Bevölkerung zu einem gemeinsamen Engagement im Kampf gegen diese Seuche auf. Zu dieser Zeit ist sein Mut zur Offenheit außerordentlich und für Politikerkreise einzigartig, da in Uganda zuvor das Thema Sexualität nicht in aller Öffentlichkeit diskutiert wird. In seinem ersten Amtsjahr setzt Museveni die *National Commission for the Prevention of AIDS* ein. In Zusammenarbeit mit der Weltgesundheitsorganisation WHO gründet die Regierung 1986 das *AIDS-Kontrollprogramm* (ACP), in welchem Museveni auch die Leitung übernimmt. Zu Beginn umfasst das Programm sieben Arbeitsfelder: Gesundheitserziehung, Erstellen von Blutbildern, Förderung von Einrichtungen, in denen Bluttransfusionen vorgenommen werden können, das Überwachen und Sammeln von Daten, die Kondomverteilung an die Bevölkerung sowie die HIV/AIDS-Forschung und die Sorge um HIV/AIDS-Patienten. Bald darauf entwickelt sich das ugandische ACP zu einem international anerkannten und vorbildlichen Modell, das nicht nur in Afrika als eine Strategie für einen möglichst effektiven Umgang mit dieser Krankheit übernommen wird (vgl. Marshall/ Keough 2004: 106f.).

Der ugandische Präsident reist in den folgen Jahren selbst durch sein Land, um so viele Menschen wie möglich mit den HIV/AIDS-Präventionsmaßnahmen erreichen zu können. Neben der reinen Information über die Immunschwächekrankheit plädiert er auch auf ein „moralisch integeres Leben" (ebd.). Die von ACP koordinierte Aktionen und Aufklärungsarbeiten schließen auch die Besonderheiten der afrikanischen Kultur mit ein. Durch die Kooperation der NGOs sowie religiöser Organisationen mit der Regierung können Akteure wie zum Beispiel Leitungsfiguren auf dörflicher Ebene, LehrerInnen, StudentInnen und sogar SexarbeiterInnen für gesundheitliche Themen gewonnen werden, die bei den Präventions- und Aufklärungskampagnen aktiv mitwirken (vgl. ebd.: 107f.).

Im Laufe der Jahre wird HIV/AIDS zu einer gesamtgesellschaftlichen ernsthaften Bedrohung für die Entwicklung des Landes. Infolge kann das Gesundheitsministerium die notwendigen finanziellen Mittel zur Behandlung der an HIV-Erkrankten kaum mehr aufbringen. Ein größeres Problem stellt allerdings der zunehmende Verlust der menschlichen Ressourcen dar, denn die Mehrheit der arbeitsfähigen Bevölkerung ist von der Krankheit betroffen. Daraufhin kommt es im Jahr 1992 zur offiziellen Einsetzung einer *Uganda*

AIDS Commission (UAC). Alle drei großen religiösen Hauptströmungen in Uganda – die katholische sowie protestantische Glaubensrichtung sowie der Islam – entsenden ihre VertreterInnen in die UAC. Durch die Mitarbeit der Glaubensgemeinschaft in der UAC gewinnt die Kommission bei der ugandischen Bevölkerung an Authentizität (vgl.ebd.).

Um der Epidemie einen multisektoralen Ansatz zu geben, werden neun Ministerien damit beauftragt, sektorspezifisch AIDS-Policies und Richtlinien zu entwickeln. Das Verteidigungs- sowie Innenministerium entwickelt eigene Programme. Ugandische Offiziere werden zu einem Militärtraining nach Kuba geschickt. Die Offiziere werden dort vorab auf HIV getestet – viele sind positiv. Der kubanische Präsident Fidel Castro informiert Museveni unverzüglich über dieses Ergebnis, sodass das Militär in die AIDS-Bekämpfungsmaßnahmen mit eingeschlossen wird. Neben einem *AIDS-Control-Program* wird ein Netzwerk für Armeeangehörige mit HIV/AIDS und mobile Kliniken eingeführt. Weitere Beispiele sind das Bildungs- und Sportministerium sowie das Justizministerium. Ersteres führt bereits im Jahr 1994 ein Projekt ein, das in den Primar- und Sekundarschulen durchgeführt wird. Die LehrerInnen sollen ihre SchülerInnen in einer Art Lebenskunde über die Prävention und Übertragungswege von HIV/AIDS aufklären. Das Justizministerium überprüft und überwacht alle rechtlichen Aspekte der HIV/AIDS-Epidemie. Zusätzlich gehören Antidiskriminierungsgesetze und Policies hinsichtlich HIV/AIDS-relevanter Fragen zum Aufgabengebiet des Justizministeriums (vgl. ebd.: 108).

Daran ist deutlich zu erkennen, dass die ugandische Regierung die HIV/AIDS-Problematik von Beginn an aus verschiedenen Blickwinkeln beleuchtet. Dementsprechend ist auch der im Jahr 2000 entwickelte 5-Jahresplan über den Umgang mit HIV/AIDS konzipiert. Dieser Plan soll dazu dienen, eine bessere Koordination der HIV/AIDS-Bekämpfungsstrategien zu ermöglichen, die man zukünftig mit anderen nationalen Entwicklungsstrategien verknüpfen kann. Diese Vernetzungen der Entwicklungsstrategien kann man deutlich am *Poverty Eradication Action Plan* (nationaler Aktionsplan für die Ausrottung der Armut im Land) sehen. Dieser Plan basiert auf einer guten wirtschaftlichen Führung, auf Sicherheit und Risikomanagement, auf einer dafür geeigneten Regierungsführung, auf Produktion und Wettbewerbsfähigkeit und schließlich auf der Entwicklung und Stärkung menschlicher Ressourcen. Die ugandische Regierung will alle diese Bereiche in ihrer HIV/AIDS-Bekämpfung berücksichtigen (vgl. ebd.: 109).

Die einzelnen von der Regierung unterstützten HIV/AIDS-Bekämpfungs-Programme richten sich speziell an die Jugend, an Arbeiter im Industrie- und Transportsektor, die Landbevölkerung, die Armee und Polizei. Im Mittelpunkt stehen hierbei die Praktiken des geschützten Sex, die Krankenversorgung sowie die Unterstützung des Betroffenen (vgl. Hirschmann 2003: 95). In Uganda hat sich die sogenannte ABC-Strategie auf lange Sicht bewährt und wird heute über Uganda hinaus als gültiger Konsens betrachtet. Der Buchstabe „A" bedeutet in dem Fall *Abstinence* und zielt darauf ab, Abstinenz vor allem bei Jugendlichen zu praktizieren und sich bei anderen dafür einsetzen. Das „B" steht für *being faithful*, sei treu und damit soll promiskuitives Verhalten eingedämmt und die Polygamie als eine Risikoquelle für HIV/AIDS anerkannt werden. Der letzte Buchstabe, das „C" soll *use of condoms*, also Verhütung fördern (vgl. Marshall/Keough 2004: 109).

Dieser ABC-Ansatz stößt auf geteilte Meinungen. Der Weltbankbericht bezeichnet dessen Einfachheit als die größte Stärke. Doch manche Menschen der ugandischen Bevölkerung fühlen sich durch diesen Ansatz angegriffen, da sich HIV-Positive durch dessen Botschaft ausgegrenzt fühlen, da sie der Untreue bezichtigt werden. Auch Frauen fällt es schwer, sich mit ABC-Programm zu identifizieren, da vielen in der Ehe die Entscheidung, Verhütung zu nutzen, durch das Machtgefälle gegenüber dem Ehemann abgesprochen wird (vgl. ebd.).

Doch gilt Uganda als Vorreiter in der Prävention von HIV/AIDS-Übertragung von Müttern auf ihre Kinder oder auch in Bezug auf die Beratung und Testmöglichkeiten. Wie man an den positiven Entwicklungen der HIV-Prävalenzrate erkennen kann, ist die Regierung Ugandas stark darauf bedacht, dass sich alle drei Bereiche des Gesundheitssystems die Waage halten. Denn zur effektiven AIDS-Politik ist es nötig, dass sowohl die Pflege und Versorgung bereits erkrankter Menschen als auch ihre medikamentöse Behandlung sowie die Präventionsarbeit höchste Aufmerksamkeit bekommen (vgl. ebd.: 110).

4.2.5.2 Die Rolle der Zivilgesellschaft

Die Arbeiten der NGOs und CBOs in Bezug auf die HIV/AIDS-Epidemie sind vielfältig. Neben der Einbindung in die Prozesse der Policy-Formulierung helfen sie insbesondere in den Bereichen der ambulanten sowie häuslichen Pflege, Unterstützung von AIDS-Waisen und Präventionsmaßnahmen hinsichtlich HIV/AIDS. Im Jahr 2003 sind es in Uganda etwa 2.500 NGOs und CBOs, die eine Schlüsselrolle in der HIV/AIDS-Bekämpfung einnehmen. Im internationalen Vergleich liegt Uganda bezüglich der informellen

Informationsflüsse im vordersten Bereich. Viele Menschen in Uganda können durch persönliche Netzwerke, die oft auf Glauben basieren, zu lebenswichtigen Informationen über die Immunschwächekrankheit kommen. So entsteht im Jahre 1987 die *AIDS Service Organisation*, kurz auch TASSO genannt. Viele der Gründungsmitglieder sind selbst HIV-positiv und können daher die „feelings of fear, shame and isolation, it makes people feel dirty, abnormal, frightend" (Iliff 2006: 85) nachvollziehen. Demzufolge zeichnet sich diese Organisation von Anfang an durch ihre hohe Sensibilität angesichts der Stigmatisierung und Diskriminierung aus, mit denen die Menschen nach Ausbruch der Krankheit konfrontiert sind. Entsprechend ihres Slogans *Living Positively with AIDS* kann das Hineintragen der eigenen Krankheit in die Öffentlichkeit als ein Grundmerkmal von TASSO gesehen werden. Das breite Hilfs- und Beratungsangebot von TASSO soll der Bevölkerung die nötige Unterstützung geben, den Status der HIV-Infektion der Gesellschaft gegenüber offen darzulegen (vgl. Marshall/ Keough 2004: 116f.).

Das 1997 gegründete Uganda *Network of AIDS Service Organizations* ist ein zentrales Netzwerk sowie die oberste Koordinierungsstelle für alle HIV/AIDS-Projekte, -Initiativen und -Programme auf lokaler Ebene. Des Weiteren gibt es auch ein Netzwerk speziell für HIV-positive Frauen, die *National Community of Women Living with HIV/AIDS in Uganda* (im folgenden NACWOLA). Über dieses Netzwerk kommunizieren zum größten Teil Alleinerziehende und geben sich darin gegenseitig Halt und Hilfe. Zudem kooperiert dieses Netzwerk mit religiösen Organisationen vor Ort. Die Mitglieder von NACWOLA sprechen öffentlich, in Kirchen oder bei Gemeindeversammlungen über ihre AIDS-Krankheit. Die Organisation hat sich zum Ziel gesetzt, dass Frauen eine allgemeine Rechtsberatung und auch Hilfestellungen bezüglich der Abfassung eines Testaments gewährt werden. Mütter haben oft Schwierigkeiten ihren Kindern von ihrer Infektion mit dem Virus zu erzählen. Aus diesem Grund wird das sogenannte Erinnerungsprojekt ins Leben gerufen. Im Rahmen dieses Projektes, das auf der Idee einer Londoner Kinderhilfsorganisation beruht, werden Memory Books (Erinnerungstagebücher) gestaltet, die die Kinder auf den Tod der Eltern vorbereiten bzw. ihnen später in ihrer Trauer helfen sollen. Neben der Krankheit enthalten die Bücher etwas über die Familientradition und über die wichtigsten Bezugspersonen der Kinder. Diese Bücher helfen den Kindern nach dem Tod ihrer Eltern, ihre familiäre Identität zu bewahren und das Gefühl zu haben, trotz des Verlustes der Eltern im Leben gehalten zu sein (vgl. ebd.: 118).

In Uganda kommt den traditionellen Heilern große Bedeutung zu, daher wirkt sich ihre Kooperation bei der HIV/AIDS-Bekämpfung positiv aus. Anfang der 90er Jahre, als Uganda an der Spitze der Verbreitung von AIDS steht, haben sowohl die ausgebildeten Ärzte als auch das traditionelle Gesundheitssystem eine Lösung für dieses Problem. Die Menschen gehen auf der Suche nach einer Antwort weiterhin zu ihrem traditionellen Heiler. Aus dieser Situation heraus entsteht 1992 ein Projekt unter dem Namen *Traditional and Modern Health Practitioners together against AIDS* (im folgenden THETA). Dieses Projekt wird von dem nationalen AIDS-Programm, der Uganda AIDS-Kommission, der AIDS-Support-Organisation sowie Ärzte ohne Grenze unterstützt. Innerhalb ihrer Zusammenarbeit informieren die Organisationen die traditionellen Heiler über die Risiken einiger traditionellen Praktiken bzw. Rituale. Das Ergebnis der THETA ist, dass die traditionellen Heiler „through their ability to deliver preventive messages in unique ways; such as the use of personal testimonies, stories, songs, dance, drama and proverbs" (Garbus 2003: 101) im Kampf gegen die HIV/AIDS-Epidemie einen bedeutenden Beitrag leisten. Zusätzlich erleichtert das große Vertrauen und Ansehen von Seiten der ugandischen Bevölkerung gegenüber den traditionellen Heilern ihre HIV/AIDS-Aufklärungsarbeit (vgl. ebd.).

Auch die ugandischen Gewerkschaften arbeiten an der Lösung des HIV/AIDS-Problems mit. Im Jahr 1999 entwickeln zwei große Gewerkschaften des Transportwesens ein gemeinsames HIV/AIDS-Programm, welches mit finanzieller Hilfe von Seiten der UNAIDS im Jahr 2001 verwirklicht wird. Die Präventionsarbeit dieses Projektes richtet sich an LKW-Fahrer, Prostituierte und Ortschaften an viel befahrenen LKW-Routen (vgl. ebd.: 102).

4.2.5.3 Zwischenergebnis der politischen Dimension

Die Gefahr der HIV/AIDS-Epidemie wird in Uganda früh realisiert, sodass die Regierung unter Präsident Museveni sogleich AIDS-politische Maßnahmen ergreift. Diese AIDS-Politik zeichnet sich nicht nur durch ihre Entschlossenheit und Glaubwürdigkeit, sondern auch durch ihren multisektoralen Ansatz aus, durch den gezeigt wird, dass die Krankheit nicht nur als ein reines Gesundheitsproblem erkannt wird. Herausragend ist auch die Kooperation zwischen den einzelnen Akteuren, die sich die HIV/AIDS-Bekämpfung zum gemeinsamen Ziel gemacht haben. Neben den NGOs und CBOs sind auch Kirchen, Prominente und traditionelle Heiler daran beteiligt. Demzufolge ist die AIDS-Bekämpfung auf die Kontextbedingungen Ugandas zugeschnitten.

Insgesamt hat die ugandische AIDS-Politik, unter besonderer Betonung der Mitarbeit der Zivilgesellschaft, einen Vorbildcharakter gegenüber anderen afrikanischen Staaten. Folglich verringert die politische Dimension Ugandas sehr die Vulnerabilität bezüglich der Epidemie.

4.2.6 Fazit Uganda

Uganda kann nicht eindeutig als vulnerabel hinsichtlich der HIV/AIDS-Epidemie eingestuft werden, da es in diesem Land viele Faktoren gibt, die die Vulnerabilität bezüglich HIV/AIDS verringern. Doch trotz allem kommen auch jene Variablen besonders in der sozioökonomischen sowie in der kulturellen Dimension vor, die ein HIV/AIDS-Risiko erhöhen.

Wenn sich auch die ugandische Wirtschaft positiv entwickelt hat, leben in Uganda noch immer viele Menschen unterhalb der Armutsgrenze. Diese Menschen sind dadurch gezwungen, in andere Gegenden zu migrieren, um dort Arbeit zu finden. In diesem Zusammenhang ist auch die fehlende Arbeitsmöglichkeit für Frauen zu nennen, die sich ihre Einkommen durch Prostitution sichern müssen. Durch die verbreitete Arbeitsmigration sind Formen transaktionaler sexueller Kontakte keine Seltenheit. Auch der mangelhafte Zugang zu Gesundheits- und Bildungswesen erhöhen in Uganda neben den eben genannten Faktoren noch zusätzlich die Vulnerabilität bezüglich HIV/AIDS.

Die kulturelle Dimension beinhaltet Variablen, die sowohl das Infektionsrisiko erhöhen als auch verringern. Die Stellung der Frau in der Gesellschaft ist dafür verantwortlich, dass in der Partnerschaft ein Machtgefälle zu Gunsten des Mannes entsteht. Die Frau ist wirtschaftlich und sozial vom Ehemann abhängig. Dadurch wird ihr die sexuelle Selbstbestimmung entzogen und sie hat weder Einfluss auf die Wahl ihres Partners, noch auf die Verwendung eines Kondoms. Gerade der Gebrauch bzw. Nichtgebrauch von Kondomen erhöht die Vulnerabilität von HIV/AIDS. Meist wird auf die Benutzung eines Kondoms aufgrund kultureller Konzeptionen von Sexualität verzichtet. Ebenso steigert die Vorstellung von Tod und Krankheit als nicht durch menschliches Handeln beeinflussbares Schicksal die Risikobereitschaft, ungeschützten Geschlechtsverkehr zu haben. Jedoch versuchen die Kirchen bzw. Glaubensrichtungen zunehmend dem entgegenzuwirken, indem sie beispielsweise die Kondome zumeist dulden. Durch dieses Engagement verringert sich die Vulnerabilität hinsichtlich HIV/AIDS.

Durch die Unruhen in Form von Flüchtlingsströmen und kriegerischem Konflikt in Norduganda, ist in diesem Teil des Landes soziale Exklusion zu verzeichnen. Aus dieser Situation resultieren unter anderem die zwanghafte Rekrutierung von Kindern als junge Soldaten, die steigende Anzahl an Vergewaltigungen und die zunehmende Flucht und Migration. Durch die hohe Anzahl an jungen Soldaten nimmt die Nachfrage nach kommerziellen Sexualleistungen zu. Eine besonders kritische Position nehmen die Vergewaltigungen ein. Sie kommen zwar auch in Friedenszeiten vor, aber ihre Anzahl nimmt in Kriegszeiten zu. Zusätzlich wird das Infektionsrisiko an HIV/AIDS durch die hygienischen Verhältnisse in den Flüchtlingslagern oder in den Behausungen in denen die Kindersoldaten untergebracht werden, verstärkt.

In anderen Teilen Ugandas wirkt sich die soziale Kohäsion positiv auf die Vulnerabilität hinsichtlich HIV/AIDS aus, denn hier kann demnach die Stigmatisierung HIV-positiver Menschen reduziert werden und somit kann die Immunschwächekrankheit als ein gesamtgesellschaftliches Problem realisiert werden. Folglich verringert sich die Gefahr einer HIV/AIDS-Infektion. Für Uganda ist die politische Dimension in Bezug auf die Minderung der Vulnerabilität hinsichtlich HIV/AIDS von stärkster Bedeutung. So kann die Rolle des ugandischen Präsidenten im Vergleich zu anderen afrikanischen Staatsoberhäuptern als vorbildhaft angesehen werden. Er hat die Bedrohung der HIV/AIDS-Epidemie früh realisiert und folglich effektiv reagiert, indem er die Krankheit als ein Phänomen wahrgenommen hat, das in allen Bereichen der Lebenswelt Auswirkungen zeigt. Musevenis Offenheit bezüglich HIV/AIDS sowie die Schaffung der institutionellen Strukturen sind nur einige Punkte, die sein außerordentliches Engagement zeigen. Zudem verdeutlicht die Leitung der UAC durch den Präsidenten selbst die hohe Priorität der HIV/AIDS-Bekämpfung auf der politischen Agenda.

Aber nicht nur die staatlichen Institutionen leisten einen effektiven Beitrag zur Eindämmung der HIV/AIDS-Epidemie, sondern auch zahlreiche andere Akteure, wie NGOs, Kirchen, Gewerkschaften und traditionelle Heiler. Durch die Kooperation der staatlichen und nichtstaatlichen Institutionen sowie Organisationen werden Maßnahmen entwickelt, die speziell auf den ugandischen Kontext zugeschnitten sind. Die Arbeit der Zivilgesellschaft und das verbreitete Gefühl, dass HIV/AIDS jeden treffen kann, haben dazu beigetragen, die Immunschwächekrankheit als etwas zu begreifen, das jeden betrifft.

Der politische Wille hat in der HIV/AIDS-Bekämpfung eine Schlüsselfunktion. Denn dieser hat den Entwicklungsprozess gestaltet und den Menschen Hoffnung auf eine Zukunft gegeben. Weiter ist der politische Wille ausschlaggebend für die AIDS-Politik selbst und ist daran beteiligt, den Kampf gegen die HIV/AIDS-Epidemie als gesamtgesellschaftliche Aufgabe wahrzunehmen.

5. Ländervergleich: Südafrika und Uganda

Innerhalb der vorangegangenen Kapitel wurden die möglichen Auswirkungen der Verbreitung von HIV/AIDS innerhalb der einzelnen Dimensionen vorgestellt. In diesem Zusammenhang konnte gezeigt werden, dass die Auswirkungen länderspezifisch stark gegensätzlich ausfallen. In diesem Kapitel werden nunmehr die speziellen Situationen von Uganda und Südafrika miteinander verglichen, um die möglichen Ursachen für die unterschiedliche Entwicklung aufzuzeigen.

Welches sind also die Gemeinsamkeiten, wo liegen die Unterschiede hinsichtlich der HIV/AIDS-Bekämpfung und welche länderspezifischen Kontextbedingungen sowie Bekämpfungsmaßnahmen können die Vulnerabilität bezüglich HIV/AIDS einerseits steigern und andererseits verringern?

5.1 Sozioökonomische Dimension

Weder Südafrika noch Uganda weisen in dieser Dimension eine Variable auf, die das HIV/AIDS-Infektionsrisiko verringert. In Südafrika erhöhen alle untersuchten Faktoren die Vulnerabilität hinsichtlich HIV/AIDS, obwohl hier der Zugang zu Gesundheits- und Bildungssystem besser ist als der in Uganda. Zudem ist die Anzahl der südafrikanischen Menschen, die unterhalb der Armutsgrenze leben, geringer als in Uganda. Beide Länder verzeichnen hohe Arbeitslosigkeit sowie hohe Prostitution, die teilweise durch die Migration bedingt sind. Allerdings sind in Uganda mittlerweile positive Entwicklungen angesichts der Zahl der unterhalb der Armutsgrenze Lebenden, des Zuganges sowie zum Teil auch bezüglich der Arbeitsmöglichkeiten von Frauen zu erkennen. In Südafrika ist dies nicht der Fall. Zwar hat sich der Zugang zum Gesundheitssystem in den letzten Jahren verbessert, der Zugang zum Bildungssystem ist jedoch noch immer nicht für jeden gewährleistet. Zudem ist die Arbeitslosigkeit in den vergangenen Jahren angestiegen.

Die sozioökonomische Lebenswelt erhöht demzufolge in beiden Ländern die Vulnerabilität hinsichtlich HIV/AIDS erheblich, da sowohl in Uganda als auch in Südafrika die Entscheidungsfreiheit und Wahlmöglichkeiten maßgeblich eingeschränkt sind. Die Entwicklung beider Länder wird durch die Variable der Armut gehemmt und führt oftmals dazu, dass risikobehaftete Entscheidungen, wie beispielsweise Prostitution, getroffen werden müssen, um die Familie und sich selbst ernähren zu können. Es liegt auf der Hand, dass sich die Menschen sowohl in Südafrika als auch in Uganda mit einer Vielzahl an unmittelbaren Bedrohungen, Risiken und Sorgen konfrontiert sehen und daher die erst viele Jahre später ausbrechende AIDS-Krankheit eher in den Hintergrund rücken, da diese erst in ferner Zukunft – die nicht zwangsläufig gesichert ist – zum Problem wird.

5.2 Kulturelle Dimension

Sowohl in Südafrika als auch in Uganda herrscht Gender-Ungleichheit. Dieses Gefälle basiert auf der wirtschaftlichen sowie sozialen Abhängigkeit der Frau gegenüber ihrem Mann. Auch die traditionellen Vorstellungen über die Rolle der Frau prägt die Stellung der Frau innerhalb der Familien und der Gesellschaft. Aufgrund der Machtunterschiede haben die ugandischen und südafrikanischen Frauen kaum Mitspracherechte bezüglich des Gebrauchs von Kondomen beim sexuellen Kontakt – da Männer ihre Ahnenlinie weiterführen wollen und sich durch den sexuellen Akt in ihrer Männlichkeit bestätigt fühlen, entscheiden sie sich selten dazu, Verhütung zu nutzen. Solche Verhaltensmuster erhöhen die Vulnerabilität hinsichtlich HIV/AIDS. In Uganda sind in diesem Bereich allerdings Verbesserungen zu erkennen. Immer mehr NGOs treten für die Rechte der Frauen ein und auch durch die extra für Frauen eingerichtete Netzwerke können sie sich untereinander austauschen, beraten und helfen.

Nicht nur die SüdafrikanerInnen, sondern auch die UganderInnen begreifen Krankheit und Tod als ein Phänomen, das von übermenschlichen Faktoren wie Hexerei, Ahnenkräften oder dem Wille Gottes abhängig ist. Demnach wird die HIV-Infektion nicht als eine Folge des eigenen Handelns wahrgenommen, sondern als eine Art Strafe angesehen. Diese Vorstellungen erhöhen enorm die Vulnerabilität angesichts HIV/AIDS. In diesem Zusammenhang sind auch die risikoreichen verschiedenen Traditionen sowie Rituale zu sehen. Die Witwenvererbung und traditionelle sexuelle Praktiken, wie etwa der Dry Sex, sind in beiden Ländern noch immer vertreten. Jedoch liegen in diesem Bereich keine genauen Daten vor, sodass über die Verbreitungsrate der Praktiken in den jeweiligen Fallstudien kein Vergleich gezogen werden kann. Die Vulnerabilität ist allerdings in beiden Ländern durch die Tatsache, dass diese Traditionen und Rituale noch immer existieren, erhöht.

Eine weitere gemeinsame Komponente stellt die Ablehnung der Kondomnutzung beim sexuellen Kontakt dar. In Südafrika und in Uganda wird der Gebrauch von Kondomen aus verschiedenen Gründen anfänglich erst abgelehnt. Diese Verweigerung basiert auf den Vorstellungen, dass der Austausch von Körperflüssigkeiten einen heilenden Zweck besitzt und dass der Sex zum Erhalt der Ahnenlinie dient. Durch den offenen Umgang und durch das Engagement vieler NGOs, CBOs und der Regierung selbst kommt man in Uganda immer mehr von dieser Einstellung ab. Auch die in Uganda erfolgreiche ABC-Strategie und die Kooperation der Kirchen tragen dazu bei, dass diese Variable in Uganda bezüglich der HIV/AIDS-Vulnerabilität Erfolge zeigt und diese verringert. Anders in Südafrika, hier lehnen die Kirchen bzw. Glaubenseinrichtungen bis heute die Kondombenutzung ab, sodass folglich die Vulnerabilität von HIV/AIDS ansteigt. An diesem Beispiel lassen sich auch das länderspezifische Engagement sowie die unterschiedlichen Einstellungen der Kirchen bzw. Glaubensgemeinschaften erkennen. In Südafrika engagieren sich die Kirchen zwar betreffs der Versorgung von AIDS-Kranken und AIDS-Waisen, aber sie weisen schwere Defizite in der AIDS-Prävention auf. Die südafrikanischen religiösen Institutionen arbeiten in diesem Rahmen ineffizient. Dagegen kommt in Uganda dem Christentum wie auch dem Islam eine wichtige Rolle in der AIDS-Bekämpfung zu. Beide Glaubensrichtungen verneinen die Aussage, dass HIV eine Strafe Gottes sei und versuchen dieser Ansicht entgegenzuwirken, indem sie die Eigenverantwortung bezüglich des Infektionsrisikos verstärkt betonen. Es gibt aber auch in Uganda Würdenträger, die den Gebrauch von Kondomen noch immer ablehnen – dagegen gibt es andere, die sich in der Öffentlichkeit zu ihrer HIV-Infektion bekennen und somit die Stigmatisierung HIV-positiver Menschen reduzieren.

5.3 Soziale Dimension

In Südafrika stellt die soziale Exklusion, bedingt durch die Zeit der Apartheid und deren Auswirkungen auf das heutige System, ein strukturelles Problem dar, durch welches sich die Vulnerabilität angesichts HIV/AIDS erhöht. Bis heute gibt es in Südafrika große Einkommensunterschiede und räumliche Aufteilungen zwischen weißen und schwarzen Afrikanern. Vor allem schwarze Afrikaner sind in Einkommen, Zugang zum Bildungs- sowie Gesundheitssystem und Arbeitsmarkt stark benachteiligt. Auch die im Vergleich zu Uganda höher liegende Kriminalitätsrate lässt Rückschlüsse auf die soziale Kohäsion zu und zudem haben die Sexualdelikte unmittelbare Auswirkungen auf die HIV/AIDS-Epidemie. Südafrika gehört zu den Ländern, die weltweit die höchsten Kriminalitätsraten und Vergewaltigungen aufzeigen. Doch auch in Norduganda gibt es eine hohe Anzahl an gewaltsamen Übergriffen und Entführungen, daher nimmt auch hier das HIV-Infektionsrisiko zu. Allerdings mit dem großen Unterschied zu Südafrika, dass sich die hohen HIV-Infektionsraten geographisch eingrenzen lassen. Abgesehen von den blutigen Konflikten im Norden Ugandas, zeigt das Land weitgehend eine soziale Kohäsion, die das HIV-Infektionsrisiko deutlich herabsetzt.

Es lassen sich aber wiederum Gemeinsamkeiten in den Variablen der Flüchtlingsströme und Migration von Außerhalb des Landes zeigen. Beide Länder besitzen hinsichtlich beider Faktoren eine hohe Datenlage. Diese Situation lässt die betroffenen Menschen unter extremen und zugleich risikoreichen Bedingungen leben, die ihre Vulnerabilität in Bezug auf HIV/AIDS steigern.

Ein konträres Verhalten der Länder ist im Umgang mit der Stigmatisierung von HIV-positiven zu sehen. So wird eine HIV-Infektion in Südafrika noch immer geheim gehalten und viele Menschen verleugnen, einen anderen Menschen zu kennen, der mit diesem Virus infiziert ist. Dagegen sprechen die UganderInnen offen über ihren HIV-Status und unterziehen sich freiwillig bereitgestellten HIV-Tests. Zudem gibt fast jede/r UganderIn an, jemanden zu kennen, der/die an HIV/AIDS erkrankt oder an den Folgen bereits gestorben ist. Dieser offene Umgang mit der Immunschwächekrankheit ist dafür verantwortlich, dass die Bevölkerung Ugandas die HIV/AIDS-Problematik realistisch wahrnimmt und dadurch die Bekämpfung von HIV/AIDS zu einer gesamtgesellschaftlichen Aufgabe wird. Demnach setzt die weitverbreitete Stigmatisierung sowie Diskriminierung in Südafrika die Vulnerabilität bezüglich HIV/AIDS herauf und in Uganda bewirkt der offene und wertfreie Umgang mit der Problematik das Gegenteil.

5.4 Politische Dimension

In der politischen Dimension liegen die gravierendsten Unterschiede bezüglich der HIV/AIDS-Bekämpfung. So erhöhen in Südafrika – abgesehen von der Existenz eines funktionstüchtigen Staates – die politischen Faktoren, die Vulnerabilität hinsichtlich HIV/AIDS. Die südafrikanische Regierung unter

Mbeki leugnet und verdrängt anfangs den kausalen Zusammenhang zwischen HIV und AIDS. Folglich werden auch keine politischen Maßnahmen ergriffen, um diese Problematik zu lösen. Hinzu kommt, dass lange Zeit die wissenschaftlichen Fakten einfach nur hinterfragt und zugleich negiert werden. Zudem hemmen die Einstellung Mbekis und weiterer führender ANC-Politiker das Engagement anderer Akteure der AIDS-Bekämpfung und die Zivilgesellschaft ist sowohl verunsichert als auch ungläubig was die HIV/AIDS-Problematik betrifft. Diese Kultur des Schweigens hat schwere Folge hinsichtlich der HIV/AIDS-Vulnerabilität, die sich dadurch sehr stark erhöht. Auch der spezielle südafrikanische Kontext wird in den Bemühungen, einen Lösungsweg aus der HIV/AIDS-Epidemie zu finden, nicht berücksichtigt, vielmehr werden die Formulierungen der wenigen AIDS-Programme so allgemein gehalten, dass sich die südafrikanische Bevölkerung nicht damit identifizieren kann und demnach das HIV-Infektionsrisiko zunimmt. Erst unter nationalem und internationalem Druck werden die HIV/AIDS-Programme geändert und der Zugang zu Medikamenten gewährleistet.

Im Jahr 2009 wird Zuma zum neuen Staatspräsidenten in Südafrika gewählt. Nach der Zeit der Apartheid und der Mbeki-Regierung braucht Südafrika dringend neue Reformen, um der HIV/AIDS-Epidemie entgegenzuwirken und um das HIV-Infektionsrisiko zu senken. Zuma verspricht innovative und auf den südafrikanischen Kontinent zugeschnittene Reformen, doch in der Realität scheitert es an den Umsetzungen. Auch hier zeigt sich ein zunehmendes Risiko für die Bevölkerung sich mit HIV zu infizieren, solange der südafrikanischen Regierung der politische Wille im Kampf gegen HIV/AIDS fehlt.

Ganz anders liegt der Fall in Uganda. Hier nehmen die Variablen der politischen Dimension eine Ausprägung an, die die Vulnerabilität hinsichtlich HIV/AIDS enorm verringern. Zurückzuführen ist der Rückgang des HIV-Infektionsrisikos auf den Einsatz des ugandischen Präsidenten Musevenis, der die Krankheit von Beginn an nicht tabuisiert sowie die Zahlen über die Verbreitung von HIV/AIDS der Öffentlichkeit mitteilt. Durch diese Offenheit kann die Regierung in Kooperation mit anderen AIDS-Bekämpfungs-Akteuren und der Zivilgesellschaft ein effektives AIDS-Bekämpfungsprogramm aufbauen, das die Vulnerabilität bezüglich HIV/AIDS extrem verringert. Diese Entwicklung ist unter anderem das Resultat der breiten formellen und informellen Information der Bevölkerung über HIV/AIDS. Hinzu kommt, dass die ugandische HIV/AIDS-Bekämpfungsstrategie einen länderspezifischen multisektoralen Ansatz verfolgt, der die HIV/AIDS-Epidemie nicht als bloßes

Gesundheitsproblem erfasst. Dagegen wird eine solche multisektorale Herangehensweise in den südafrikanischen AIDS-Policies völlig vernachlässigt, sodass dies wiederum zu einer Erhöhung der Vulnerabilität führt.

Ein weiterer wesentlicher Unterschied hinsichtlich der HIV/AIDS-Politik beider Länder liegt darin, dass als die HIV/AIDS-Epidemie aufkommt, Uganda bereits handelt, während Mbeki nur davon spricht, Ansätze und Lösungen aus der Krise zu finden. Zudem ergreift Uganda selbst die Initiative im Kampf gegen die HIV/AIDS-Epidemie und entwickelt dadurch eigene Programme und Maßnahmen, die heute als Vorbild für andere afrikanische Länder gelten.

Die Eindämmung der HIV/AIDS-Epidemie und demnach die Verringerung der Vulnerabilität verdankt Uganda der konstruktiven Zusammenarbeit politischer Akteure und Zivilgesellschaft. Anders ist das Verhältnis der südafrikanischen Regierung zur Zivilgesellschaft, die in diesem Punkt gegeneinander agieren. Erst seit der Regierungsära Zumas hat sich das Verhältnis gebessert und es bleibt abzuwarten, welche Ergebnisse diese neue Kooperation in Zukunft erzielen wird. Mit anderen Worten: In Uganda bilden die Kräfte der verschiedenen Akteure eine Koalition, während sie in Südafrika lange Zeit in Konfrontation zueinander arbeiten.

6. Schlussbemerkung:

„Jede Definition von Risiko ist eine soziale Konstruktion und kulturell geprägt" (Hirschmann 2003: 122). Für Menschen aus den westlichen Industrienationen bedeutet die Frage nach HIV/AIDS-Infektionsvorbeugung die Wahl zwischen einer Unbequemlichkeit oder einer Erkrankung, die zwar nicht heilbar, aber therapierbar ist. Für jene Menschen geht es nicht ums Überleben, denn sie sind in der Regel nicht vom Hungertod bedroht. Falls sich Menschen in den Industriestaaten infizieren, ist ihnen der Zugang zu antiretroviralen Medikamenten gewährt, sodass diese Menschen von ihrem Weiterleben ausgehen, auch wenn dieses gesundheitlich eingeschränkt ist. Es geht ihnen darum, die Gesundheit und somit das Leben als obersten Wert zu erhalten. Dagegen stellt HIV/AIDS für einen Afrikaner eine Bedrohung neben vielen dar, denn das Überleben des nächsten Monats oder Jahres stets in Frage. Daher stellt der Ausblick einer Krankheit, die erst nach Jahren ausbricht, eine abstrakte Gefahr dar. Die Änderung des Risikoverhaltens ist für viele Afrikaner, vor allem für Frauen, sehr begrenzt. Der afrikanische Kulturkreis, besonders im südlichen

Teil der Sahara, wird durch Faktoren wie den Glauben an die Möglichkeit der Verhexung oder den Ahnenkult geprägt. Das Handeln um HIV/AIDS ist in soziale, religiöse und kulturelle Hintergründe eingebettet, welche das Verhalten vieler Schwarzafrikaner prägen.

Liebe und Sexualität sind universelle Bestandteile des menschlichen Lebens, die Art und Weise jedoch wie Menschen und ihre sexuellen Beziehungen organisieren und was sie unter Liebe verstehen, ist kulturell ausgeformt (Hirschmann 2003: 64).

So ist es gerade in einem Land wie Südafrika, welches durch das Erbe der Apartheid und durch kulturelle bzw. traditionelle Faktoren beeinflusst ist, wichtig, produktive und offene AIDS-Politik zu führen, damit die HIV/AIDS-Epidemie eingedämmt werden kann. In Südafrika ist zudem die Diskrepanz zwischen Wissen um die Ursachen und Übertragungswege von HIV/AIDS und dem individuellen Verhalten so groß, dass es die Arbeit von HIV/AIDS-Aktivisten erschwert. Doch gerade hier ist es nötig, durch gezielte und auf den südafrikanischen Kontext zugeschnittene AIDS-Programme die Lücke zu schließen, damit das Wissen in den Handlungsbereich der Menschen übergeht. Der Tod ist allgegenwärtig und Konflikte gehören zum Alltag. Die durch fehlenden politischen Willen geprägten Versuche der Präventionsarbeit und Aufklärung haben es bisher kaum geschafft, der HIV/AIDS-Epidemie in Südafrika Einhalt zu gebieten. Woran liegt dies? Wie sich anhand der Untersuchungen zeigen lässt, findet sich der Schlüssel zum Misserfolg der südafrikanischen AIDS-Politik innerhalb der politischen sowie sozialen Kohäsion. Dies hat dazu geführt, dass sich die Epidemie aufgrund der durch die dargestellten Lebensbedingungen vieler SüdafrikanerInnen verursachten hohen Vulnerabilität hinsichtlich HIV/AIDS nahezu ungehemmt ausbreiten kann. Das Verhalten und zögerliche politische Handeln der südafrikanischen Regierung hat maßgeblich dazu beigetragen, dass die HIV/AIDS-Epidemie unzählige Menschenleben gekostet hat und in Zukunft noch kosten wird. Es hat sich aber auch gezeigt, dass nicht nur der politische Wille der Regierung entscheidend ist, um eine effektive AIDS-Politik zu gestalten, sondern dass auch die afrikanische Bevölkerung im Kampf gegen AIDS eine aktive Rolle spielen muss. So kann man an der ugandischen HIV/AIDS-Bekämpfung deutlich erkennen, dass der Schlüssel zum Erfolg im integrativen sowie partizipativen Ansatz liegt. Dieser multisektorale Ansatz umfasst alle Ebenen von Staat und Gesellschaft und bietet daher die besten Rahmenbedingungen im viel versprechenden Kampf gegen die HIV/AIDS-Epidemie. Was bedeutet das aber in der Umsetzung? Im Detail deutet dieser Ansatz darauf hin, dass der kausale Zusammenhang zwischen HIV/AIDS und den verschiedenen Dimensionen realisiert wird. Allein das Verteilen von Kondomen sowie Aufklärungskampagnen rufen noch keine Verringerung in der Vulnerabilität der HIV/AIDS-Epidemie hervor. Die ugandische HIV/AIDS-Bekämpfungs-Strategie verdeutlicht, dass die Lebenswelt der Menschen in all ihren Dimensionen verändert werden muss, damit wirkliche Wahlmöglichkeiten und Entscheidungsfreiheiten gegeben sind, die auf eine „bessere" Zukunft hoffen lassen.

Folglich ist neben den im engeren Sinne politischen Maßnahmen bezüglich der HIV/AIDS-Epidemie auch ein nachhaltiger Entwicklungsprozess Voraussetzung für eine effektive AIDS-Politik. Ein solches Vorhaben zielt auf die Verbesserung der sozioökonomischen Faktoren ab, denn Armut fördert HIV/AIDS und erstickt Entwicklung im Keim. Insgesamt ist es wichtig, dass die Menschen das Gefühl haben, ihre Lebenswelt verbessert sich und sie daher begründete Hoffnung auf eine Zukunft bekommen, für die es sich lohnt, die eigenen Verhaltensweise zu überdenken und gegebenenfalls zu verändern. Denn wenn dies nicht gegeben ist, steigt die Vulnerabilität hinsichtlich HIV/AIDS an, was am Beispiel Südafrika zu belegen ist. In diesem Kontext ist auf die große Verantwortung der nationalen und auch internationalen Politik zu verweisen, die durch ihre Unterstützungen der HIV/AIDS-Bekämpfung eine Chance ermöglichen.

Der Vergleich der Länder Südafrika und Uganda hat die Wirkungsmechanismen der verschiedenen Dimensionen gezeigt, welche für eine erfolgreiche AIDS-Politik nötig sind, damit auch in ärmeren Ländern effektiv gegen die HIV/AIDS-Epidemie gekämpft werden kann, obwohl es im subsaharischen Afrika viele Faktoren gibt, die massiv vulnerabel sind. So soll Uganda als Paradebeispiel präsentiert werden und zugleich für andere Staaten Afrikas eine Herausforderung darstellen, die es gilt, in Kooperation von Staat, Zivilgesellschaft und internationaler Entwicklungspolitik anzunehmen. Die Politik verfügt über die notwendigen Handlungsspielräume, durch die die HIV/AIDS-Epidemie eingedämmt und Menschenleben gerettet werden können, damit beispielsweise zukünftige Liedtexte eine positivere Botschaft vermitteln als jener von dem HIV-positiven Sänger L. Makiadi:

„Aids has devided the nations,
Aids has destroyed my marriage,
Aids has devided my family.
They ate and drank with me,
And now they are fleeing me,
It is said that because I have Aids
All my friends have desserted me"

7. Abkürzungsverzeichnis:

AIDS	Acquired Immune Deficiency Syndrome
ACP	AIDS-Kontrollprogramm
ANC	African National Congress
ARVs	Antiretrovirale Medikamente
AWID	Association for Women's Rights in Development
BMZ	Bundesministerium für wirtschaftliche Zusammenarbeit
BIP	Bruttoinlandsprodukt
CBOs	Community-Based Organizations
GDI	Gender-related Development Index
HID	Human Development Index
HIV	Human Immunodeficiency Virus
IMAU	Islamischen Medizinischen Verband Ugandas
LRA	Lord's Resistance Army
MDRI	Multilaterale Entschuldungsinitiative
NACOSA	National AIDS Convention of South Africa
NACWOLA	National Community of Women Living with HIV/AIDS in Uganda
NGOs	Non-Governmental Organizations
SAT	Southern African AIDS Trust
TAC	Treatment Action Campaign
TASO	The AIDS Support Organization
UAC	Uganda AIDS Commission
UNAIDS	Joint United Nation Programme on HIV/AIDS

UNO	United Nations Organization
WHO	World Health Organization

8. Quellen- und Literaturverzeichnis

Bücher:

AGORSAH, Kofi (2010): Religion, Ritual and African Tradition. Bloomington.

BARNETT, Tony/ Whiteside, Alan (2002): AIDS in the Twenty-First Century. Disease and Globalization. Houndmiles.

BÖHLER, Katja/ HOEREN Jürgen (2003): Afrika. Mythos und Zukunft. In: Bundeszentrale für politische Bildung (Hrsg.). Bonn.

BRADLY, J. Cordon/ TAPEN, Sinha (2008): Global Lessons from the AIDS Pandemic: Economic, Financial, Legal and Political Implications. Heidelberg.

CAMBELL, Catherine (2003): Community-Based Research on AIDS in the Context of Global Inequalities. Making a Virtue of Necessity? In: Kalipenie et al (Hrsg.): HIV and AIDS in Africa. Beyond Epidemiology. Malden/ Oxford/ Carlton. S. 229-239.

DRESCHER, Martina/ KLAEGER, Sabine (2006): Kommunikation über HIV/AIDS. Interdisziplinäre Beiträge zur Prävention im subsaharischen Afrika. Berlin. S. 237-279.

EBOKO, Fred (2005): Patterns of Mobilization: Political Culture in the Fight Against AIDS. In: PATTERSON, Amy (Hrsg.): the African State and the AIDS crisis. Aldershot/ Burlington. S.37-57.

ELLIS, Amanda/ MANUEL, Claire/ BLACKDEN, Mark (2006): Gender and economic growth in Uganda: unleashing the power of women. Washington.

ENGEL, Ulf/ JAKOBEIT, Cord/ MEHLER, Andreas/ SCHUBER, Gunther (2005): Navigieren in der Weltgeschichte. Festschrift für Reiner Tetzlaff. Münster.

FASSIN, Didier (2007): When Bodies remember. Experiences and Politics of AIDS in South Africa. California.

GRILL, Bartholomäus (2003): Ach, Afrika. Berichte aus dem Inneren eines Kontinents. Berlin.

HIRSCHMANN, Olaf (2003): Kirche, Kultur und Kondome. Kulturelle sensible HIV/ AIDS-Prävention in Afrika südlich der Sahara. Münster.

HOFMEIER, Rolf/ Mehler, Andreas (2003): Afrika Jahrbuch 2002. Politik, Wirtschaft und Gesellschaft in Afrika südlich der Sahara. In: Institut für Afrika-Kunde (Hrsg.) Opladen.

ILIFFE, John (2006): The African AIDS Epidemic: A history. Athens/ Oxford/ Cape Town.

LODGE, Tom (2002): Bus stop for everyone. Politics in South Africa: from Mandela to Mbeki. Capetown.

LYONS, Maryinez (20076): Mobile Population and HIV/ AIDS Pandemic in East Africa. In: Kalipeni, E, et al. (Hrsg.): HIV & AIDS in Africa. Beyond Epidemiology. Malden/ Oxford/ Carlton.

MAIR, Stefan (2009): Staatsversagen und Staatszerfall. In: Bundeszentrale für politische Bildung (Hrsg.): Afrika – Schwerpunktthema. Informationen zur politische Bildung Nr. 303. Bonn. S. 8-10.

MARSHALL, Katherine/ KEOUGH, Lucy (2004): Finding Global Balance. Common Ground between the Worlds of Development and Faith. Washington, DC.

MEYNS, Peter (2000): Konflikt und Entwicklung im südlichen Afrika. Opladen.

NATRASS, Nicoli (2004): The Moral Economy of AIDS in South Africa. Cambridge.

PABST, Martin (20082): Südafrika. München.

PIOT, Peter/ Kapita, Bila M./ Ngugi, Elisabeth N. et al. (1992): AIDS in Africa. A manual for physicians. World Health Organization. Geneva.

KALIPENI, E./ CRADDOCK, S./ OPPONG J./ GHOSH, J. (20076): HIV & AIDS in Africa. Beyond Epidemiology. Malden/ Oxford/ Carlton.

LYONS, Maryiez (2004): Mobile Populations and HIV/AIDS in East Africa. In: Kalipeni et. Al. (Hrsg.): HIV and AIDS in Africa. Beyond Epidemiology. Malden/ Oxford/ Carlton. S.175-190.

NUSCHELER, Franz (20056): Lern- und Arbeitsbuch Entwicklungspolitik. Bonn.

SCHUBERT, Claus/ KLEIN Martina (20074): Politiklexikon. Bundeszentrale für politische Bildung (Hrsg.).Bonn.

TERHORST, Frank (2001): HIV/AIDS-Pandemie. Ihre Auswirkungen auf die Entwicklungsländer und die Rolle der Entwicklungszusammenarbeit. Duisburg.

TETZLAFF, Rainer/ Jakobeit, Cord (2005): Das nachkoloniale Afrika. Politik - Wirtschaft - Gesellschaft. Wiesbaden.

SIPLON, Patricia (2005). AIDS and Patriarchy: Ideological Obstacles to effective Policy Making. In: Paterson, Amy S. (Hrsg.): The African State and the AIDS Crisis. Aldershot/ Burlington. S. 17-36.

SPITZER, Helmut (1999): Kindersoldaten – Verlorene Kindheit und Trauma. Möglichkeiten der Rehabilitation am Beispiel Norduganda. Wien.

STEINBRINCK, Malte (2008): Leben zwischen Land und Staat. Migration, Translokalität und Verwundbarkeit in Südafrika. Osnabrück.

STOVER, Walker, Garnet GP et al (2002): Can we reverse the HIV/AIDS pandemic with an expanded response?. Lancet.

VAN DIJEK, Lutz (2005): Die Geschichte Afrikas. Bundeszentrale für politische Bildung (Hrsg.). Bonn.

WEINREICH, Sonja/ BENN, Christoph (2003): AIDS. Eine Krankheit verändert die Welt. Daten – Fakten - Hintergründe. Frankfurt am Main.

WERNER, Edith (2009): Südafrika ein Land im Umbruch. Berlin.

ZIMMERMANN, Roland (2004): Demokratie und das südliche Afrika. Antagonismus oder Annäherung?. Wiesbaden. S.145-194.

ZULU, Eliya Msiyaphazi/ DODOO, F. Nii-Amoo/ EZEH, Alex Chika (2004): Urbanization, Poverty, In: Sex. Roots of Risk Behaviors in Slum Settlements in Nairobi, Kenya, in: KALIPENI et al. (Hrsg): HIV and AIDS in Africa. Beyond Epidemiology. Malden/ Oxford/ Carlton. S. 167-174.

Zeitschriftenaufsätze:

OFFE, Johanna (2001): Smart guys plan for the future! – Cultural concepts of time and the prevention of AIDS in Africa. In: Afrika Spectrum 1/2001 (Hrsg.): AIDS in Africa. Broadening the Perspectives. S. 53-72.

TIEZE, Sarah (2006): Die Aids-Pandemie in Sub-Sahara Afrika. In: Bundeszentrale für Politische Bildung (Hrsg.): Aus Politik und Zeitgeschehen. APuZ (32-33/2006). Bonn. S. 32-39.

SCHMIDT, Wulffen (2007): Afrika verstehen lernen. Aids bekommt man nicht – Aids holt man sich! In: Bundeszentrale für politische Bildung (Hrsg.). Bonn.

STILLWAGGON, Eileen (2006): Reducing Environmental Risk to Prevent HIV Transmission in Sub-Sahara Africa. In: Harvard African Policy Journal 1/2006. S. 37-57.

Internetquellen:

AFRIKA SÜD. Zeitschrift zum südlichen Afrika (2006): Der Mann, der Präsident sein wollte. Ex-Vizepräsident Jacob Zuma wegen Vergewaltigung vor Gericht. Bonn. In: http://www.issa-bonn.org/publikationen/2-06zuma.htm Zugriff: 03.05.2010

AMNESTY INTERNATIONAL (2009): Amnesty Report 2009. Südafrika. In: http://www.amnesty.de/jahresbericht/2009/suedafrika?destination=node%2F3017 Zugriff. 25.04. 2010.

AMNESTY INTERNATIONAL (2009): Amnesty Report 2009. Uganda. In: http://www.amnesty.de/jahresbericht/2009/uganda?destination=node%2F3033 Zugriff: 8.05.2010.

AUSWÄRTIGES AMT (2010): Länderinformation Südafrika. Berlin. In: http://www.auswaertigesamt.de/diplo/de/Laenderinformationen/Suedafrika/Kultur-UndBildungspolitik.html#t2 Zugriff: 16.04.2010.

AUSWÄRTIGES AMT (2010): Länderinformation Uganda. Berlin. In: http://www.auswaertiges-amt.de/diplo/de/Laenderinformationen/01-Laender/Uganda.html Zugriff: 05.05.2010.

BERTELSMANN STIFTUNG, BTI (2010): Uganda country report 2010. Gütersloh. In: http://www.bertelsmann-transformation-index.de/bti/aendergutachten/laendergutachten/oestliches-und-suedliches afrika /uganda.html. Zugriff: 05.05.2010.

BMZ. Bundesministerium für wirtschaftliche Zusammenarbeit und Weiterentwicklung (2010): Länder und Regionen. Uganda. In: http://www.bmz.de/de/laender/partnerlaender/uganda/index.html. Zugriff: 06.05.2010.

FRIEDRICH EBERT STIFTUNG (2009): Focus Südafrika. Ausgabe 01/09.Johannesburg. In: http://library.fes.de/pdffiles/bueros/suedafrika/04305/fokussuedafrika2009 ,01.pdf. Zugriff: 02.05.2010.

GARBUS, Lisa (2003): HIV/ AIDS in South Africa. Country AIDS Policy Analysis Project. In: http://www.ari.ucsf.edu/programs/policy/countries/SouthAfrica.pdf. Zugriff: 16.04.2010.

GLOBAL PHARMA HEALTH FUND E.V. (2007): Länderprojekte. Südafrika: Sexualaufklärung und HIV/ AIDS-Prävention. Frankfurt am Main. In: http://www.gphf.org/web/de/historie/lproj_suedafrika.htm. Zugriff: 25.04.2010.

HAVARD SCHOOL OF PUBLIC LIFE (2009): Wasted Lives. The human cost of South Africa's misguided AIDS policies. Harvard. In: http://www.hsph.Harvard.edu/news/hphr/spring-2009/spr09aids.html Zugriff: 03.05.2010.

HUMAN DEVELOPMENT REPORT (2009): Gender-related development index and its components. Table j. In: http://hdr.undp.org/en/media/HDR_2009_EN_Table_J.pdf Zugriff 18.04.2010.

INWENT. Internationale Weiterbildung und Entwicklung (2010): Südafrika. Gesellschaft und Kultur. Bonn. In: http://liportal.inwent.org/suedafrika/gesellschaft.html Zugriff: 25.04. 2010.

INWENT. Internationale Weiterbildung und Entwicklung (2010): Uganda. Gesellschaft und Kultur. Bonn. In: http://liportal.inwent.org/uganda/gesellschaft.html Zugriff: 06.05.2010.

KFW-ENTWICKLUNGSBANK. Programm HIV/ Aids-Bekämpfung. In: http://www.kfwentwicklungsbank.de/DE_Home/Laender_Programme_un d_Projekte/Subsahara-Afrika/Suedafrika/Leuchtturmprojekt_2.jsp. Zugriff: 16.04.2010.

NETZWERK AFRIKA DEUTSCHLAND e.V. (2010.): Der weltweite Kampf gegen AIDS. Bonn. In: http://www.abtei-uensterschwarzach.de/dcms/sites/nad/themen/aids/kampf.html. Zugriff: 26.04. 2010.

PROJEKTHELP e.V. (2010): Migration nach Südafrika hat Tradition. Lingen. In: http://www.projecthelp.de/index.php?id=123. Zugriff: 25.04.2010.

SLEZAK, Gabriele (2007): Österreichische Forschungsstiftung für Entwicklungshilfe. Länderkurzinfo Südafrika. In: http://www.oefse.at/Downloads/laender/kurzinfos/suedafr.pdf Zugriff 12.04.2010.

SOUTHAFRICAN.INFO (2008): Gateway to the Nation. Südafrika Wirtschaftsüberblick. In: http://www.southafrica.info/overview/deutsch/wirtschaft.htm Zugriff 11.04.2010.

SOUTHERN AFRICAN AIDS TRAINING PROGRAMME (2001): Mainstreaming Gender in the response to AIDS in Southern Africa. A guide for the integration of gender issues into the work of AIDS Service Organisations. In: http://www.genderandaids.org/downloads/topics/MainstreamingGenderIn TheResponseToAIDSinSAfrica.pdf. Zugriff: 31.03.2010.

SOUTH AFRICAN POLICE SERVICE (2009): Crime Situation in South Africa. In: http://www.saps.gov.za/saps_profile/strategic_framework/annual_report/2 008_2009/2_crime_situation_sa.pdf. Zugriff: 25.04. 2010.

THE GLOBAL FUND (2010): Der globale Fonds. In: http://www.theglobalfund.org/404/?aspxerrorpath=/documents/publicatio ns/brochures/whoweare/gf_brochure_07_full_high_de.pdf/ Zugriff: 06.04.2010.

UNAIDS/WHO (2005): HIV-related stigma, discrimination and human rights volations: case studies of successful programmes. In: http://data.unaids.org/publications/irc-pub06/jc999-humrightsviol_en.pdf. Zugriff: 02.04. 2010.

UNAIDS/ WHO (2006): AIDS Epidemic Update 2006. Genf. In: http://data.unaids.org/Puplications/IRCup06/epi_update2005_en.pdf?previ ew=true. Zugriff: 19.03.2010.

UNAIDS/ WHO (2009): Fact sheet 2009. Subsahara Africa. Genf. In: http://data.unaids.org/pub/FactSheet/2009/20091124_FS_SSA_en.pdf Zugriff: 11.04.2010.

UNAIDS/WHO (2010): Government of Uganda. Ungass country progress report Uganda. January 2008 – December 2009. Genf. In: http://data.unaids.org/pub/Report/2010/uganda_2010_country_progress_r eport_en.pdf. Zugriff: 4.05.2010.

VFA. Die forschende Pharmaunternehmen (2003): Südafrika: Anti- Aids-Programm für öffentliches Gesundheitswesen. In: http://www.vfa.de/de/politik/artikelpo/rsa-access.html. Zugriff: 16.04.2010.

WHO`S WHO (2008): Nelson Mandela. In: http://www.whoswho.de/templ/te_bio.php?PID=1479&RID=1 Zugriff: 21.04.2010.

Dervis Pehlivan:

Informationen, Symptome und Maßnahmen zu EHEC und dem HUS-Syndrom
Enterohämorrhagische Escherichia coli und das hämolytisch-urämische Syndrom

2011

1. Einführung

1.1 Was ist EHEC?

Enterohämorrhagische Escherichia coli sind Bakterien, die die Eigenschaft zur Bildung bestimmter Zytotoxine besitzen. Zytotoxine sind mit einer molaren Masse von über 250 kDA für Bakterien außergewöhnlich große Toxine. Ihre toxische Wirkung besteht darin, dass sie ein sogenanntes RHO-Protein modifizieren. Dieser Vorgang führt dann dazu, dass die Darmepithelzellen absterben. Einige dieser Erreger können schwere Verläufe mit hämorrhagischem Kolitis und hämolytisch-urämischem Syndrom (HUS) hervorrufen.

1.2 Was ist HUS?

Die hämorrhagische Kolitis ist eine chronisch-entzündliche Darmerkrankung (Mastdarm und Dickdarm), die durch ihre Blutungsneigung charakterisiert wird. Dagegen ist das hämolytisch-urämische Syndrom (HUS) eine Erkrankung der Blutgefäße. Dabei werden durch verschiedene Ursachen, wie meistens Bakteriengifte, Blutzellen zerstört und die Nierenfunktion geschädigt. Das Vollbild des HUS ist aber auch charakterisiert durch hämolytische Anämie (Blutarmut) und Thrombozytopenie (Mangel an Blutplättchen). Bereits geringe Keimzahlen von 10-100 Erregern können für eine Infektion ausreichen.

1.3 Infektion und klinischer Krankheitsverlauf

EHEC-Bakterien werden direkt oder indirekt vom Tier auf den Menschen übertragen. Hierbei handelt es sich eher um Wiederkäuer wie vor allem Rinder, Schafe und Ziegen. Die Übertragung auf den Menschen erfolgt fäkal-oral. Fäkal-oral bezeichnet einen Übertragungsweg für Infektionen, bei dem mit dem Stuhl (fäkal) ausgeschiedene Erreger über den Mund (oral) aufgenommen werden. Oft sind mangelnde Hygiene, verunreinigtes Trinkwasser oder kontaminierte Lebensmittel der Übertragungsweg der Krankheitserreger.

„Gefährdet sind vor allem Kinder, ältere Menschen, sowie Menschen, die mit Immunsuppressiva (Medikamenten zur Unterdrückung des Immunsystems, wie sie zum Beispiel bei Autoimmunerkrankungen und Organtransplantationen eingenommen werden müssen) behandelt werden. Besonders aufpassen müssen auch Schwangere, da eine Infektion mit EHEC das Risiko einer Fehl- oder Frühgeburt erhöhen kann" (Deutsche Gesellschaft für Gynäkologie und Geburtshilfe (DGGG)).

Für bisher bekannte Verläufe von EHEC beträgt die Inkubationszeit, also die Zeit, die zwischen Infektion mit einem Krankheitserreger und Auftreten der ersten Symptome vergeht, ca. 2 bis 10 Tage (im Durchschnitt 3 bis 4 Tage). Die Latenzzeit zwischen Beginn der Magen-Darm-Symptomatik und dem HUS beträgt ca. eine Woche. Die Latenzzeit ist die Zeit, in der ein Gleichgewicht zwischen Wirt (hier der Mensch) und dem Erreger besteht, bis einer von beiden überwiegt und es entweder zum Ausbrechen der Infektionskrankheit oder aber zur Eliminierung (Abtötung) des Erregers kommt.

Das hämolytisch-urämische Syndrom in Kombination mit der bakteriellen Infektion Enterohämorrhagische Escherichia coli stellt eine schwere und manchmal tödliche Komplikation dar. Infektionen des Menschen können jedoch auch inapparent, also klinisch unbemerkt ablaufen, da die Infektion nicht in Erscheinung tritt.

2. Bisheriger Verlauf

2.1 Zur Entwicklung der Erkrankungszahlen

Seit Anfang Mai kommt es in mehreren Bundesländern zu einem gehäuften Auftreten des hämolytisch-urämischen Syndroms (HUS) in Zusammenhang mit Infektionen durch Enterohämorrhagische Escherichia coli (EHEC). Seit Mai 2011 wurden dem Robert-Koch-Institut (RKI) gemäß Infektionsschutzgesetz (IfSG) 1.064 EHEC-Erkrankungen und 470 Fälle von HUS übermittelt, davon 908 bzw. 273 mit labordiagnostischer Bestätigung. Das bisherige Maximum liegt am 22. Mai 2011 mit 120 übermittelten EHEC- bzw. HUS-Fällen (vgl. Robert-Koch-Institut, Paper: Epidemiologisches Bulletin Nr.22, 6. Juni 2011)

2.2 Geographische Verteilung

Besonders betroffen sind die fünf nördlichen Bundesländer Hamburg, Schleswig- Holstein, Niedersachsen, Bremen und Mecklenburg-Vorpommern. Den Schwerpunkt des Geschehens stellen die zwei nördlichen Stadtstaaten Hamburg und Bremen dar. In der folgenden Abbildung sind die Fallzahlen der seit 1.5.2011 übermittelten EHEC- und HUS-Fälle nach Bundesland aufgeführt.

Bundesland	EHEC n	EHEC Kumulative Inzidenz (pro 100.000 Einw.)	HUS n	HUS Kumulative Inzidenz (pro 100.000 Einw.)	Gesamt n	Gesamt Kumulative Inzidenz (pro 100.000 Einw.)
Schleswig-Holstein	369	13,03	121	4,27	490	17,30
Hamburg	101	5,69	97	5,47	198	11,16
Bremen	19	2,87	22	3,32	41	6,20
Niedersachsen	226	2,85	51	0,64	277	3,49
Mecklenburg-Vorpommern	19	1,15	20	1,21	39	2,36
Hessen	36	0,59	33	0,54	69	1,14
Nordrhein-Westfalen	136	0,76	75	0,42	211	1,18
Berlin	25	0,73	9	0,26	34	0,99
Saarland	3	0,29	5	0,49	8	0,78
Sachsen-Anhalt	17	0,72	4	0,17	21	0,89
Rheinland-Pfalz	18	0,45	4	0,10	22	0,55
Baden-Württemberg	46	0,43	13	0,12	59	0,55
Sachsen	10	0,24	1	0,02	11	0,26
Bayern	25	0,20	9	0,07	34	0,27
Thüringen	9	0,40	3	0,13	12	0,53
Brandenburg	4	0,16	3	0,12	7	0,28
Gesamt	1.063	1,30	470	0,57	1.533	1,87

Abb. 1: Fallzahl und kumulative Inzidenz seit 1.5.2011, Stand: 31.5.2011, Quelle: RKI

Das zwischen den Bundesländern stark variierte Verhältnis von EHEC- und HUS-Fällen ist vermutlich melde- und übermittlungsbedingt.

2.3 EHEC- und HUS-Fälle im Mai 2011

Auffallend ist neben der geographischen Verteilung des Geschehens auch die Alters- und Geschlechtsverteilung. Es wurden bislang 13 Todesfälle gemeldet, davon neun im Zusammenhang mit einem HUS und vier nach EHEC-Infektion ohne HUS. Das Alter der übermittelten Todesfälle liegt zwischen 22 und 91 Jahren, fünf Verstorbene waren zwischen 22 und 40 Jahren und acht zwischen 75 und 91 Jahren alt. Ferner verstarb eine 50-jährige Frau aus Schweden, die sich während eines Aufenthaltes in Deutschland infiziert hatte (vgl. Robert-Koch- Institut, Paper: Supplement zum epidemiologischen Bulletin Nr.21, 30. Mai 2011). Im Folgenden eine Übersicht über den Infektionsverlauf mit EHEC und HUS. In der Abbildung sind nur die Fälle mit Angabe eines Erkrankungsdatums seit 1.5.2011 aufgeführt.

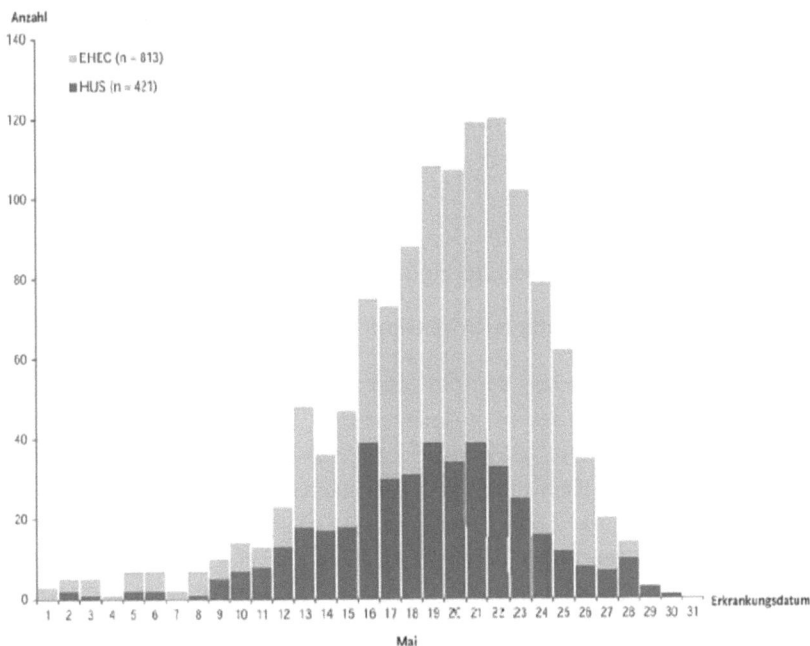

Abb.2: Fälle nach Erkrankungsdatum und Meldekategorie, Stand: 31.5.2011, Quelle: RKI

Insbesondere die Alters- und Geschlechtsverteilung der Fälle ist sehr ungewöhnlich. Die folgende Statistik zeigt die kumulative Inzidenz der seit Anfang Mai 2011 übermittelten HUS-Fälle nach Altersgruppe und Geschlecht.

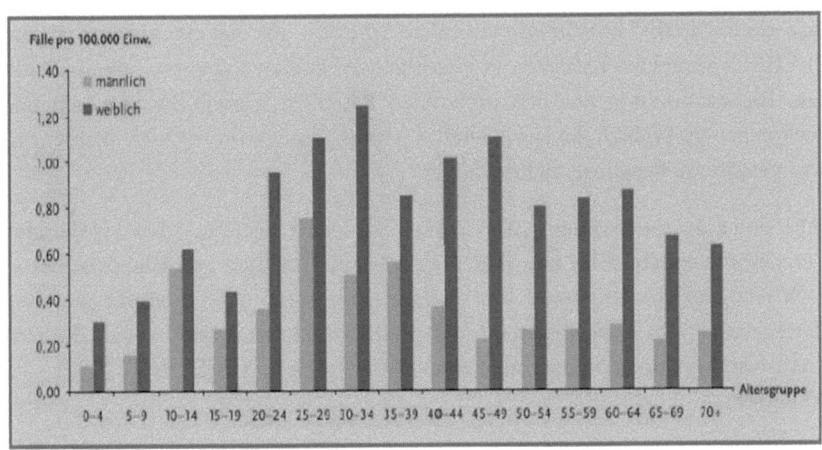

Abb.3: Kumulative Inzidenz der HUS-Fälle seit Mai 2011 nach Altersgruppe und Geschlecht, Stand: 31.5.2011, Quelle: RKI

Inwiefern das Geschlecht und die Altersgruppe mit dem Krankheitsbild und Verlauf der Infektion in Verbindung stehen, ist noch unklar. Zur Abklärung der Fragen, ob die bisherigen Ergebnisse der epidemiologischen Studien weiter Bestand haben, führt das Robert-Koch-Institut derzeit weitere Untersuchungen in Zusammenarbeit mit den Bundesländern durch.

3. Ursachen, Symptome und Maßnahmen

3.1 Ursachen und mögliche Infektionsquellen

Um die möglichen Ursachen und die Infektionsquellen ausfindig zu machen, führen Gesundheitsbehörden in Zusammenarbeit mit dem RKI diverse Fall-Kontroll-Studien durch. In einer früheren Rohkost-Studie wurde der Verzehr weiterer pflanzlicher Lebensmittel, z.b. Tomaten, Gurken, Blattsalat und andere Gemüsesorten, unter die Lupe genommen. Die Warnung, vorsorglich bis auf Weiteres die oben genannten Lebensmittel nicht zu verzehren, ist nicht mehr aktuell. Nach neusten Studien zufolge liegt die Hauptinfektionsquelle bei den Sprossen. (vgl. Robert-Koch-Institut, Paper: Supplement zum epidemiologischen Bulletin Nr.21, 30. Mai 2011)

Infizierte Patienten, die in ausführlichen Befragungen eine Auskunft geben konnten, gaben an, Sprossen im angenommenen Infektionszeitraum verzehrt zu haben. Wissenschaftler des Nationalen Referenzlabors für Escherichia coli am Bundesinstitut für Risikobewertung (BfR) haben mittlerweile auch bestätigt, dass die mit EHEC kontaminierten rohen Sprossen, die aus einem Haushalt mit an EHEC erkrankten Patienten in Nordrhein-Westfalen stammten, identisch mit dem Bakterienstamm aus den erkrankten Patienten waren. Da Sprossen und oben genannte pflanzliche Lebensmittel häufig gemeinsam verzehrt wurden, ist eine garantierte Prognose nicht möglich.

Die aktuelle Mitteilung (über die Sprossen) ersetzt den bisherigen Verzehrhinweis von RKI und BfR über Gurken, Tomaten und Blattsalat, da es nach jetzigem Kenntnisstand sehr wahrscheinlich ist, dass Produkte aus dem Gartenbaubetrieb Ausgangspunkt der EHEC-Infektionen sind. (vgl. Robert-Koch-Institut, Paper: Supplement zum epidemiologischen Bulletin Nr.21, 30. Mai 2011)

3.2 Symptome

In diesem Abschnitt werden die Symptome des HUS und der EHEC-Infektion aufgeführt. Die folgende Tabelle soll einen detaillierten Überblick geben.

Symptome und typische Anzeichen	
EHEC	**HUS**
Fieber	Blutarmut (Anämie)
Übelkeit	Kopfschmerzen
Erbrechen	Bewusstseinsstörungen
Nierenschmerzen	Ohrensausen (Tinnitus)
blutiger, durchfallartiger Stuhlgang	Übelkeit
starke krämpfende Bauchschmerzen	Konzentrationsprobleme
schmerzhafte Unterleibskrämpfe	Schlaflosigkeit
Beeinträchtigungen bei der Wundheilung	Sehstörungen
	Blut im Urin
	beschleunigte Atmung
	erhöhter Herzschlag
	massiver Leistungsabfall
	Ermüdungserscheinungen

Die Symptome einer EHEC-Infektion bzw. eines HUS können einzeln oder aber auch in Kombination auftreten. Einige Krankheitsfälle laufen sogar inapparent ab, sodass eine Beobachtung jeglicher Symptome nicht möglich ist. Eine lebenswichtige Empfehlung ist es, dass beim Auftreten mehrerer dieser Symptome sofort ein Arzt aufgesucht wird. Gleichermaßen muss erwähnt werden, dass das Auftreten der oben aufgelisteten Anzeichen nicht unbedingt auf eine Infektion deuten muss. Es ist lediglich eine Vorsichtsmaßnahme, einen Arzt aufzusuchen und sich untersuchen zu lassen.

3.3 Maßnahmen

Die beste Maßnahme ist wie bei jeder Infektionswelle die Prävention. Daher lautet die Frage: wie vermindert man die Ansteckungs- oder Infektionsgefahr? Die Maßnahmen, laut RKI und BfR, unterteilen sich in einige Hauptkategorien. Hierbei handelt es sich um *Vermeidung von bestimmten Lebensmitteln, Küchenhygiene und übliche Hygieneregel* und *medikamentöse Therapie*. Die nachfolgenden Listen führen Maßnahmen nach den obigen Kategorien auf.

Vermeidung von bestimmten Lebensmitteln:

- rohes Fleisch und Rohmilchprodukte sollten, trotz aller Entwarnungen, in Maßen konsumiert werden[265]
- Obst und Gemüse weiterhin gründlich waschen, am besten in mehreren Waschdurchgängen (auch gut: hierfür Apfelessig verwenden)
- auf alle Lebensmittel, die mit Kot von Nutztieren in Kontakt gekommen sind, verzichten
- generell Lebensmittel vor dem Verzehr mindestens zehn Minuten lang auf 70 Grad erhitzen[266]
- aktuell: Konsum von Sprossen unbedingt meiden!

Küchenhygiene und übliche Hygieneregel:

- Personen mit Durchfall sollten darauf achten, strikte Händehygiene einzuhalten, insbesondere gegenüber Kleinkindern und immungeschwächte Personen
- Hände, Arbeitsflächen und Küchenutensilien nach der Zubereitung von bestimmten Lebensmitteln (s.o.) gründlich säubern
- Hand- oder Geschirrtücher bei 60 Grad waschen, wenn sie mit bestimmten Lebensmitteln (s.o.) in Berührung gekommen sind[267]
- Personen mit blutigem Durchfall sollten umgehend einen Arzt aufsuchen![268]
- Der bekannte Ablauf einer sorgfältigen Händedesinfektion gilt nach wie vor

Medikamentöse Therapie:

- eine Selbstmedikation ist auf jeden Fall zu unterlassen, da es kontraindiziert und somit lebensgefährlich sein kann!

---

[265] Hinweis: Rohmilchprodukte werden in Deutschland auf der Packung zwingend mit dem Hinweis „mit Rohmilch hergestellt" gekennzeichnet
[266] rät Gerard Krause, Leiter der Infektionsepidemiologie am RKI
[267] nach Empfehlung der DGGG
[268] In diesem Fall wird der Patient auf einen EHEC-Nachweis (im Stuhl) geprüft, auf die mögliche Entwicklung eines HUS beobachtet und bei ersten Anzeichen an geeignete Behandlungszentren überwiesen

- bei blutigem Durchfall unklarer Ursache nicht zu Selbstmedikations-Präparaten greifen, die den Durchfall stoppen, da diese, wie zum Beispiel mit dem Wirkstoff Loperamid, nicht die Ursache des Durchfalls bekämpfen, sondern die gefährlichen Auswirkungen der EHEC-Infektion nur verlängern und verstärken

Die Maßnahmen, die in diesem Kapitel aufgeführt sind, sind lediglich präventive Maßnahmen. Die Durchführung dieser wird bis auf Weiteres dringend empfohlen.

4. Fazit: Einschätzung der Lage

Laut RKI handelt es sich um einen der weltweit größten bislang beschriebenen Ausbrüche von EHEC bzw. HUS und den bislang größten Ausbruch in Deutschland. Die Zahl der Neuerkrankungen in Norddeutschland steigt derzeit, auch wenn mäßig, weiter an. „Experten am Universitätsklinikum Hamburg-Eppendorf (UKE) haben mit Hilfe chinesischer Kollegen das Genom des grassierenden Erregers gelesen." Nach Holger Rohde, Bakteriologe an der UKE, „handelt es sich um eine so noch nie gesehene Kombination von Genen" (FOCUS online). Die Sachlage ist also noch unklar, aber es wird intensiv geforscht. Das RKI führt derzeit weitere Untersuchungen in Zusammenarbeit mit den Bundesländern durch. Insbesondere geht es um repräsentative Online-Befragungen zur Krankheitserfassung, Fall-Kontroll-Studien in stark betroffenen und bisher noch nicht betroffenen Krankenhäusern, Untersuchungen von verschiedenen Restaurant-Besuchergruppen und Überprüfung von Mensch-zu-Mensch-Übertragungen in der Folge eines Kantinenausbruchs. Weiterhin arbeitet das RKI mit Kollegen in Dänemark und Schweden zusammen. (vgl. RKI, Paper: Supplement zum Epidemiologischen Bulletin, 30 Mai 2011, S. 2)

Solange der Ausbruch andauert und keine neuen Erkenntnisse publiziert werden, gelten die Informationen in diesem Infopaper. Gleichermaßen sind bis auf Weiteres die oben aufgeführten Empfehlungen und Maßnahmen gültig. Auf der Homepage des RKI oder jeglicher Gesundheitsbehörden kann man weitere aktuelle Informationen zum EHEC und HUS entnehmen.

5. Literatur

Robert-Koch-Institut, Paper: Epidemiologisches Bulletin Nr.22, 6. Juni 2011

Robert-Koch-Institut, Paper: Supplement zum epidemiologischen Bulletin Nr.21, 30. Mai 2011

Bundesinstitut für Risikobewertung, URL: http://www.bfr.bund.de/de/az_index/ehec_enterohaemorrhagische_escherichia_coli-5233.html

FOCUS online, 2.6.2011, 9:23 Uhr, Artikelname: unbekannt

Deutsche Gesellschaft für Gynäkologie und Geburtshilfe e.V., Wissenschaftliche Fachgesellschaft, URL: http://www.dggg.de/startseite/nachrichten/dggg-aendert-ehec-warnhinweis-fuer-schwangere/f86bdadb07/

Einzelbände

Maxi Pötzsch:

Die Pest - eine Krankheit und ihre Geschichte

978-3-640-76798-4

Lotta Schmachtenberg:

Das Krankheitsbild der "Spanischen Grippe" von 1918/19 als Motivation für die Entwicklung der Virologie

978-3-640-37161-7

Matthias Neufeld

Die Geschichte des Ebolavirus

978-3-640-92007-5

Abdalla Ibrahim

Ebola. Black death of the 21st century
Analysis of the Ebola epidemic 2014

978-3-656-83730-5

Johanna Sarre

AIDS in Afrika und Pest in Europa – Krankheit als soziales Phänomen Voraussetzungen für und Auswirkungen von Epidemien im historischen Vergleich

978-3-640-52121-0

Sara Bottaccio

Pandemie AIDS in Afrika: Ursachen, Bekämpfungsstrategie und Folgen von AIDS in Schwarzafrika

978-3-640-93103-3

Dervis Pehlivan

Informationen, Symptome und Maßnahmen zu EHEC und dem HUS-Syndrom
Enterohämorrhagische Escherichia coli und das hämolytisch-urämische Syndrom

978-3-656-76207-2

Lena Kölblin

Die Grippe - Epidemie trotz Impfung?

978-3-640-19781-1